逸仙妇瘤 诊疗规范丛书

总主编 林仲秋

妇科肿瘤诊治流程

主 审 林仲秋

主 编 卢淮武 陈 勍

副主编 周 晖 彭永排 姚婷婷

编 者 （以姓氏笔画为序）

丁 淼 王东雁 王丽娟 卢淮武 白守民

刘从容 刘畅浩 刘昀昀 李 婧 李 晶

吴妙芳 张三元 张丙忠 陈 勍 陈志辽

林少丹 林茂欢 林荣春 周 晖 饶群仙

姚婷婷 徐国才 凌小婷 梁金晓 彭永排

谢庆生 谢玲玲 谢晓飞 鄞国书

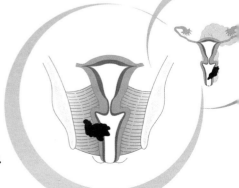

人民卫生出版社

图书在版编目（CIP）数据

妇科肿瘤诊治流程 / 卢淮武，陈勍主编 . —北京：
人民卫生出版社，2019

ISBN 978-7-117-28681-7

Ⅰ. ①妇…　Ⅱ. ①卢…②陈…　Ⅲ. ①妇科病 – 肿瘤
– 诊疗　Ⅳ. ①R737.3

中国版本图书馆 CIP 数据核字（2019）第 134720 号

人卫智网　www.ipmph.com	医学教育、学术、考试、健康，
	购书智慧智能综合服务平台
人卫官网　www.pmph.com	人卫官方资讯发布平台

妇科肿瘤诊治流程

主　　编：卢淮武　陈　勍
出版发行：人民卫生出版社（中继线 010-59780011）
地　　址：北京市朝阳区潘家园南里 19 号
邮　　编：100021
E - mail：pmph @ pmph.com
购书热线：010-59787592　010-59787584　010-65264830
印　　刷：北京顶佳世纪印刷有限公司
经　　销：新华书店
开　　本：850×1168　1/32　印张：12　插页：4
字　　数：288 千字
版　　次：2019 年 8 月第 1 版　2023 年10月第 1 版第 4 次印刷
标准书号：ISBN 978-7-117-28681-7
定　　价：69.00 元

打击盗版举报电话：010-59787491　E-mail：WQ @ pmph.com
（凡属印装质量问题请与本社市场营销中心联系退换）

总主编简介

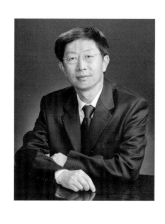

林仲秋

中山大学妇产科学二级教授、主任医师,博士研究生导师。

中山大学首届名医。现任中山大学孙逸仙纪念医院(附属第二医院)妇产科主任兼妇科肿瘤专科主任、澳门镜湖医院妇产科顾问医师。中国医师协会整合医学分会妇产科专业委员会副主任委员、中国优生科学协会生殖道疾病诊治分会副主任委员、中国抗癌协会妇科肿瘤专业委员会常委、中华医学会妇科肿瘤学分会委员、广东省抗癌协会妇科肿瘤专业委员会主任委员、广东省医学会妇产科学会副主任委员、广东省医学会妇产科学分会妇科肿瘤学组副组长、广东省中西医结合学会妇产科专业委员会副主任委员、国内多种学术杂志常务编委或编委。

原卫生部统编教材"专升本"、"成人大专"第1、2版和临床医学第6版《妇产科学》编委、第7~9版副主编,高教出版社成人教育《妇产科学》主编。《妇科手术彩色图解》、《宫颈癌手术难点与技巧图解》、《外阴癌2016林仲秋观点》、《逸仙妇瘤病例精解》等30多部专著主编。

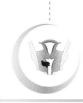

主编简介

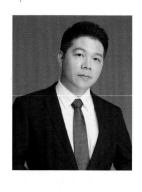

卢淮武
医学博士,副主任医师,
副教授,硕士研究生导师。

　　现就职于中山大学孙逸仙纪念医院。广东省医师协会妇科内镜分会青年专业组副组长;中国医疗保健国际交流促进会妇产科分会青年委员会秘书;中国抗癌协会青年委员会委员;中国研究型医院妇科肿瘤分会青年委员会委员;广东省健康管理学会妇科专业委员会委员。

　　师从全国著名的妇科肿瘤专家、手术专家林仲秋教授,熟悉掌握妇科恶性肿瘤的诊断和治疗,尤其是宫颈癌、卵巢癌和内膜癌的诊治。擅长腹式与腹腔镜(包括单孔)下各种妇科良恶性肿瘤的手术,尤其是宫颈癌根治术、宫颈癌保留生育功能手术、卵巢癌和子宫内膜癌分期手术,腹主动脉旁淋巴结清扫术等。"腹腔镜广泛宫颈+盆腔淋巴结切除术(保留生育功能的宫颈癌手术)"获得 2018 年妇科腔镜视频赛-南越王大区赛妇瘤组第一名,2018 年爱惜捷妇科腔镜视频秀华南区决赛妇瘤组一等奖,全国半决赛一等奖、全国决赛二等奖,第三届妇科微创技术岭南论坛视频风云汇卓越奖(一等奖)。目前主持国家自然基金 1 项,参与省级、市级课题多项,以第一作者发表 SCI 论文 6 篇,中文核心期刊论文 10 余篇。

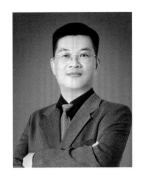

陈　勋
主任医师，硕士研究生导师。

1987年毕业于原中山医科大学，1998年起任中山大学孙逸仙纪念医院妇产科副主任，2013年起兼任妇科肿瘤专科副主任，2016年起兼任妇科肿瘤专科党支部书记。

广东省医学会妇产科学分会委员；广东省医学会妇产科学分会妇科内镜学组副组长；广东省医师协会妇科内镜医师分会副主任委员；广东省医师协会内镜医师分会宫腔镜专业组组长；中国抗癌协会妇科肿瘤专委会委员；中国妇幼保健协会妇幼微创分会委员；中国妇幼保健协会妇幼微创分会宫腔镜微创学组常委；中国医疗保健国际交流促进会妇产科分会生殖微创手术学组委员；广东省健康管理学会妇产科专业委员会副主任委员；广东省精准医学应用学会妇科肿瘤分会常委；广东省抗癌协会妇科肿瘤分会委员；广东省中医药学会妇科肿瘤专业委员会副主任委员；《国际妇产科学》编委。

承担广东省医学科学技术研究基金3项，中山大学科研及教学基金多项，参与国家自然科学基金5项。在国内外核心期刊发表文章近40篇，SCI收录5篇。指导硕士研究生30余人。《宫腔镜技术的应用》获广东省卫生科技进步三等奖。

获评第三届(2017年)"羊城好医生"，2017年、2018年胡润·平安好医生。主要研究方向为妇科肿瘤及妇科内镜技术的应用。

序

中国第一家西医医院——中山大学孙逸仙纪念医院，前身为博济医院，成立于 1835 年，至今已有 185 周年的历史。1875 年，当时的医院院长嘉约翰（John Glasgow Kerr，美国传教医师）开创了全国第一例卵巢肿瘤切除术。1892 年，医院开展了第一例剖宫产术。

得益于孙逸仙纪念医院深厚的历史底蕴，医院妇产科在漫长的历史发展过程中，在先辈的努力下，全面发展重点突破，在 20 世纪 50 年代，妇科内分泌和计划生育在全国享有盛誉。20 世纪 70 年代末，在华南地区率先引进宫腔镜技术并快速发展，成为华南地区妇产科的一面旗帜。

一般来说，相对于肿瘤医院系统的妇科，综合医院里面的妇科肿瘤专业发展较慢。孙逸仙纪念医院妇产科虽然从 20 世纪 50 年代就开展了宫颈癌根治术，80 年代开始分出妇科肿瘤专业组，但妇科肿瘤仍和普通妇科一起运作，只是确定几位教授相对关注妇科肿瘤患者而已。直至近 20 年来，特别是从 21 世纪初设立妇科肿瘤专科，成为一类专科直接隶属医院独立运作以来，才取得长足进步。

目前，孙逸仙纪念医院院本部妇科肿瘤专科拥有两个病区，共 90 张病床和 30 多位妇科肿瘤医师。能开展各种妇科肿瘤的诊治，包括开腹手术、腹腔镜（3D、单孔、达·芬奇机器人)、宫腔镜、阴道镜、超声吸引(CUSA)、腹腔热灌注化疗、系统化疗、术后康复等。医院具备相关肿瘤诊疗支撑系统,如 CT/MR/PET、CT/ECT/DSA、三维调强放疗、三维阴道近距离放疗、术中放疗、分子诊断基因检测、生物标本库、临床试验和基础实验研究中心等。

"逸仙妇瘤"经过 20 多年来的耕耘,特别是从 2000 年开始大力推广国际权威指南如 FIGO/NCCN 妇科肿瘤诊治指南在国内的应用以来,紧跟国际最新进展,结合国内实际情况,逐步形成了一套具有"逸仙"特色的专科诊治规范。这些规范已成为广大妇科肿瘤医师包括"逸仙妇瘤"微信公众号 50 000 多名用户喜爱的"宝典"。

有鉴于此,我们本着"严谨、认真、实用、易行"的态度,计划逐步将这些"宝典"编成"逸仙妇瘤诊疗规范丛书",由人民卫生出版社出版发行。系列丛书第一册《妇科恶性肿瘤化疗手册》出版后,短短 6 个月销售过万,颇受欢迎。

《妇科肿瘤诊治流程》是系列丛书的第二部,本书从临床实际出发,从门诊到病房、术前到术后、手术到化疗,乃至靶向治疗,将临床上遇到的常见妇科肿瘤诊治问题按流程列出了相关内容,参照最新国内外研究进展和权威指南,分别介绍了各个妇科肿瘤的治疗规范,并针对目前临床上的热点和争议提出了我们自己的观点即"逸仙推荐",临床实用价值高。

本书第一主编卢淮武副主任医师是我的博士生,现任妇科肿瘤专科秘书。他临床基础扎实,从开腹手术学起,掌握了开腹手术基本功和无瘤原则,手术规范后再逐步向腔镜过渡。所以,无论是开腹手术还是腔镜手术,都能做到解剖清晰、术野干净、步骤流畅、收放自如,加上他刻苦钻研、善于总结,手术水平和手术技巧得到了很大的提高。

需要指出的是,本书仅代表"逸仙妇瘤"一家之言,而非行业规范,仅供同行参考。提醒各位同行在为某一特定个体制订诊疗计划时,既须遵循行业诊疗规范,也须注意个体化诊疗原则,万不可生搬硬套、千篇一律。

最后,感谢为本书作出贡献的各位编者,感谢北京协和医院冯凤芝教授、北京大学医学部病理系刘从容教授、孙逸仙纪念医院放疗科白守民教授、心内科林茂欢教授和汕头大学医学院第一附属医院内分泌科鄞国书教授分别对"妊娠滋养细胞肿瘤""妇科恶性肿瘤病理学""妇科肿瘤放疗原则"和"妇科肿瘤患者围术期处理"等章节内容的修订。

林仲秋

2019 年 7 月

前　言

　　2005年,我十分幸运地成为林仲秋教授的研究生。入科的第一天,带教的师姐拿给我一个封面已褪色的蓝色文件夹,告诉我那是新入科医师的"宝典"。文件夹里的透明袋子夹着数十张A4纸,略微发黄的纸张上分门别类地记载着各种妇科常见疾病的手术适应证、术前术后医嘱等。这些文件就是本书的前身,当时它并没有一个正式的名字,但我们都称之为"妇科诊疗常规"。在手写病历和手写医嘱没有复制粘贴的年代,这本"宝典"确实给新入科的医师提供了很大的帮助,不少研究生、进修生将这些文件复印,整理成微缩版本,放在口袋中,以便随时查阅。这也是我们为何要将这些文件变成"口袋书"的初衷。

　　然而,仅靠这些文件,要整理成为书本还相差甚远。林老师列出编写大纲,写出样章,安排编写人员,让我们在原有文件的基础上对这份"宝典"进行了扩充升级,书稿完成后由我负责修改和校对,林老师最后从内容到格式进行了仔细的修改、审核和编排,并赋予了书稿新的名字《妇科肿瘤诊治流程》。升级之后的书稿主要由以下三部分组成:第一部分(第1~12章)是诊断治疗篇,主要介绍妇科常见的良恶性肿瘤的诊治原则,内容紧随当前国内外各大权威指南和最新研究进展,针对临床上的热点、难点与争议问题,结合我们专科20多年来的临床实践经验提出相应的"逸仙推荐",例如关于宫颈腺癌保留卵巢的问题,既有国外研究的数据,也有"逸仙妇瘤"的资料,两者结合之后提出了"宫颈腺癌保留卵巢逸仙推荐"。此外,每个章节均附有诊治流程图,使诊疗程序一目了然,方便初学者及专业医师查阅使用。第二部分是辅助治疗篇(第13~16章),包括放疗、化疗、靶向治疗和腹腔热灌注化疗等,内容紧贴临床实际,如出现化疗后骨髓抑制,何时需要升白细胞? 何时需要输血? 出现过敏反应之后怎么处理? 以上问题都可以在相应的章节找到答案。第三部分是围术期篇(第17~20章),介绍各种妇科手术术前检查、各种手术并发症与处理原则和妇科恶性肿瘤病理学。此外,有基础疾病的患者如何安全渡过围术期,如何调血糖、控制血压、处理甲亢等,在相应的章节都做了详细的说明。希望这本"口袋书"能成为临床医生实践的好帮手。

感谢参与编写本书的各位老师、同事,没有他们的包容和不厌其烦一次次的修改再修改,本书不可能顺利完成。

感谢心内科林茂欢教授和汕头大学医学院第一附属医院内分泌科鄞国书教授对"第十八章　妇科肿瘤患者围术期处理"提出的专业意见及相应的修改,还感谢冯凤芝教授、刘从容教授、白守民教授对本书的指导。

感谢林老师十余年来对我学业上和为人处世各方面的教导。从开腹手术"手把手"地教学基本功,到指引我将开腹手术理念应用至腹腔镜手术,再到对临床各种问题的归纳总结,无不浸透着心血。更重要的是,教会我如何成为一个好医师,做一个低调的人。

为了进一步提高本书的质量,本书出版之际,恳切希望广大读者在阅读过程中不吝赐教,欢迎发送邮件至邮箱 renweifuer@pmph.com,或扫描封底二维码,关注"人卫妇产科学"，对我们的工作予以批评指正，以期再版修订时进一步完善，更好地为大家服务。

　　"宁静致远，砥砺前行"，希望我们会越来越好！患者也会越来越好！

卢淮武

2019 年 7 月

目　录

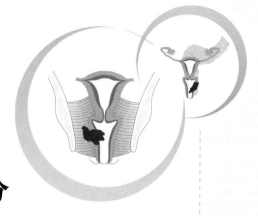

第一部分

诊断治疗篇

第一章

外阴良性肿瘤和外阴上皮内瘤变

第一节 外阴良性肿瘤

外阴良性肿瘤为发生于外阴的一类良性增生性病变,较少见,主要有来源于上皮性的外阴乳头瘤、汗腺腺瘤及来源于中胚叶的纤维瘤、脂肪瘤、平滑肌瘤和神经纤维瘤,而淋巴管瘤、血管瘤等罕见。外阴乳头瘤(papilloma of vulva)常见于围绝经期和绝经后妇女,多发生于大阴唇,呈乳头状凸出皮肤表面,多无症状。2%~3% 有恶变倾向。

一、外阴良性肿瘤的类型

(一)外阴纤维瘤(fibroma of vulva)

是发生于外阴纤维组织的肿瘤,多见于育龄期女性,生长缓慢,一般不恶变。纤维瘤多位于大阴唇,可形成有蒂的实性肿块,大小不一,表面可有溃疡或坏死。一般沿肿瘤根部切除即可。

(二)外阴乳头瘤(papilloma of vulva)

常见于围绝经期和绝经后妇女,多发生于大阴唇,呈乳头状凸出皮肤表面,多无症状。因 2%~3% 有恶变倾向,应行局部肿瘤切除。

(三) 外阴汗腺腺瘤 (syringoma of vulva)

是一种表皮内多汗腺肿瘤,多发生于大阴唇及会阴汗腺。由于小阴唇缺乏腺体,较少发生。常见于青春期,与激素有关。呈多发小的淡黄色丘疹样隆起。确诊需活检。小的病灶可行激光治疗,大的病灶可考虑手术切除。

(四) 外阴脂肪瘤 (vulva liparomphalus)

是由成熟脂肪细胞构成的良性肿瘤,来自大阴唇或阴阜脂肪组织,生长缓慢,质软。小的脂肪瘤无需处理;如果肿瘤较大,引起行走不便和影响性生活,需手术切除。

(五) 外阴平滑肌瘤 (vulvar leiomyoma)

来源于外阴平滑肌瘤、毛囊立毛肌或血管平滑肌。多见于育龄期女性,常位于大阴唇、阴蒂及小阴唇。质硬,表面光滑,凸出皮肤表面。患者一般无不适症状,有时会感到外阴下坠感,也有自己发现外阴包块而就诊。外阴平滑肌瘤可能表现为隐藏于组织内结节,或表现为有蒂的或凸出皮肤表面的肿物。治疗原则为肌瘤切除术。

二、诊断

有经验的医师可以根据外阴肿瘤的外观以及患者症状推测肿瘤的类型,确诊仍需切除后送病理检查。

三、患者门诊分流

外阴肿瘤患者一般可以在门诊完善相关检查后在门诊手术或激光等治疗,如果肿瘤体积大,与阴道、尿道或者肛门关系密切时可以考虑收入院手术治疗。

四、术前检查

局麻患者可以只查血常规、凝血、传染病,如需静脉麻醉,则须查心电图。

五、术后医嘱

切口注意保持干结,局部可用安尔碘溶液消毒,一天两次;酌情使用口服抗生素;术后及时追踪病理情况;1 个月门诊复诊。

第二节　外阴上皮内瘤变

外阴上皮内瘤变一般指外阴鳞状上皮内瘤变。外阴鳞状上皮内瘤变(vulvar squamous intraepithelial neoplasia, VIN)为曾用名,现在多用外阴鳞状上皮内病变(vulvar squamous intraepithelial lesion)指局限于外阴表皮内,未发生间质浸润的癌前病变。多见于 40 岁以上妇女。

一、分类和病理

病因暂不完全明确。目前研究认为大约 80% 病变与 HPV 阳性相关。其他危险因素,可能包括外阴性传播疾病、肛门 - 生殖道瘤病变、免疫抑制和吸烟。

2014 年 WHO 女性生殖器官肿瘤分类将外阴鳞状上皮内病变分为:低级别鳞状上皮内病变、高级别鳞状上皮内病变和分化型外阴上皮内瘤变。

(一)低级别鳞状上皮内病变(low-grade squamous intraepithelial lesion, LSIL)

以往称为普通型 VIN、轻度不典型增生、扁平湿疣、不典型挖空细胞等。与低危和高危型 HPV 感染均相关。多发生于年轻女性,超过 30% 的病例合并下生殖道其他部位上皮内病变(以宫颈部位最常见),病变常退化,进展为浸润癌的风险极低。

（二）高级别鳞状上皮内病变（high-grade squamous intraepithelial lesion，HSIL）

曾用名 VIN Ⅱ、VIN Ⅲ，中度不典型增生、重度不典型增生、原位癌、鲍文病、鲍文样不典型增生等。绝大部分为高危型 HPV16 感染所致。多发生于绝经前女性，如果不治疗，复发或进展为浸润癌的风险提高。

（三）分化型外阴上皮内瘤变（differentiated-type vulvar intraepithelial neoplasia）

曾用名分化型 VIN、单纯性原位癌。和 HPV 感染无关，可能为 p53 突变所致。表现为外阴鳞状上皮内异常的成熟性分化和底层细胞不典型。主要发生于老年女性，常伴有硬化性苔藓、扁平苔藓，有时伴有角化型鳞癌。该病损常常伴随鳞癌出现。一般认为，一旦发生进展，常在 6 个月内发展为浸润癌。

二、临床表现

症状无特异性，多表现为外阴瘙痒、皮肤破损及溃疡。部分患者无症状。病变可发生于外阴任何部位，最常见外阴病变为丘疹、斑点或乳头样赘疣，单个或多个，呈灰白、粉红色，少数为略高皮肤的黑色素沉着，严重者可呈弥漫状覆盖整个外阴。

三、诊断

肉眼观察评估组织病理作用有限，确诊需依据病理检查，但将组织病理学作为筛查手段对于发现所有病变是有限的。对任何可怀疑恶变、常规治疗无效、组织破坏伴颜色变化快、有典型异型血管的、病灶变大、生长迅速的病灶应做活检。应注意避免遗漏浸润癌。局部涂抹 3%~5% 醋酸或 1% 甲苯胺蓝，有助于提高病灶活检检出率。

四、患者门诊分流

因病变较为少见,一旦确诊,排除恶性,应当转诊有经验的妇科医师。对于 LSIL 者,门诊随访、治疗即可。对于 HSIL、分化型外阴上皮内瘤变者,一般考虑入院手术治疗。

五、术前检查

术前常规检查项目包括:血型、血常规、尿常规、大便常规、肝肾功能、血脂生化、乙肝、丙肝、梅毒、HIV、HPV 等。特殊检查项目可考虑盆腔 MRI 或根据具体情况而定。

六、治疗

(一) LSIL

若无明显症状,可暂不处理,定期随访。有症状者,可选择局部用药,如咪喹莫特软膏、5-Fu 软膏、1% 西多福韦。激光治疗适用于年轻患者病灶广泛时的辅助治疗。

(二) HSIL

有潜在浸润性风险,多建议手术治疗。若病灶局限,可采用病灶局部表浅切除术,切缘超过病灶外至少 0.5cm。较大融合型病灶或病变较广泛或为多灶性、怀疑早期浸润癌可能者,可考虑行局部广泛切除。若明确排除浸润性癌,不需切除淋巴结。

(三) 分化型外阴上皮内瘤变

建议手术治疗,可采用单纯外阴切除,若发现伴有浸润癌,则按外阴癌手术处理原则。

七、术前、术后医嘱

参照外阴癌处理常规(详见第十八章"妇科肿瘤患者围术期处理")。

八、出院标准

术后恢复好,伤口愈合可。

九、出院医嘱

若病理未回复,追踪病理。术后 1 个月门诊复诊。注意切口干结。

十、随访

药物治愈 / 术后第 1 个月门诊复诊,如果无特殊情况,第 1 年内可每 6 个月复查 1 次,之后每年复查 1 次。

十一、逸仙推荐

1. 外阴良性肿瘤建议手术切除。

2. 外阴上皮内瘤变分类推荐按 2014 WHO 病理分类,分为低级别鳞状上皮内病变、高级别鳞状上皮内病变和分化型外阴上皮内瘤变。

3. 对外阴任何怀疑恶变、常规治疗无效、组织破坏伴颜色变化快、有典型异型血管的、病灶变大、生长迅速的病灶活检,可涂抹 3%~5% 的醋酸提高检出率。

4. LSIL 患者药物治疗,病变广泛行激光治疗。

5. HSIL 患者行手术治疗,根据病灶范围行病灶浅表切除或局部广泛切除,切缘至少距离病灶 0.5cm。

(谢晓飞　卢淮武)

第二章

外阴恶性肿瘤

外阴恶性肿瘤较少见,约占女性全身恶性肿瘤的1%,占女性生殖道恶性肿瘤的3%~5%。在美国,每年的外阴癌新发病例约6 020例,死亡病例约1 050例,国内暂无流行病学数据。在笔者专科近年收治的恶性肿瘤病例中,外阴癌排第5位。

一、病因和病理

外阴癌组织类型较多,以外阴鳞状细胞癌(vulvar squamous cell carcinoma)最常见,占外阴恶性肿瘤80%以上,其他有恶性黑色素瘤、基底细胞癌、汗腺癌、前庭大腺癌以及来自皮下软组织的肉瘤等。

外阴鳞癌多见于60岁以上妇女,发病的相关因素有:性传播疾病,如尖锐湿疣、单纯疱疹病毒Ⅱ型(HSV-Ⅱ)感染、淋病、梅毒等;人乳头状病毒(HPV)感染,尤其是其高危型,如HPV-16型,巨细胞病毒感染;外阴慢性皮肤疾病,如外阴营养不良。

外阴恶性黑色素瘤(vulvar malignant melanoma)占外阴恶性肿瘤的2%~3%,常来自结合痣或复合痣。可发生于任何年龄,多见于小阴唇和阴蒂。

外阴基底细胞癌(vulvar basal cell carcinoma)很少见,

9

来源于表皮的原始基底细胞或毛囊,占外阴恶性肿瘤的2%~13%。多见于 55 岁以上绝经后期妇女。

鳞癌是外阴癌的常见类型,以下"二"至"十"主要针对外阴鳞癌。

二、临床表现

(一) 症状

主要为不易治愈的外阴瘙痒和各种不同形态的肿物,如结节状、菜花状、溃疡状。肿物易合并感染,较晚期癌可出现疼痛、渗液和出血。

(二) 体征

癌灶可生长在外阴任何部位,大阴唇最多见,其次为小阴唇、阴蒂、会阴、尿道口或肛门周围等。早期局部丘疹、结节或小溃疡;晚期呈不规则肿块,伴或不伴破溃或呈乳头样肿瘤。若癌灶已转移至腹股沟淋巴结,可扪及一侧或双侧腹股沟淋巴结增大、质地硬且固定。

三、诊断

确定治疗前必须有活检病理确诊。必须排除来源于生殖器或生殖器外的外阴部继发肿瘤。外阴恶性黑色素瘤必须分开报告。任何同时累及阴道和外阴(例如病灶横跨处女膜缘)的病变应该被归为外阴癌。在门诊局麻下行楔形或 Keyes 活检通常已足够(图 2-1)。为提高准确性,先用 1% 甲苯胺蓝涂抹局部,待其干后,再用 1% 醋酸擦洗脱色,在仍有蓝染部位作活检;或在阴道镜检查下取活检。

活检应该包括部分皮下间质组织。活检时最好不切除整个病灶,否则在制订治疗方案时更难确定切除范围。

若楔形活检病变直径 ≤2cm,间质浸润深度 <1mm,必须整块切除病灶以进行连续切片检查确定浸润深度。

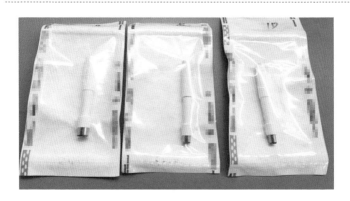

图 2-1 keyes 活检笔

四、分期

采用 FIGO 2009 外阴癌的分期标准(表 2-1)。

表 2-1 外阴癌 FIGO 2009 分期

分期	定义
I	肿瘤局限于外阴
IA	肿瘤局限于外阴或外阴和会阴,无淋巴结转移,最大径线≤2cm,间质浸润≤1.0mm[a]
IB	肿瘤局限于外阴或外阴和会阴,无淋巴结转移,最大径线>2cm 或间质浸润>1.0mm[a]
II	肿瘤局部扩散至邻近会阴器官(下 1/3 尿道、下 1/3 阴道、肛门),无淋巴结转移
III	腹股沟淋巴结转移,无论肿瘤大小或有无邻近会阴器官(下 1/3 尿道、下 1/3 阴道、肛门)受累
IIIA	(i) 1 个淋巴结转移(≥5mm)或 (ii) 1~2 个淋巴结转移(<5mm)
IIIB	(i) ≥2 个淋巴结转移(≥5mm)或 (ii) ≥3 个淋巴结转移(<5mm)
IIIC	阳性淋巴结出现囊外扩散

续表

分期	定义
Ⅳ	肿瘤侵犯其他区域(上 2/3 尿道、上 2/3 阴道)或远处器官
ⅣA	肿瘤侵犯下列任何部位: (i)上尿道和 / 或阴道黏膜,膀胱黏膜,直肠黏膜或固定于骨盆,或 (ii)腹股沟淋巴结固定或溃疡形成
ⅣB	任何部位(包括盆腔淋巴结)的远处转移

ᵃ 肿瘤浸润深度指肿瘤从接近最表皮乳头上皮 - 间质连接处至最深浸润点的距离

五、患者门诊分流

外阴癌确诊后在门诊需转诊至副高级职称以上的妇科肿瘤医师确定治疗方案。肿瘤局限于外阴、临床上没有发现可疑淋巴结转移的早期病变可考虑入院手术治疗,不能手术或手术危险性大、癌灶范围大不能切净或切除困难者需转诊至放疗科行放射治疗,FIGO Ⅲ 期和Ⅳ期或有大的阳性腹股沟淋巴结被认为是晚期外阴癌,需多学科综合治疗,可选择先手术或术前先行放疗,待癌灶缩小再行较保守的手术。

六、手术治疗

(一) 术前检查

1. **常规检查项目**　血型、血常规、尿常规、大便常规、肝肾功能、血脂生化、乙肝、丙肝、梅毒、HIV、宫颈细胞学刮片、胸片、心电图、盆腔 B 超、妇科肿瘤标志物(CA125,CA19-9,HE4,SCCA)、泌尿系 B 超、上腹部 B 超、盆腔及腹股沟区 CT 扫描,阴道镜检查宫颈和阴道。

2. **可选择检查项目**

(1) 盆腔 MRI:治疗前判断腹股沟淋巴结及周围盆腔器

官有无受侵犯的较准确方法。可了解腹股沟淋巴结、阴道、子宫、附件及盆腔淋巴结情况。

（2）上腹部 MRI：可了解肝、脾、肾等器官和腹主动脉旁淋巴结有无转移。

（3）PET-CT　考虑晚期疾病有远处转移、经济条件许可时选用。

（二）术前医嘱（详见第十八章"妇科肿瘤患者围术期处理"）

除按照常规的妇科肿瘤围术期处理常规外，外阴癌患者术前应行清洁灌肠，特别是癌症累及会阴后联合的病例。

（三）外阴癌手术分期及评估原则

外阴癌的治疗必须个体化。外阴局部广泛切除已成为外阴切除的标准术式。在保证治疗效果的前提下，尽量采用最保守的手术。选择治疗方案时应该充分考虑原发病变及腹股沟淋巴结状态；对于局部晚期病例，必须分别考虑以上部位的治疗方法及总体治疗策略，以选择一种能够尽可能治愈疾病和最大程度上减少治疗相关并发症的治疗手段。

1. 原发病灶处理

（1）外阴微小浸润癌（ⅠA 期）应行广泛局部切除术（wide local excision）。

手术切缘应至少超过病变边缘 1cm，深度应达泌尿生殖隔下，即位于阔筋膜水平面且覆盖耻骨联合的筋膜层。

如果病变靠近尿道，在估计不引起尿失禁的情况下可以切除尿道远端 1cm。如果同时存在 VIN，应切除 VIN 病变部位的表浅皮肤组织以控制症状，排除其他部位的表浅浸润及预防病变进展为浸润癌。如果合并 VIN 或硬化性苔藓，应该切除相应病变部位的表浅皮肤组织。如果局部切除后显示预后不良（有神经或血管区域浸润），需行更广泛的切除术。

（2）晚期原发肿瘤通常先切除腹股沟淋巴结,后处理原发肿瘤。假如手术切除原发肿瘤可以达到切缘阴性、不会损伤括约肌造成大小便失禁,则值得进行。

2. 腹股沟淋巴结处理

（1）ⅠA 期通常不需切除腹股沟淋巴结。

（2）所有 FIGO ⅠB 和Ⅱ期、间质浸润超过 1mm 的患者,至少应该行同侧腹股沟淋巴结切除术。局限于一侧外阴的 ⅠB 期肿瘤发生对侧淋巴结转移的概率小于 1%,因此可以行单侧腹股沟淋巴结切除术。位于中线及累及小阴唇前部的肿瘤应该行双侧腹股沟淋巴结切除术。大的一侧肿瘤也可行双侧腹股沟淋巴结切除术,特别是同侧淋巴结阳性者。

（3）对于晚期肿瘤患者,如果 CT 检查未发现可疑淋巴结,可行双侧腹股沟淋巴结切除术;对于淋巴结阳性者,最好避免行系统的淋巴结切除术;如果腹股沟淋巴结出现溃疡或者固定,影像学检查未显示肌肉或股血管受侵,应行淋巴结切除术。如果无法切除,应该通过活检确诊再行放化疗。

（四）术后医嘱(详见第十八章"妇科肿瘤患者围术期处理")

除了按照妇科肿瘤患者的常规处理外,外阴癌手术后的外阴和腹股沟伤口护理尤为重要。外阴局部安尔碘溶液消毒,一天两次;行腹股沟 - 股淋巴切除一侧下肢制动,伤口加压包扎,持续负压引流,直至每天引流量少于 20ml。由于下肢制动,应预防性应用低分子肝素防止静脉血栓形成。

（五）出院标准

1. 术后恢复好,伤口愈合好,已拔除引流管。

2. 已完成术后化疗者,无严重骨髓抑制或肝肾功能损害表现。

（六）出院医嘱

1. 若出院时病理结果未回复,嘱患者出院 10 天后电话咨询。

2. 出院后 1 个月回门诊随诊,以后按期随访(详见"九、随访")。

3. 需补充放疗者转至放疗科放疗,需补充化疗者按约返院化疗。

4. 已行化疗者,每 3 天复查血常规,每周复查肝肾功能,若异常,及时就诊。

七、放射治疗

部分外阴癌患者需要接受放疗,需转诊至放疗科治疗。术后有高危因素的患者,在术后大体病理结果出来后请放疗科会诊,然后转诊至放疗科治疗。

(一) 放疗适应证

早期外阴癌术后有以下指征者:

1. 有一处腹股沟淋巴结大转移(直径 >5mm)。

2. 转移之淋巴结有囊外扩散。

3. 有 2 处(可能 3 处)或更多处的腹股沟淋巴结微转移(<5mm)。

晚期外阴癌手术如果需以人工肛或尿流改道为代价,最好先行同步放化疗后手术;若术后手术切缘距病灶 ≤5mm 而且切缘不能再切除,可加术后放疗。

(二) 放疗原则

1. 对于大多数病例,放疗部位应该包括腹股沟淋巴结区以及至少盆腔下部淋巴结,包含髂总血管分叉部。如有广泛腹股沟淋巴结受累或可疑的盆腔淋巴结转移,须延伸放疗野上部。

2. 对于腹股沟淋巴结切除后镜下发现的微小转移,总量 50Gy,1.8~2.0Gy 的分割剂量通常已足够。

3. 如果有多个淋巴结阳性或者有囊外扩散的证据,可以给予高达 60Gy 的剂量以减少肿瘤负荷。若有大块残余病灶,放疗照射剂量需要 60~70Gy。

4. 如果腹股沟淋巴结阳性并有相应的放疗设备,应尽早行辅助放疗,初始放疗范围应该包括盆腔、腹股沟淋巴结及原发部位,总剂量至少 50Gy。必须完全覆盖腹股沟淋巴结区。

5. 大块外阴病灶可能需要 60~70Gy 才能达到局部控制。

6. 同期放化疗在腹股沟和盆腔淋巴结治疗中的作用尚不清楚。

八、化疗

1. 常用于晚期姑息治疗或与手术、放疗综合治疗。

2. 可选用的药物有铂类、紫杉类、阿霉素类、博来霉素、氟尿嘧啶和氮芥类等。

3. 由于临床病例较少,经验不多,可参照宫颈癌的化疗方案进行化疗。

九、随访

(一)随访时间

第 1 年每 3 个月随访 1 次,第 2 年每 4 个月随访 1 次,第 3~5 年每 6 个月随访 1 次。5 年以后每 1 年随访 1 次。

(二)随访内容

1. 关于症状、生活方式、肥胖、运动及营养咨询的健康宣教。

2. 盆腔检查,必要时行阴道、宫颈细胞学刮片,阴道镜检查外阴、阴道及宫颈。

3. 鳞癌 SCCA、腺癌 CA125、HE4。

4. 有临床指征行盆腔 B 超、MRI 或 CT 等影像学检查。

5. 有条件时开展遗产学咨询和基因诊断。

十、预后

预后与病灶大小、部位、细胞分化程度、有无淋巴结转移、治疗措施等有关。无淋巴结转移的Ⅰ期、Ⅱ期手术治愈率 >90%；淋巴结有转移者，仅为 30%~40%，预后差。

十一、少见病理类型的外阴癌的治疗

(一) 外阴黑色素瘤

外阴黑色素瘤是第二常见的外阴肿瘤。大多数位于阴蒂或小阴唇。分期推荐采用 Clark 或 Breslow 的改良镜下分期系统而不用更常用的 TNM/FIGO 分期系统。分期系统通过测量浸润的深度来描述皮肤的组织学。

除了发现很早并且很多年没有变化之外，任何外阴色素性病变都应该切除活检。

现在对皮肤黑色素瘤的治疗倾向于更保守，外阴黑色素瘤也倾向于更保守的手术治疗。原发病变应该行广泛局部切除术，切缘离开病变至少 1cm。

切除淋巴结的作用尚存争议。

(二) 巴氏腺癌

病理类型可为移行细胞、鳞状细胞癌、腺样囊性癌和腺鳞癌等。通常是在切除了已经有较长病史的巴氏腺囊肿后才作出诊断。

广泛外阴切除术和双侧腹股沟淋巴切除是巴氏腺癌的标准治疗方法。对早期病灶采用同侧腹股沟淋巴切除和次广泛外阴切除术同样有效。因为病变位于坐骨直肠陷凹，位置较深，因此切缘可能接近瘤体，术后放疗可以减少局部复发的可能性，特别是对于瘤体较大者。

如果同侧腹股沟淋巴结阳性，双侧腹股沟和盆腔淋巴结区放疗可以减少局部复发。

对于腺样囊性病变，广泛局部切除术也是一个治疗选择。切缘阳性或神经束膜浸润者推荐术后辅助局部放疗。

(三) 佩吉特病

外阴佩吉特病(Paget's disease)绝大多数是上皮内病变,偶尔表现为浸润性腺癌。该病主要发生于绝经或绝经后妇女。大多数患者主诉外阴不适和瘙痒,体检常呈湿疹样外观。确诊常靠活检,通常与上皮内病灶或浸润癌有关。

上皮内佩吉特病需要进行表浅局部切除术。由于潜在的组织学改变常超过临床可见的病变范围,常常难以获得一个清晰的手术切缘。最近缩小了上皮内病灶的广泛切除范围,若以后出现症状或临床可见病灶,可再行手术切除。肿瘤侵犯或扩散到尿道或肛门者处理非常困难,可能需要激光治疗。

如果是基底腺癌,浸润的部分必须行广泛局部切除术,切缘至少离开病灶边缘1cm。单侧病变至少应该行同侧腹股沟-股淋巴结切除术,并且参照鳞癌放疗指征进行辅助放疗。

(四) 外阴基底细胞癌

外阴基底细胞癌(vulvar basal cell carcinoma)很少见,临床表现为局部瘙痒和烧灼感,也可无症状。发展缓慢,很少侵犯淋巴结。20% 伴发其他癌瘤,如外阴鳞癌、恶性黑色素瘤、乳腺癌、宫颈癌或皮肤癌。

治疗原则是较广泛局部病灶切除,不需作外阴根治术及腹股沟淋巴结切除术。单纯局部切除后约 20% 局部复发需再次手术。基底细胞癌对放射治疗敏感,但由于外阴正常皮肤对放射线耐受性差,治疗时并发症难以耐受,故只适用于早期单纯的基底细胞癌。外阴基底细胞癌治愈率很高,5 年生存率为 80%~95%。

十二、外阴癌诊治流程图

(一) 早期外阴鳞癌诊治流程

见图 2-2。

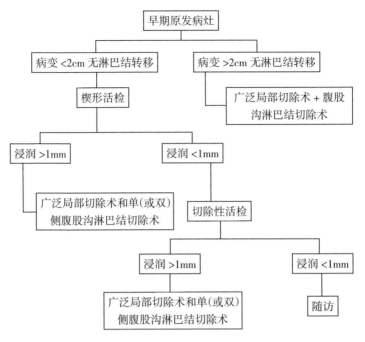

图 2-2　早期外阴鳞癌诊治流程

（二）晚期外阴癌诊治流程

见图 2-3。

（三）临床可疑腹股沟淋巴结阳性的处理流程

见图 2-4。

（四）临床阳性淋巴结的处理流程

见图 2-5。

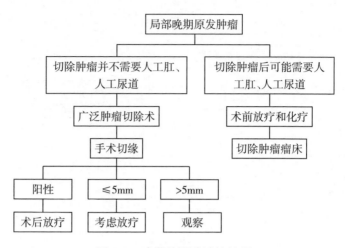

图 2-3　晚期外阴癌诊治流程

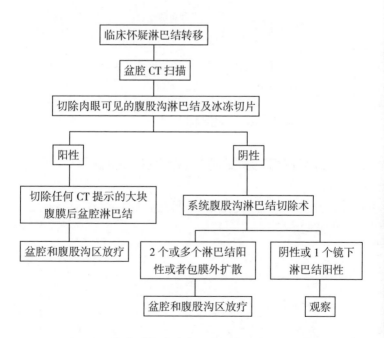

图 2-4　临床可疑腹股沟淋巴结阳性的处理流程

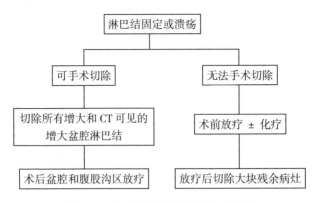

图2-5　临床阳性淋巴结的处理流程

十三、逸仙推荐

(一)腹股沟淋巴结切除术

1. 采用三切口腹股沟横直线切口技术。切口位于腹股沟韧带下1cm并与腹股沟韧带平行,长约4~6cm。

2. 完整保留Camper筋膜层(浅)、切除Scarpa筋膜层(深)。

3. 腹股沟浅淋巴结阴性时不切除深淋巴结、阳性时才考虑切除增大的深淋巴结。

4. 中线部位肿瘤及患侧腹股沟淋巴结阳性时才切除对侧淋巴结。

5. 腹腔镜或腹膜外(腹股沟纵切口)切除增大盆腔淋巴结。

6. 过底缝合、持续负压引流代替加压包扎。

7. 推荐前哨淋巴结活检,不推荐腹腔镜腹股沟淋巴结切除术。

（二）外阴病灶切除术

1. 以局部广泛切除术代替外阴广泛切除术。

2. 皮肤阴性切缘 2~3cm，切口上窄下宽，潜行分离；可皮下贯通、整块切除。

3. 保留大隐静脉。

（彭永排　卢淮武）

第三章

阴道上皮内瘤变

阴道上皮内瘤变（vaginal intraepithelial neoplasia，VAIN）是一组发生于阴道黏膜的癌前病变。临床上少见，在美国的发病率为(0.2~0.3)/100 000，在中国的发病率为 1.4/100 000。

一、病因

人乳头瘤病毒（HPV）感染是 VAIN 的主要病因，HPV16 和 HPV18 是其最常见的类型。其他危险因素还包括：同期或既往曾患宫颈上皮内瘤变、子宫颈癌、外阴上皮内瘤变、既往行全子宫切除术、免疫抑制疾病、放射治疗史等。

二、临床表现

多无明显症状，极少患者可出现阴道排液、阴道不规则出血或同房后出血等。妇科检查肉眼观绝大多数外观正常，仅部分患者可见局部黏膜充血，发生的部位常见于阴道上部，且为多灶性。

三、诊断

参照"宫颈癌"的"三阶梯"筛查模式。

1. 阴道细胞刮片和 HPV 分型进行初筛,如发现细胞学异常需行阴道镜检查。

2. 阴道镜下若发现异常部位,需行活检。可应用碘试验定位取材,仔细全面的检查,应注意阴道穹窿部位,高达 28% 的 VAIN 在该处发现隐匿性癌变,该处病变可行切除性活检。范围较广泛的病灶,需作多点活检,绝经后患者阴道黏膜涂抹雌激素软膏后更易发现病变。

3. 组织活检病理确诊疾病。

四、分类

2003 年 WHO《乳腺及女性生殖器官肿瘤病理学和遗传学分类》(第 3 版)将阴道上皮内瘤变分类为:VAIN1 级、VAIN2 级和 VAIN3 级。2014 年 WHO《女性生殖器官肿瘤分类》(第 4 版)将阴道上皮内瘤变分类为低级别上皮内瘤变(LSIL)和高级别上皮内瘤变(HSIL)。现临床中两种方法都有应用。

五、患者门诊分流

因病变较为少见,一旦确诊,需排除恶性,转诊有经验的妇科医师。对于 LSIL 者,门诊随访、治疗即可。对于 HSIL 外阴上皮内瘤变者,一般考虑入院手术治疗。

六、治疗

由于本病的发病率不高,对本病治疗方法的研究较少,对其治疗方法的选择仍颇有争议,尚无规范统一的治疗方案或指南。

(一) 治疗原则

基本的治疗原则为:需活检除外浸润癌。VAIN 的治疗需个体化。选择合适方案,需考量多个因素,包括患者年龄、合并症、性功能需求、生育要求、病灶位置、范围、病变级别等,还需重视保护邻近的输尿管、膀胱和直肠,若遭受破坏或损伤,可能导致瘘的形成,尤其是接受盆腔放疗者。

绝大多数 LSIL 可自行消退,需密切随访,1 年后仍存在病灶时再治疗。免疫功能健全的 HSIL 患者进展到浸润癌风险约 5%,应积极治疗。

(二)治疗方法

1. 超声乳化吸引　超声乳化吸引(cavitational ultrasonic surgical aspiration,CUSA)是利用超声的空化效应在超声波的震动冲击下使病变组织的细胞被抽吸,而保留周围的正常组织。适于单发或多灶性病变,治疗效果与二氧化碳激光汽化相差无异,但术后疼痛明显减少;相对于手术切除治疗,并发症少,创口愈合良好,性功能不受影响。缺点是术后无病理,故术前必须病理确认除外浸润癌的可能。对有条件者我们推荐首选 CUSA 治疗。

2. 二氧化碳激光汽化　二氧化碳激光汽化利用激光的高效能,精确定位于病灶,集中光束使病变组织瞬间崩解、清除。优点是定位精确、可控性强,出血少、创口愈合良好,性功能不受影响。缺点是累及阴道深部残端角部的病变,激光治疗非常困难。术后无病理,术前需除外浸润癌。二氧化碳激光汽化是目前文献报道治疗 VAIN 时采用最多、治愈率相对较高的一种手段。适于单发或多灶性小病灶。

3. 手术切除治疗　手术切除的适应证包括:年龄较大;高级别病变;子宫切除术后阴道穹窿及两侧隐窝病变。可行环形电刀或冷刀切除 VAIN 病灶。手术治疗的方式有:病变局部切除术;阴道上部切除术,该术适合子宫切除术后阴道穹窿孤立的 VAIN3 病灶;全阴道切除术 ± 皮瓣移植重建阴道,适于其他保守治疗无法控制病情的患者。手术通常不作为首选治疗,但对于阴道穹窿或两侧隐窝累及时多首选手术治疗。

4. 药物治疗　局部应用 5- 氟尿嘧啶(5-FU)软膏适用

于大面积病灶或多发病灶。不良反应通常较轻,但复发率高,达 75%。5% 咪喹莫特(imiquimod)霜可作为替代手段用于年轻、HPV 阳性、多病灶、高级别病变(VAIN2、3 级)的患者。

5. **阴道近距离放疗**　阴道近距离放疗主要适于多灶性、复发性疾病或者手术风险大者,但因其不良反应多、有致癌性、造成阴道狭窄使后续治疗非常困难,一般不推荐。

七、手术治疗常规

(一)术前检查

常规检查项目包括:血型、血常规、尿常规、大便常规、肝肾功能、血脂生化、乙肝、丙肝、梅毒、HIV、胸片、心电图、盆腔 B 超、阴道镜检查宫颈和阴道。

(二)术前医嘱(详见第十八章"妇科肿瘤患者围术期处理")

按照"阴式子宫切除常规"处理。

(三)术后医嘱(详见第十八章"妇科肿瘤患者围术期处理")

按照"阴式子宫切除常规"处理,CUSA 治疗者另外术后阴道塞凡士林纱布 1 周。

(四)出院标准

无阴道流血及阴道异常分泌物,无其他特殊不适。

(五)出院医嘱

阴道填塞凡士林纱布者一周后门诊拔出,出院后 1 个月回门诊随诊,以后按期随访(详见"九、随访")。

八、预后

VAIN 的治疗方法繁多,不同治疗方式其预后及复发率存在很大的差异,病变控制率约 48%~100%。

九、随访

VAIN 病灶隐匿、呈多灶性分布,治疗后易复发,且有进展为浸润癌的风险,因此需进行长期且严密的随访。随诊的主要内容为阴道细胞学刮片和 HPV 检测,必要时阴道镜检查,随诊时间可以参考宫颈上皮内瘤变。

十、逸仙推荐

1. 推荐因宫颈癌、CIN 等行子宫切除患者定期接受"三阶梯"筛查。

2. 推荐按 2014 WHO 病理分类,分为低级别上皮内病变(LSIL)和高级别上皮内病变(HSIL)。

3. LSIL 患者可以定期随访。

4. HSIL(原位癌除外)患者推荐首选 CUSA 治疗。

5. 不排除原位癌或浸润癌患者推荐手术切除。

6. 多灶性、复发性或手术高风险的 HSIL 推荐阴道后装放疗。

(李婧　卢淮武)

第四章

阴道恶性肿瘤

阴道恶性肿瘤指原发部位在阴道的恶性肿瘤,是最罕见的女性生殖道肿瘤,占女性生殖道恶性肿瘤的2%。大多数阴道恶性肿瘤为鳞癌,发生于绝经后或老年妇女。来自美国2017年的统计数据显示每年阴道癌新发病例约为4 810例,死亡约1 240例。国内暂无流行病学数据。在笔者专科近年收治的恶性肿瘤病例中,阴道癌排第7位。

然而,不管是宫颈或外阴肿瘤的直接扩散,还是子宫内膜癌和妊娠滋养细胞肿瘤的经淋巴或血管转移,阴道均是常见的转移部位。来源于生殖道外如膀胱、尿道或尿道旁腺等器官的肿瘤可直接蔓延到阴道,乳癌或肺癌等肿瘤也可转移到阴道。

一、病因和病理

多达30%的原发性阴道癌患者至少在5年前有因宫颈原位癌或浸润癌接受治疗的病史,若宫颈浸润性鳞状细胞癌治疗5年后发现阴道浸润性鳞状细胞癌,应考虑为阴道新原发癌,而不考虑为宫颈癌复发。一部分阴道癌是由阴道上皮内瘤变(vaginal intraepithelial neoplasia,VAIN)发展而来,但是VAIN真正的恶变倾向尚不明了。既往盆腔放疗也可能诱发阴道癌。

阴道癌大多数发生于绝经后或老年女性,如果发生于年轻女性者,似乎与宫颈病变有关,与人乳头瘤病毒(human papilloma virus,HPV)感染相关。

约 90% 的原发性阴道癌的组织学类型为鳞状细胞癌。腺癌很少,黑色素瘤、肉瘤、生殖细胞肿瘤罕见。

不同组织学类型的阴道恶性肿瘤的发病情况随年龄而有所变化。胚胎横纹肌肉瘤(葡萄状肉瘤)和内胚窦瘤发生在婴儿期和儿童早期。透明细胞癌常出现在青春期和青年期,常和患者在母体中受过己烯雌酚(DES)影响有关。鳞状细胞癌和黑色素瘤常见于绝经后妇女,平均诊断年龄鳞状细胞癌是 60 岁,黑色素瘤是 58 岁。阴道癌确切病因尚不明确,可能与下列因素有关:病毒感染(人类乳头病毒)、盆腔放射治疗史、长期刺激和损伤等。

以下("二"~"十")主要针对阴道鳞癌。

二、临床表现

(一) 症状

阴道出血和异常分泌物是阴道恶性肿瘤最常见的症状。早期以不规则阴道出血、白带增多为主要症状。晚期肿瘤侵犯膀胱或直肠时,可出现尿频或里急后重。但也有 5% 患者无症状,常是通过常规盆腔检查和宫颈阴道细胞学检查发现病变。

(二) 体征

妇科检查可见阴道壁肿物,可伴感染出血;有部分阴道壁变硬,呈结节、糜烂、溃疡、出血。

三、诊断

根据病史、体征及对阴道壁肿物取材进行活体组织检查确诊。若没有明显病变,应先作阴道涂片进行细胞学检查,然后在阴道镜下行定位活检确诊。若诊断和检查有困难,可在麻醉下进行妇科检查,并在可疑病变部位活检,以明确诊断。

四、分期

原发性阴道癌的分期采用 FIGO 2009 临床分期,详见表 4-1。分期示意图见图 4-1。

表 4-1　阴道癌 FIGO 分期

Ⅰ 期	肿瘤局限于阴道壁
Ⅱ 期	肿瘤累及阴道壁外组织但未扩散到骨盆壁
Ⅲ 期	肿瘤扩散到骨盆壁
Ⅳ 期	肿瘤扩散范围超出真骨盆或侵犯膀胱或直肠黏膜;泡状水肿不能分为Ⅳ期
Ⅳ A	肿瘤侵犯膀胱和 / 或直肠黏膜和 / 或超出真骨盆
Ⅳ B	扩散到远处器官

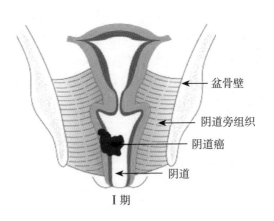

盆骨壁

阴道旁组织

阴道癌

阴道

Ⅰ 期

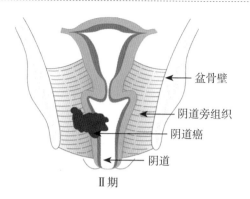

Ⅱ期

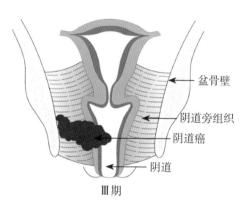

Ⅲ期

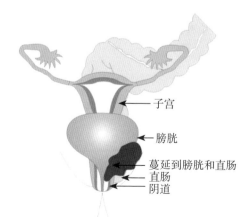

ⅣA期

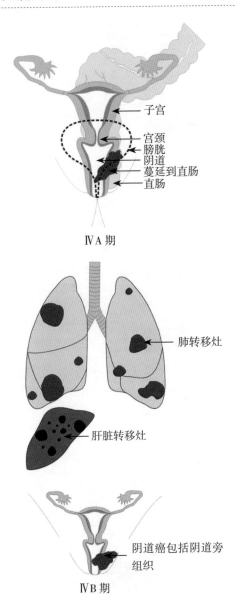

ⅣA 期

肺转移灶

肝脏转移灶

阴道癌包括阴道旁
组织

ⅣB 期

图 4-1　阴道癌分期示意图

［引自：Rajaram S，Maheshwari A，Srivastava A. Best Pract
Res Clin Obstet Gynaecol，2015，29（6）：822-832. ］

五、患者门诊分流

阴道癌罕见,确诊后在门诊需转诊至副高级职称以上的妇科肿瘤医师确定治疗方案。根据肿瘤生长在阴道不同位置,一般阴道下段和阴道上段癌症可考虑收入院手术治疗。阴道中段或阴道多发病灶患者需转诊至放疗科采用放射治疗。

六、手术治疗

由于阴道癌解剖位置的特殊性,与周围的膀胱、直肠相隔紧密,根治性手术创伤较大,副损伤多,故手术并非主要的治疗手段。根治性手术能明显提高阴道上段 I ~ II 期阴道癌患者的生存率及肿瘤局部控制率。对该类患者而言,单纯手术较单纯放疗的预后更好,且即使 I ~ II 期阴道癌患者经治疗后复发,复发前选择手术切除原发灶的患者较选择放疗的患者预后更好。II 期及以上患者若采用手术治疗,其手术方案需由单纯病变切除转为更为彻底的手术切除。对 IV A 期患者手术可作为姑息性治疗。部分放疗后病灶未完全控制或肿瘤复发者也可以采用手术作为补救治疗措施。

(一)手术适应证

1. I 期患者病变累及阴道后壁上段或少数 II 期的年轻患者,尤其是病变位于阴道上 1/3 或阴道后壁的早期阴道癌患者和要求保留卵巢功能和阴道功能的年轻患者。

2. 需要放疗的年轻患者放疗前卵巢移位或切除肿大的阳性淋巴结。

3. IV A 期患者,特别是有直肠阴道瘘或膀胱阴道瘘的患者。

4. 放疗后中央型复发的患者。

(二)术前检查

1. **常规检查项目** 血型、血常规、尿常规、大便常规、肝肾功能、血脂生化、乙肝、丙肝、梅毒、HIV、妇科肿瘤标志物(CA125、CA19-9、HE4)、阴道细胞学检查、阴道镜检查、阴道病变活组织检查、宫颈细胞学刮片、胸片、心电图、盆腔B超、泌尿系B超、上腹部B超及盆腔MRI。

2. 可选择检查项目

(1) 上腹部MRI:盆腔MRI是治疗前判断阴道壁及周围盆腔器官有无受侵犯的准确方法。可了解阴道、子宫、附件及盆腔淋巴结情况,上腹部MRI可了解肝、脾、肾等器官和腹主动脉旁淋巴结有无转移。

(2) PET-CT:考虑晚期疾病有远处转移、经济条件许可时选用。

(三) 术前医嘱(详见第十八章"妇科肿瘤患者围术期处理")

(四) 阴道癌手术分期及评估原则

1. 如病灶位于阴道上1/3,手术范围参照宫颈癌,需行广泛性全子宫切除术、阴道上段切除术联合盆腔淋巴结切除术,必要时行腹主动脉旁淋巴结活检。若行腹腔镜手术者建议先行盆腔淋巴结切除术,同时进行术中冷冻病理检查,若有淋巴结转移则及时终止手术并进行术后放疗。

2. 病变位于阴道下1/3时手术范围与外阴癌相似,需行阴道下段切除术、阴道旁组织切除术联合腹股沟淋巴结切除术,必要时行部分外阴及尿道切除术。

3. 病变位于阴道中1/3者需行全子宫切除术、全阴道切除术、盆腔淋巴结切除术联合腹股沟淋巴结切除术。当原发性阴道癌侵犯膀胱时需行根治性子宫切除术、阴道切除术联合膀胱基底部切除术。阴道后壁病变必要时需切除部分直肠及肛门括约肌;阴道前壁病变必要时需切除部分尿道。近年来,腹腔镜阴道癌根治术及阴道重建技术逐渐成熟。常用的阴道重建方法有乙状结肠代阴道、腹膜代阴道及各种筋膜皮瓣移植等。YAO等研究表明,腹膜代阴道与直肠代阴道比较,腹膜代阴道具有操作时间短,阴道环境清洁度高,阴道脱垂、瘘、感染风险更低等优势,但术后须放置阴道模具以维持新阴道长度和宽度,预防阴道挛缩。

4. 放疗后中央型复发的患者　通常需要行盆腔脏器廓清术。

(五) 术后医嘱(详见第十八章"妇科肿瘤患者围术期处理")

(六) 出院标准

1. 术后恢复好,伤口愈合好,已拔除引流管。

2. 已完成术后化疗者,无严重骨髓抑制或肝肾功能损害表现。

(七) 出院医嘱

1. 若出院时病理结果未回复,请出院 10 天后电话咨询。

2. 出院后 1 个月回门诊随诊,以后按期随访(详见"九、随访")。

3. 需补充放疗者转至放疗科放疗,需补充化疗者按约返院化疗。

4. 已行化疗者,每 3 天复查血常规,每周复查肝肾功能,若异常,及时就诊。

5. 对于年轻、切除卵巢的患者,可予雌激素补充治疗或植物类缓解围绝经期症状药物如莉芙敏等,及时补钙等对症治疗。

七、放射治疗

大多数阴道癌患者都需要接受放疗,需转诊至放疗科治疗。术后有高危因素的患者,在术后大体病理结果出来后请放疗科会诊,然后转诊至放疗科治疗。

放疗多采用外照射放疗联合腔内放疗或者近距离放疗。外照射和近距离放疗照射计划的制订须因肿瘤的精确部位以及肿瘤与重要组织的相关性而异。尽管有学者认为小灶性Ⅰ期(甚至Ⅱ期)患者可单纯使用近距离放疗,但是外照射和腔内联合放疗可以明显降低局部复发。大的病灶需要 40~50Gy 的外照射剂量来缩小原发肿瘤并治疗盆腔淋巴结。对于原发部位巨大肿瘤以及阳性淋巴结,随后需进行腔内放疗或增加外照射剂量。有证据证明若原发灶部位总剂量超过 70Gy,局部控制效果较好。腔内放疗能使整个肿瘤接受必需的治疗剂量而不超过正常组织承受量。对于巨大肿瘤或者邻近直肠阴道隔等重要组织的患者,尽管目前多采用近距离放疗,但是采用适形外照射放疗能够使射线更均匀覆盖肿瘤。如果累及下 1/3 阴道,腹股沟淋巴结应该接受放疗或者切除。阴道癌同期放化疗的经验非常有限。根据宫颈癌取得的经验,阴道癌宜选用以顺铂为基础的联合放化疗,尤其是局部复发的晚期病灶。

八、化疗

1. 常用于晚期姑息治疗或与手术、放疗综合治疗。

2. 可选用的药物　顺铂、卡铂、博莱霉素、长春新碱、丝裂霉素等。

3. 由于临床病例较少,经验不多,可参照宫颈癌的化疗方案进行化疗。

4. 介入治疗　采用双侧超选择性插管灌注联合栓塞治疗,即在超选择性插管至双侧阴道动脉或子宫动脉或髂内动脉后选择以铂类为主的联合化疗方案,并以明胶海绵颗粒栓塞肿瘤供血血管。动脉灌注化疗改变了常规化疗静脉给药途径,使药物在短时间内作用于癌细胞,增加了血药浓度,从而增加了疗效,可作为中晚期原发性阴道癌患者姑息治疗方法之一。

九、随访

(一) 随访时间

第 1 年每 3 个月随访 1 次,第 2 年每 4 个月随访 1 次,第 3~5 年每 6 个月随访 1 次。5 年以后每 1 年随访 1 次。

(二) 随访内容

1. 关于症状、生活方式、肥胖、运动及营养咨询的健康宣教。

2. 盆腔检查。

3. 鳞癌 SCCA,腺癌 CA125,HE4。

4. 有临床指征行盆腔 B 超或 MRI 等影像学检查。

5. 有条件时开展遗产学咨询和基因诊断。

十、预后

阴道癌预后较差,与分期、病理类型、组织分级、病灶部位和治疗方法有关。阴道癌 I~ IV 期患者 5 年生存率分别为 73%、48%、28% 和 11%。

十一、少见病理类型的阴道癌的治疗

(一) 腺癌

大约 10% 的原发阴道癌为腺癌,病灶位于阴道壁、尿道旁腺或子宫内膜异位病灶的阴道腺体。与己烯雌酚相关的阴道透明细胞癌多见于年轻女性。

一般来说,腺癌治疗方法与鳞癌相似。由于腺癌容易局部复发,因此即便是小肿瘤,也需要联合治疗。己烯雌酚相关的透明细胞癌的预后一般较好,总的生存率为 78%。非己烯雌酚相关的透明细胞腺癌的生存率明显低于鳞状细胞癌。最近,M. D. Anderson 癌症中心报道 26 例患者,其 5 年生存率为 34%,局部复发和远处转移率相对较高。

（二）阴道黑色素瘤

阴道黑色素瘤罕见,几乎全部发生在白人妇女。但我科最近几年每年都有收治 2~3 例阴道黑色素瘤。阴道黑色素瘤病灶最常发生于阴道远端,尤其在阴道前壁。大多数为深部浸润癌。根治性手术是主要的治疗方法,常常还需行盆腔脏器廓清术。最近,有报告显示应用更保守的局部切除术,生存率并没有明显降低。保守性局部切除术术后常需要辅助放疗。既往使用达卡巴嗪 + 铂类的化疗方案和大剂量干扰素作为辅助治疗,总的 5 年生存率为 10%。近年来研究报道 PD-L、PDL-1 等免疫治疗药物应用于黑色素瘤可获得奇效。

（三）阴道葡萄状肉瘤

阴道葡萄状肉瘤是高度恶性横纹肌细胞肿瘤。常见于婴儿和儿童,表现为阴道排液、出血或阴道口肿物。

过去,采用盆腔脏器廓清术治疗阴道葡萄状肉瘤,但生存率极低。近来,应用保守性手术联合术前或术后放化疗明显改善了生存率。大多数报道的化疗应用了长春新碱、放线菌素 D、环磷酰胺（VAC 方案）。

如果病变较小能够切除,并且能够保留器官,则首选手术治疗。对于大的肿瘤,术前可先给予化疗或者局部外照射或腔内近距离放疗后再手术。

不推荐扩大放疗范围,因为放疗会破坏或干扰骨盆生长中心的结构,严重影响婴儿和儿童骨盆的发育。

十二、阴道癌诊治流程图

阴道癌诊治流程图见图 4-2。

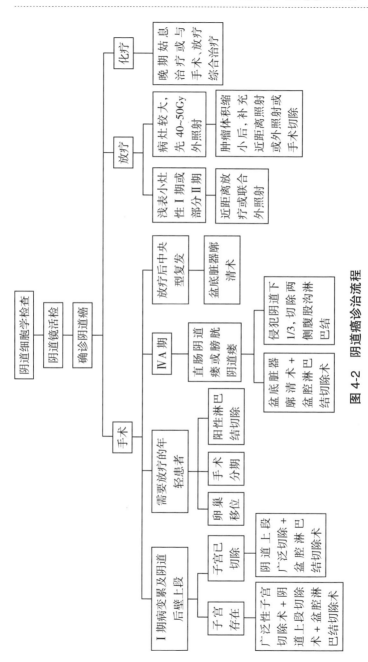

图 4-2 阴道癌诊治流程

十三、逸仙推荐

1. 推荐大多数阴道鳞癌采用放射治疗。

2. 手术作为初始治疗仅用于局限于阴道壁的Ⅰ期、肿瘤病灶 <2cm 的患者。

(1) 肿瘤位于上段阴道,行广泛全宫 + 阴道上段(切缘距病灶 1cm) + 盆腔淋巴结切除;若子宫已切除,行宫旁广泛 + 阴道上段 + 盆腔淋巴结切除。

(2) 肿瘤位于下段阴道,阴道局部广泛(切缘距病灶 1cm)+ 双侧腹股沟淋巴结切除。

3. 推荐选择放疗的年轻患者在放疗前行卵巢移位。

4. 放疗前可考虑腹腔镜或腹膜外切除增大的淋巴结。

5. 放疗后中央型孤立复发病灶可行盆腔廓清术。

6. 合并膀胱或直肠阴道瘘患者,推荐放疗前行尿流改道术或结肠造瘘以提高生活质量。

(姚婷婷)

第五章

宫颈上皮内病变

一、宫颈上皮内病变的定义

宫颈病变狭义上主要指宫颈的癌前病变,包括宫颈鳞状上皮内病变(squamous intraepithelial lesion,SIL)和宫颈腺上皮内病变(glandular intraepithelial lesion,CGIN)。

宫颈鳞状上皮内病变是与子宫颈浸润癌密切相关的一组子宫颈病变,流行病学调查发现 SIL 和子宫颈癌与人乳头瘤病毒(human papilloma virus,HPV)感染、多个性伴侣、吸烟、性生活过早(<16 岁)、性传播疾病、经济状况低下和免疫抑制等因素相关。常发生于 25~35 岁妇女。大部分低级别鳞状上皮内病变(low-grade squamous intraepithelial lesion,LSIL)可自然消退,但高级别鳞状上皮内病变(high-grade squamous intraepithelial lesion,HSIL)具有癌变潜能。SIL 反映了子宫颈癌发生发展中的连续过程,通过筛查发现 SIL,及时治疗高级别病变,是预防子宫颈浸润癌行之有效的措施。SIL 既往称为"子宫颈上皮内瘤变(cervical intraepithelial neoplasia,CIN)",分为 CIN1、CIN2 和 CIN3 三级。宫颈腺上皮内病变的分类可参照 CIN 分类。原位腺癌对应于 CGIN3 或 H-CGIN,是浸润性腺癌的癌前病变,临床相对少见。近年来,宫颈腺癌的发病率有所上升,临床上应

予重视。WHO 女性生殖器肿瘤分类(2014)建议采用与细胞学分类相同的二级分类法(即 LSIL 和 HSIL),LSIL 相当于 CIN 1,HSIL 包括大部分 CIN 2 和 CIN 3。二级分类法简便实用,提高了病理诊断的可重复性,较好地反映了 HPV 相关病变的生物学过程,能更好地指导临床处理及判断预后。

二、病因

流行病学调查发现宫颈癌前病变与人乳头瘤病毒感染、多个性伴侣、吸烟、性生活过早(<16 岁)、性传播疾病、经济状况低下和免疫抑制等因素相关。其中,HPV 感染是宫颈癌前病变的必要因素。

目前发现的 HPV 基因型别已超过 200 种。按其致癌能力,可分为高危型、潜在高危型和低危型 3 类。高危型包括 16、18、31、33、35、39、45、51、52、56、58、59、68 型;潜在高危型包括 26、53、66、67、70、73、82 型;低危型包括 6、11、40、42、43、44、54、61、72、81、89 型。HPV-16 具有最强的致癌能力,全世界范围内,55%~60% 的宫颈癌和它有关。HPV-18 是第二常见的致癌类型,与 10%~15% 的宫颈癌相关。

三、临床表现

宫颈上皮内病变无特殊症状。偶有阴道排液增多,伴或不伴臭味。也可在性生活或妇科检查后发生接触性出血。检查子宫颈可光滑,或仅见局部红斑、白色上皮,或子宫颈糜烂样表现,未见明显病灶。

四、诊断

宫颈上皮内病变的诊断应采用子宫颈细胞学检查和 / 或高危型 HPV-DNA 检测、阴道镜检查、子宫颈活组织检查的"三阶梯"程序,确诊需靠组织学病理。

五、患者门诊分流

有同房后阴道流血、阴道排液、不规则阴道流血等症状或妇检发现宫颈外观异常者可先在门诊按筛查程序进行检查,病理确诊后,如需进行宫颈锥切则收住院行手术治疗,如需物理治疗可在门诊治疗。

六、宫颈癌筛查

宫颈癌预防包括三级。一级预防即 HPV 疫苗接种,二级预防即宫颈癌筛查,三级预防即宫颈癌的早诊早治。HPV 疫苗在降低宫颈癌发生率方面确有成效。近年来,随着二价、四价、九价 HPV 疫苗在我国陆续上市,中国也迎来 HPV 疫苗接种热潮。但因我国幅员辽阔,人口众多,HPV 疫苗接种尚未普及,且 HPV 疫苗应用历史不长,筛查仍然十分重要。

目前,我国拥有国际上常用的宫颈癌筛查、分流、转诊技术,如宫颈脱落细胞学、人乳头瘤病毒(HPV)检测、肉眼观察、p16/ki67 双染和阴道镜检查等。

(一) 筛查策略

目前宫颈癌的筛查已发生重大变化,美国批准了 3 项基本筛查策略(即细胞学初筛、HPV 检测初筛以及细胞学 +HPV 联合检测)和一些分流策略。可根据患者的年龄、生育状况、经济条件采取相应的策略,见表 5-1。

表 5-1　宫颈癌筛查的策略

人群	筛查方式
<21 岁	不进行筛查
21~25 岁	宫颈液基细胞学检查,每 2~3 年 1 次

续表

人群	筛查方式
25~29 岁	宫颈液基细胞学检查,每 2~3 年 1 次;或 HPV 初筛,每 2~3 年 1 次
30~65 岁	宫颈液基细胞学检查 +HPV 检测,每 5 年 1 次;或宫颈液基细胞学检查,每 2~3 年 1 次
65 岁以上	既往曾规范筛查,此前筛查结果明确为阴性且无 CIN2 或更高级病变史可退出筛查
切除子宫和宫颈的女性	若既往无宫颈癌前病变或宫颈癌,可不用筛查
接种 HPV 疫苗的女性	筛查方式与未接种女性相同
HIV 感染、免疫力低下、出生前接触己烯雌酚、CIN2/3 或癌症治疗后	可能需要更频繁的筛查

(二) 处理流程

高危型 HPV 初筛处理流程见图 5-1,细胞学初筛处理流程见图 5-2,联合筛查处理流程见图 5-3。

七、宫颈病变的处理

经阴道镜检查及宫颈活检可能出现几种结果,即未发现病变、低度病变(CIN1)、高度病变(CIN2、3 及以上)。后续处理需结合此前细胞学结果及阴道镜检查印象综合考虑。

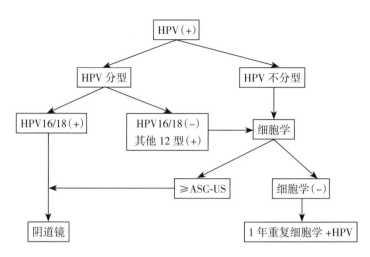

图 5-1 高危型 HPV 初筛处理流程

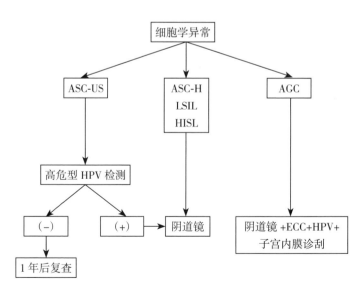

图 5-2 细胞学初筛处理流程

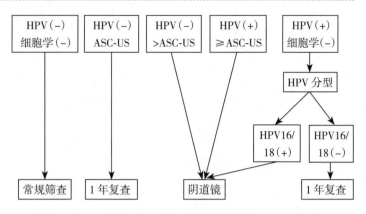

图 5-3　联合筛查处理流程

（一）CIN1

约 60% 的 CIN1 会自然消退。若细胞学结果 ≤LSIL，阴道镜检查满意，可保守观察，12 个月后重复联合筛查。若细胞学结果 ≤LSIL，阴道镜检查不满意，需结合 ECC 结果，若 ECC ≤LSIL，可严密随访，12 个月后重复联合筛查；若 ECC>LSIL，推荐宫颈锥切术。若细胞学结果 >LSIL，阴道镜满意者，可行冷冻和激光治疗；若阴道镜不满意者，推荐宫颈锥切术。

（二）CIN2

CIN2 的界定较为模糊，有一部分 CIN2 事实上只是 CIN1，所以目前对于宫颈活检提示 CIN2 的患者，临床上采取 p16、Ki67 免疫组化进行分流。若两者均为阴性，处理参考 CIN1。若两者其中之一阳性，若阴道镜检查满意，可用物理治疗或宫颈锥切术；若阴道镜不满意，推荐采用宫颈锥切术。

（三）CIN3

无论阴道镜检查结果满意或不满意，原则上均应行宫颈锥切术。

八、不典型腺上皮（AGC）的处理

宫颈细胞学筛查结果中 AGC 相对少见,临床经验及证据相对缺乏,容易犯错和漏诊。遇到 AGC,推荐阴道镜 +ECC+HPV+ 子宫内膜诊刮进行综合性评价。若经组织学确诊无 CIN2、3 或腺上皮瘤变,可定期复查。复查方法流程为:可单纯细胞学检查,复查的时间间隔为 6 个月,连续 4 次阴性结果后可返回到常规细胞学筛查。也可联合检查,复查的时间间隔因初次检查时 HPV 结果而不同。如初检 HPV（+）,则每 6 个月复查;如初检 HPV（-）,则每12 个月复查。复查时如 HPV（+）或 ≥ASC,则行阴道镜,如两项均为（-）,回到常规筛查。若在首诊中经组织学确定为有 CIN 而无腺上皮瘤变,处理参照 CIN。若组织学确定为有腺上皮瘤变而无 CIN,特别是细胞学为 AGC 倾向瘤变或 AIS 时,宜行宫颈锥切术。

九、妊娠期细胞学异常及宫颈病变的处理

妊娠期间发现细胞学异常,≤LSIL 者可以参考细胞学初筛流程处理,也可推迟至产后处理。>LSIL 者需转诊阴道镜。需注意的是,妊娠期不能行 ECC 检查。

细胞学 ≤LSIL、活检为 CIN1 者,无需治疗,推迟至产后 6 周,细胞学 + 阴道镜评估。细胞学 ≥HSIL、活检为 CIN2/3,由有经验的医师排除浸润性癌后,治疗可推迟至产后 6 周,妊娠期间可每 3 个月复查细胞学 + 阴道镜。

十、宫颈锥切

宫颈锥切可以分为冷刀锥切和宫颈电环切除术(LEEP),根据以往的文献及本中心的经验,LEEP 可以达到冷刀锥切的范围和效果,而且手术时间短,出血少,术后宫颈外观恢复更好,因此对于宫颈 HSIL 的治疗,本专科更倾

向于采用 LEEP。宫颈锥切需要根据患者病变的程度、转化区是否可见、有无生育要求等综合考虑,拟定最合适的切除宽度与深度。不合适的切除范围有可能会导致切除范围不足而导致二次锥切,或者导致切除范围过大而导致过度治疗,引起宫颈机能不全等并发症,对于有生育要求的患者影响较大。

(一) 术前检查

血型、血常规、尿常规、大便常规、肝肾功能、血脂生化、乙肝、丙肝、梅毒、HIV、HPV 等。

(二) 术前术后医嘱

详见第十八章"妇科肿瘤患者围术期处理"。

(三) 切除的宽度

如果转化区可见,在其外侧 3mm 以上,或碘不着色区外侧 3mm 以上;如果转化区不可见,主要切除宫颈管病变,做"瘦高锥"形状切除。

(四) 切除长度

治疗性锥切:有生育要求者 <15mm,无生育要求者 <25mm;诊断性锥切 <10mm。

(五) 出院标准

患者恢复好,阴道流血不多即可出院。

(六) 出院医嘱

①出院 10 天后电话咨询病理结果;②如需进一步治疗,再次锥切或者切除子宫者,于术后 6 周再次手术;③如不需进一步治疗,于术后 1 个月、3 个月、6 个月进行复诊,术后 6 个月行 LCT 和 HPV 检测。

十一、宫颈病变的预防

HPV 疫苗的出现,使宫颈癌成为可以预防的疾病。目前,全球有三种 HPV 疫苗,即二价、四价及九价疫苗。其中二价对 HPV 16/18,四价对 HPV 6/11/16/18,九价对 HPV

6/11/16/18/31/33/45/52/58。目前三种疫苗均已在中国上市。

FDA 和 CDC 建议 11~12 岁男女性均应常规接种 HPV 疫苗,按照各州法律,年龄可做调整,最早可从 9 岁开始。如果 12 岁仍未接种,补种年龄为 13~26 岁。11~12 岁并未开始性生活的人群,在接种后可获得最好的免疫效果。女性既往是否有 CIN、VIN 或生殖道疣病史,不影响接种。接种疫苗后产生的抗体反应,可持续 15 年。在美国,FDA 未批准年龄超过 26 岁的女性接种 HPV 疫苗,但是在中国香港,接种年龄上限可达到 45 岁。美国 FDA 于 2018 年 10 月将 9 价 HPV 疫苗接种年龄上限同样放宽至 45 岁,中国地区(包括香港和澳门)接种年龄与美国一致,三种疫苗的接种年龄均为 9~45 岁。

三种疫苗的接种方案均为 3 针方案,具体方案如下:

二价:0,1,6 个月。

四价:0,2,6 个月。

九价:0,2,6 个月。

疫苗接种后常见的不良反应包括疼痛、肌肉紧张、局部水肿、包块、局部皮肤发红、头痛、发热、恶心、头晕、呕吐。部分患者接种时会发生晕厥,因此,可考虑平卧接种,并在注射后留院观察 15 分钟,如果接种后不良反应表现符合超敏反应,后续接种需谨慎或终止。

接种期间可以有性生活,但建议避孕,接种前不需常规检查是否妊娠,但若接种期间发现妊娠,可停止接种,待分娩后再继续完成接种。

最后必须明确的是,接种了 HPV 疫苗的妇女,常规筛查仍必不可少,即使是九价疫苗,预防效果也只有 90%,还有其他高危型以及个别没有 HPV 感染的宫颈癌发生。

十二、逸仙推荐

1. 推荐有性生活妇女进行常规的宫颈癌筛查。

2. 推荐采用以细胞学为基础的筛查方法,有条件可以采用细胞学 +HPV 分型的双筛方案。

3. 病理诊断推荐采用 2 级分类法,即 LSIL 和 HSIL。

4. 细胞学 <LSIL 推荐严密观察,细胞学≥LSIL,推荐阴道镜检查。

5. 旧分类 CIN2 患者推荐行 p16 免疫组化分流,若为阴性推荐严密随访,如阳性按 HSIL 处理。

6. 细胞学为 AGC,推荐行阴道镜+宫颈管取样+内膜活检。

7. 妊娠期宫颈细胞学异常,排除浸润癌后可以待产后 6 周再处理。

8. 宫颈锥切推荐 LEEP,宽度推荐在病变外侧 3mm 或碘不着色区外侧 3mm 以上,切除深度有生育要求者推荐 <15mm,无生育要求者推荐 <25mm,诊断性锥切 <10mm。

9. 推荐 13~45 岁女性接种 HPV 预防疫苗。

（王东雁　卢淮武）

第六章

宫颈癌

世界范围内,宫颈癌是发病率最高的女性生殖道恶性肿瘤,在我国,来自 2015 年的统计数据,每年宫颈癌新发病例约为 14 万例,每年因宫颈癌死亡约 3 万例,在笔者专科近 5 年收治的恶性肿瘤病例中,宫颈癌排第1 位。

一、病因和病理

宫颈癌的病理类型主要有:鳞状细胞癌(占 75%~80%)、腺癌(占 20%~25%)、腺鳞癌(占 3%~5%);其他少见类型包括:神经内分泌癌、未分化癌、混合性上皮/间叶肿瘤、间叶肿瘤、黑色素瘤、淋巴瘤等。

二、临床表现

早期子宫颈癌常无明显症状和体征。颈管型患者因子宫颈外观正常易漏诊或误诊。随病变发展,可出现以下症状:

(一)症状

1. **阴道流血** 常表现为接触性出血,即性生活或妇科检查后阴道流血。

2. **阴道排液** 多数患者有白色或血性、稀薄如水样或米泔状、有腥臭味的阴道排液。

3. **晚期症状**　根据癌灶累及范围出现不同的继发性症状。如尿频、尿急、便秘、下肢肿痛等;癌肿压迫或累及输尿管时,可引起输尿管梗阻、肾盂积水及尿毒症;晚期可有贫血、恶病质等全身衰竭症状。

(二)妇科检查

微小浸润癌可无明显病灶,子宫颈光滑或糜烂样改变。随病情发展,可出现不同体征。外生型子宫颈癌可见息肉状、菜花状赘生物,常伴感染,质脆易出血;内生型表现为子宫颈肥大、质硬、子宫颈管膨大;晚期癌组织坏死脱落,形成溃疡或空洞伴恶臭。阴道壁受累时,可见赘生物生长或阴道壁变硬;宫旁组织受累时,双合诊、三合诊检查可扪及子宫颈旁组织增厚、结节状、质硬或形成冰冻骨盆状。

三、诊断

宫颈癌早期病例的诊断应采用子宫颈细胞学检查和/或高危型 HPV-DNA 检测、阴道镜检查、子宫颈活组织检查的“三阶梯”程序,确诊依据为组织学诊断。如肉眼可见明显病灶者可直接在癌灶取材病理检查。宫颈锥切适用于细胞学检查多次阳性而宫颈活检阴性者,或宫颈活检为 CIN Ⅱ和 CIN Ⅲ需确诊者,或可疑微小浸润癌需了解病灶的浸润深度等。

四、分期及影像学检查

采用国际妇产科联盟(FIGO)2018 宫颈癌分期(表 6-1)。分期的评估可结合临床检查、影像学检查和手术病理发现综合判断形成最终分期。

表 6-1 FIGO 2018 宫颈癌分期

Ⅰ期	肿瘤局限在子宫颈(扩展至宫体将被忽略)
ⅠA	镜下浸润癌,浸润深度 <5mm
ⅠA1	间质浸润深度 <3mm
ⅠA2	间质浸润深度 ≥3mm 且 <5mm
ⅠB	临床癌灶局限于子宫颈,镜下最大浸润深度 ≥5mm
ⅠB1	浸润深度 ≥5mm,肉眼病灶最大径线 <2cm
ⅠB2	病灶最大径线 ≥2cm,<4cm
ⅠB3	病灶最大径线 ≥4cm
Ⅱ期	肿瘤超越子宫,但未达骨盆壁或未达阴道下 1/3
ⅡA	肿瘤侵犯阴道上 2/3,无明显宫旁浸润
ⅡA1	临床可见癌灶 ≤4cm
ⅡA2	临床可见癌灶 >4cm
ⅡB	有明显宫旁浸润,但未达到盆壁
Ⅲ期	肿瘤累及阴道下 1/3 和 / 或扩展到骨盆壁,和 / 或引起肾盂积水或肾无功能和 / 或累及盆腔和 / 或腹主动脉旁淋巴结
ⅢA	肿瘤累及阴道下 1/3,没有扩展到骨盆壁
ⅢB	肿瘤扩展到骨盆壁,或引起肾盂积水或肾无功能
ⅢC	不论肿瘤大小和扩散程度,累及盆腔和 / 或腹主动脉旁淋巴结 [注明 R(影像学)或 P(病理)证据]
ⅢC1	仅累及盆腔淋巴结
ⅢC2	主动脉旁淋巴结转移

续表

IV期	肿瘤侵犯膀胱和/或直肠黏膜(活检证实)和/或超出了真骨盆(泡状水肿不分为IV期)
IVA	肿瘤侵犯邻近的盆腔器官
IVB	远处转移

说明：

1. 当有疑问时,应归入较低的分期。

2. 初治患者术前后分期可以改变,复发、转移时不再分期。

3. 所有分期均可用影像学和病理学资料来补充临床发现,评估肿瘤大小和扩散程度,形成最终分期。

4. 淋巴脉管间隙浸润不参与分期。

5. 淋巴结转移归为ⅢC,注明R(影像学)和P(病理学):如影像学显示盆腔淋巴结转移,分期为ⅢC1r,经病理证实为ⅢC1p。需注明采用的影像学类型或病理技术

五、患者门诊分流

根据患者年龄、生育状况、子宫颈细胞学检查和/或高危型 HPV-DNA 检测、阴道镜检查、子宫颈活组织检查及宫颈管搔刮或子宫内膜活检结果、有无生育要求以及临床分期进行分流。无手术禁忌证、≤ⅡA2 期者收入院手术治疗,≥ⅡB 期及部分IB3 和ⅡA2 期患者转诊到放疗科放疗。

六、各期宫颈癌的治疗

(一) 辅助检查

1. **常规检查项目**　血型、血常规、尿常规、大便常规、肝肾功能、血脂生化、乙肝、丙肝、梅毒、HIV、妇科肿瘤标志物(SCCA、CA125 等)、HPV-DNA 分型、胸片、心电图、盆腔 B 超、泌尿系 B 超、上腹部 B 超、静脉肾盂造影及盆腔 MRI。

2. **可选择检查项目**

(1) 锥切活检:如有指征,可行锥切活检。

(2) 宫腔镜检查:偶可用于颈管型宫颈癌检查及活检。

(3) 腹部 MRI:可了解盆腔、肝、脾、肾等器官和腹膜后淋巴结有无转移。

(4) PET-CT:考虑晚期疾病有远处转移、经济条件许可时选用。

经过评估后,初始治疗分为手术治疗及非手术治疗两种方法。

(二) 手术治疗

1. **入院医嘱**　详见第十八章“妇科肿瘤患者围术期处理”。

2. **浸润性宫颈癌的治疗**　手术治疗主要适应于 ≤ⅡA2 期的早期宫颈癌,各期患者选择的手术方式必须考虑患者的生育要求。手术方式包括:宫颈锥切、宫颈切除、广泛宫颈切除、次广泛全宫切除、广泛全宫切除术,ⅠA1 期脉管阳性及以上分期均需行盆腔淋巴结切除术 ± 腹主动脉旁淋巴结取样。手术途径可经腹、经阴道和腹腔镜或机器人完成,需要注意的是 2018 年 SGO 会议报道并随后发表于《新英格兰医学杂志》上的 2 个研究提示微创手术的局部复发率和死亡率均高于开腹手术,总生存率低于开腹手术。手术方式的选择必须在术前和患者充分沟通。NCCN 2019.3 版宫颈癌治疗指南明确提出开腹手术是治疗宫颈癌的标准术式。各期患者需要选择的手术范围如下:

(1) ⅠA1 期无淋巴脉管间隙浸润:建议先锥切,有适应证者加宫颈搔刮术(ECC)。锥切切缘阴性是指切缘距离病灶至少 3mm 处无浸润性病变或高度鳞状上皮内病变。

1) 不保留生育功能:如锥切切缘阴性并有手术禁忌证

者,可观察随访。无手术禁忌证者行筋膜外子宫切除术。切缘阳性者(包括 HSIL 或癌)最好再次锥切以评估浸润深度排除ⅠA2 / ⅠB1 期。不再次锥切直接手术者,切缘为 HSIL 行筋膜外全宫切除,切缘为癌者行次广泛性子宫切除术 + 盆腔淋巴结切除术,可考虑行前哨淋巴结显影。

2)保留生育功能:如切缘阴性,术后可随访观察。如切缘阳性,再次锥切或行宫颈切除术。强烈建议术后持续性异常宫颈细胞学检查或 HPV 感染患者在完成生育后切除子宫。不支持小细胞神经内分泌肿瘤、肠型腺癌或微偏腺癌等病理类型及伴有高危和中危因素患者保留生育功能。

(2)ⅠA1 期伴淋巴脉管间隙浸润和ⅠA2 期:

1)不保留生育功能者可选择:①次广泛或广泛性子宫切除术 + 盆腔淋巴结切除术 ± 主动脉旁淋巴结取样。<45 岁的鳞癌患者可保留卵巢。②盆腔外照射 + 近距离放疗。

2)保留生育功能者可选择:①锥切 + 盆腔淋巴结切除 ± 主动脉旁淋巴结取样。可考虑行前哨淋巴结显影。锥切切缘阴性者术后随访观察。锥切切缘阳性者,再次锥切或行宫颈切除术。②直接行广泛性宫颈切除术 + 盆腔淋巴结切除 ± 主动脉旁淋巴结取样。可考虑行前哨淋巴结显影。完成生育后对于持续性 HPV 阳性或细胞学异常或有手术意愿的患者可行子宫切除术,<45 岁的鳞癌患者可保留卵巢。

(3)ⅠB1 和ⅡA1 期:

1)不保留生育功能者可选择:①广泛性子宫切除术 + 盆腔淋巴结切除 ± 主动脉旁淋巴结取样。可考虑行前哨淋巴结显影。<45 岁的鳞癌患者可保留卵巢。②盆腔外照射 + 阴道近距离放疗(A 点总剂量 80~85Gy)± 含顺铂的同期化疗。

2）保留生育功能:限于IB1和IB2期鳞癌患者,推荐行广泛性宫颈切除术 + 盆腔淋巴结切除 ± 主动脉旁淋巴结取样。可考虑行前哨淋巴结显影。原则上推荐选择IB1者,可选择经阴道行广泛性宫颈切除术。IB2期应行经腹或经腹腔镜、机器人辅助腹腔镜的广泛性宫颈切除术。

（4）IB3和ⅡA2期:可选择:①根治性盆腔外照射 + 顺铂同期化疗 + 阴道近距离放疗,A点剂量≥85Gy;②广泛性子宫切除术 + 盆腔淋巴结切除 ± 主动脉旁淋巴结取样;③盆腔外照射 + 顺铂同期化疗 + 近距离放疗,A点剂量75~80Gy,放疗后行辅助性子宫切除术。第3种方法只适用于放疗结束后仍有肿瘤残留,或病灶或子宫已超出近距离放疗所能达到的放疗区域的患者。

（5）ⅡB-ⅣA及部分IB3和ⅡA2期:部分IB3期和ⅡA2期由于病灶巨大,ⅡB期以上因为侵犯骨盆壁或远处转移,不适合手术,因此首选同期放化疗的方案。同期放化疗之前需对淋巴结状态进行评估,可选择手术分期,也可先进行 CT、MRI、PET 等影像学评估。

选择先行影像学检查者,如未发现淋巴结转移,可行盆腔外照射 + 含顺铂同期化疗 + 阴道近距离放疗(证据等级 1);若为ⅢC1期,可选择:①盆腔外照射 + 阴道近距离放疗 + 含顺铂同期化疗 ± 主动脉旁淋巴结放疗。②腹膜外或腹腔镜淋巴结切除术,术后病理主动脉旁淋巴结阴性者,行盆腔放疗 + 阴道近距离放疗 + 顺铂同期化疗;主动脉旁淋巴结阳性者,行延伸野放疗 + 阴道近距离放疗 + 顺铂同期化疗。影像学检查诊断ⅢC2期时,行延伸野放疗 + 顺铂同期化疗 + 阴道近距离放疗。影像学检查发现有远处转移并经有临床指征活检证实转移者,行全身化疗 ± 个体化放疗。局限于锁骨上淋巴结转移者可以采用根治性治疗。

手术分期是指先行腹膜外或腹腔镜下淋巴结切除术,

根据淋巴结情况选择相应的处理:①盆腔和主动脉旁淋巴结均阴性,可采用盆腔外照射 + 含顺铂同期化疗 + 阴道近距离放疗。②盆腔淋巴结阳性、主动脉旁淋巴结阴性,可行盆腔外照射 + 含顺铂同期化疗 + 阴道近距离放疗。③主动脉旁淋巴结阳性者,需根据临床指征补充进一步的影像学检查以排除更广泛的转移。确定无其他远处转移时,行延伸野外照射 + 含顺铂同期化疗 + 阴道近距离放疗。影像学检查发现有更远处的转移,有临床指征者在可疑处活检,活检阴性者行延伸野外照射 + 顺铂同期化疗 + 阴道近距离放疗,活检阳性者行全身治疗 ± 个体化放疗。

(三) 术后医嘱

详见第十八章"妇科肿瘤患者围术期处理"。

(四) 出院标准

1. 术后恢复好,伤口愈合好,已拔除引流管。

2. 已完成术后化疗者,无严重骨髓抑制或肝肾功能损害表现。

(五) 出院医嘱

1. 若出院时病理结果未回复,请患者出院 10 天后电话咨询。

2. 手术后第 14 天拔出尿管,测残余尿,如 >200ml 则重新插回尿管。

3. 出院后 1 个月回门诊随诊,以后按期随访(详见"十二、随访")。

4. 需补充放疗者转至放疗科放疗,需补充化疗者按约返院化疗。

5. 已行化疗者,每 3 天复查血常规,每周复查肝肾功能,若异常,及时就诊。

6. 对于切除卵巢的患者,可予激素补充治疗 / 莉芙敏及补钙等对症治疗。

七、术后辅助治疗

术后是否需要辅助治疗取决于手术发现及分期。"高危因素"包括淋巴结阳性、切缘阳性和宫旁浸润。具备任何一个"高危因素"均推荐术后补充盆腔外照射 + 顺铂同期化疗(证据等级 1 级)± 阴道近距离放疗。阴道切缘阳性者,阴道近距离放疗可以增加疗效。对于没有淋巴结转移、宫旁浸润及切缘阴性的患者,是否增加放射治疗可以根据病理类型和是否存在中危因素决定。中危因素包括:肿瘤大小、间质浸润、淋巴脉管间隙阳性,鳞癌患者根据 NCCN 指南提出的"Sedlis 标准"确定是否补充盆腔外照射 ± 含顺铂同期化疗,见表 6-2。

表 6-2 Sedlis 标准

脉管	间质浸润	肿瘤大小(cm)
+	外 1/3	任何大小
+	中 1/3	≥2
+	内 1/3	≥5
−	中或外 1/3	≥4

腺癌或腺鳞癌患者术后采用"四因素模型"决定是否辅助治疗。中危因素包括:腺癌或腺鳞癌、肿瘤直径 >3cm、淋巴脉管间隙浸润、肿瘤侵犯宫颈外 1/3 间质,存在上述任何两个因素,术后补充盆腔外照射 ± 含顺铂同期化疗。

八、复发性宫颈癌的治疗

局部复发的病例,如果既往没有接受放疗或者复发部位在原来放射野之外,能切除者可以考虑手术切除后继续个体化外照射加或不加化疗及阴道近距离放疗。再次复发的患者建议参与临床试验或化疗或支持治疗。放疗后中心性复发者可考虑盆腔器官廓清术，加或不加术中放疗。复发病灶直径≤2cm的中心性复发病例，也可以考虑行广泛性子宫切除术或阴道近距离放疗。对于非中心性复发者，可选择个体化外照射 ± 化疗或手术切除加术中放疗或参加临床试验或全身治疗。远处转移或ⅣB期适合局部治疗者，可选择手术切除 ± 外照射或局部消融 ± 外照射或个体化外照射 ± 全身治疗，或者单纯化疗。不适合局部治疗者建议参与临床试验或化疗或最好的支持治疗。

顺铂是公认的转移性和晚期宫颈癌最有效的化疗药物。推荐以顺铂为基础的联合方案如顺铂＋紫杉醇＋贝伐单抗、顺铂＋紫杉醇、顺铂＋拓扑替康。对于曾接受过顺铂治疗的复发患者，卡铂＋紫杉醇为首选。不能使用紫杉醇的患者，可采用顺铂＋拓扑替康或顺铂＋吉西他滨替代。其他可用于二线治疗的药物包括：贝伐单抗、多西他赛、5-FU、吉西他滨、异环磷酰胺、伊立替康、丝裂霉素、拓扑替康、培美曲塞和长春瑞滨。PD-1抑制剂也被推荐用于"MSI-H/dMMR"亚型基因突变的患者。

九、意外发现宫颈癌的处理

询问病史和体格检查、血常规、肝肾功能检查。推荐的影像学检查包括胸片、CT或PET-CT扫描，或有指征时行MRI检查以排除大块残留病灶。而对ⅠB1期或期别更早的患者，影像学检查为可选。

关于这部分患者的恰当的初始治疗，目前尚缺乏肯定的数据。不伴LVSI的ⅠA1期患者应予监测随访。对于有LVSI的ⅠA1期或≥ⅠA2期（病理学发现）的患者，应该根据手术切缘状态决定合理的治疗方案。如果切缘阳性且影像学检查未发现淋巴结转移，应推荐盆腔放疗加含顺铂的同步化疗加（±）个体化的近距离放疗。

≥ⅠA2 期的患者,如果切缘或影像学检查为阴性,治疗选择包括:①盆腔放疗加(±)含顺铂的同步化疗加近距离放疗;②宫旁组织广泛切除,阴道上段切除,加盆腔淋巴结切除加(±)腹主动脉旁淋巴结取样。淋巴结阴性的患者应予观察,同时伴有高危因素者(如原发肿瘤大、间质浸润深,LVSI)可选盆腔放疗加(±)阴道近距离照射。

对肉眼残留病灶、影像学检查阳性、淋巴结和/或宫旁转移和/或手术切缘阳性的患者推荐行以顺铂为基础的同步化放疗;阴道切缘阳性是个体化近距离放疗的明确指征。

十、妊娠合并宫颈癌的处理

应该根据宫颈癌的期别和妊娠时限以及患者和家属保留妊娠的意愿个体化处理。如果患者及家属无继续妊娠的意愿,治疗原则和非孕期宫颈癌基本相同,可以选择手术或者放射治疗。如果有继续妊娠的意愿,原则上推迟治疗不能以损害母体的生命为代价。

通过宫颈锥切确诊的切缘阴性的ⅠA1 期可以追踪随访至妊娠晚期并经阴道分娩。ⅠA2 期或更晚期要根据临床分期和妊娠周数进行个体化处理:如在妊娠 20 周前诊断,不应推迟治疗,可以选择放疗或者手术治疗。妊娠 28 周后诊断的病例,可以等待胎儿成熟后再治疗。在妊娠 20~28 周诊断的病例,ⅠA2~ⅠB2 期可以推迟至胎儿成熟后才治疗,ⅠB3 期或更晚期的病例可以考虑行新辅助化疗,控制疾病的进展,所有的推迟治疗必须在 34 周前终止妊娠,可适当使用促胎肺成熟药物,剖宫产后行广泛全宫 + 盆腔淋巴结切除 ± 腹主动脉旁淋巴结取样。

十一、放射治疗

详见第十四章"妇科肿瘤放疗原则"。

十二、随访

(一) 随访时间

第 1 年每 3 个月随访 1 次,第 2 年每 4 个月随访 1 次,第 3~5 年每 6 个月随访 1 次。5 年以后每 1 年随访 1 次。如果是高危患者,前两年每 3 个月随访一次,其余同前。

(二) 随访内容

1. 关于症状、生活方式的健康宣教,鼓励患者戒烟戒酒。

2. 盆腔检查。

3. 每年行宫颈 / 阴道细胞学检查,检测下生殖道瘤样病变。

4. SCCA(鳞癌),CA125(其他病理类型)。

5. 有临床指征行盆腔 B 超、MRI 或 PET-CT 等影像学检查。

十三、宫颈癌初始治疗流程图

宫颈癌初始治疗流程见图 6-1。

十四、逸仙推荐

(一) 宫颈癌分期

1. 推荐使用 FIGO 2018 新分期。

2. 初治患者术前后分期可以更改,复发、转移时不再分期。

3. 影像学可参与分期,有异常应尽可能细针穿刺抽吸或活检,病理仍然是分期的金标准。

4. 除了胸部 CT,除非有禁忌证,MRI 及 CT 应选增强。

5. 淋巴脉管间隙浸润不参与分期,但仍影响治疗决策。

6. ⅠA 期需经锥切标本诊断,不再考虑浸润宽度。单纯活检易漏诊。

7. 外生型ⅠB 期可经临床检查确定,内生型需结合影像学检查。

8. Ⅱ~ⅢB 期需准确评估阴道和宫旁扩散程度,临床检查准确度高于影像学检查。

9. 淋巴结转移归为ⅢC,需注明采用的评估方法为 R(影像学)或 P(病理学)。

10. 扩展到子宫体和卵巢不影响分期。

11. 仍需深入了解分期评价指标是否合理,继续完善新分期。

(二)宫颈癌手术(包括保留生育功能手术)方式的选择

1. 首选开腹手术,可用于ⅠA1~ⅡA2 患者。

2. 腹腔镜、达·芬奇机器人手术限于ⅠA1~ⅠA2期,最好限于ⅠA1~ⅡA2。

(1) 推荐使用无举宫器技术。

(2) 推荐闭合式切断阴道。

(3) 推荐术毕大量无菌液体冲洗阴道、盆腔和各穿刺口。

3. 不推荐≥ⅡB 期者化疗降分期后手术。

4. 经阴道广泛宫颈切除术适用于病灶 <2cm 保留生育功能的患者。

5. 不推荐经阴道广泛子宫切除术用于不保留生育功能患者的根治性治疗。

(三)宫颈癌保留生育功能指征

1. 推荐仅用于保留生育功能,而非扩展到保留月经功能。

2. 推荐鳞癌

(1) $IA_1 \sim IA_2$ 期可经阴道或经腹或经腹腔镜手术。

(2) $IB_1 \sim IB_2$ 期(肿瘤直径 2~4cm)经腹手术。

(3) 不推荐 IB_3 及 IB_3 期以上保留生育功能。

3. 普通腺癌非绝对禁忌,推荐限于 $IA_1 \sim IB_1$ 期。

4. 不推荐小细胞、胃型腺癌和恶性腺癌(微偏腺癌)保留生育功能。

5. 不推荐存在中、高危因素患者保留生育功能。

6. 不推荐存在宫颈管内膜侵犯和内生巨块型患者保留生育功能。

7. 不推荐新辅助化疗降分期后保留生育功能。

8. 在没有更多高质量证据出现之前,暂不推荐化疗后缩小手术范围。

9. 其他条件

(1) 宫颈长 ≥2cm。

(2) 无炎症,锥切术 4~6 周后。

(3) 年龄 <40 岁。

(四) 宫颈癌术后补充放疗指征

1. "高危因素"指盆腔淋巴结阳性、切缘阳性和宫旁浸润。具备任何一个"高危因素"均推荐术后补充盆腔放疗 + 顺铂同期化疗。

2. "中危因素"指淋巴脉管间隙浸润、宫颈深层间质浸润和原发肿瘤较大。腺癌算中危因素。补充放疗指征如下:

(1) 鳞癌采用 Sedlis 标准。

(2) 腺癌采用"四因素模型"。

(3) 盆腔外照射 ± 同期化疗。

3. 阴道阳性切缘 ≤0.5cm 加阴道后装放疗。

(五) 宫颈癌新辅助化疗

1. ≤IB2 和 IIA1 期　不推荐新辅助化疗。

2. IB3 和 IIA2 期　推荐新辅助化疗仅用于缺乏放疗设备地区和临床试验。

3. ≥IIB 期　不推荐新辅助化疗后手术。

(六) 宫颈癌保留卵巢指征和移位

1. 鳞癌卵巢转移率 1%~2.5%,腺癌卵巢转移率 <5%。

2. 鳞癌保留卵巢指征

(1) ≤IB2/IIA1 期,<45 岁绝经前患者可保留卵巢、切除输卵管。

(2) 保留之卵巢移位于两侧结肠旁沟,至少高于两侧髂嵴连线水平。

(3) IB3/IIA2,≥IIB 期不推荐保留卵巢。

3. 腺癌保留卵巢指征

(1) ≤IB2/IIA1 期,<40 岁绝经前患者可保留卵巢、切除输卵管。

(2) 不存在中、高危因素。

(3) 保留之卵巢不移位。

(七) 意外发现的宫颈癌的处理

1. 指全子宫切除术后意外发现的宫颈癌,重在预防:

(1) 子宫良性病变全子宫切除术前推荐常规作宫颈细胞学和 HPV 检查以排除宫颈病变。

(2) HSIL(CIN III)应推荐常规宫颈锥切,不推荐直接全子宫切除。

2. 推荐病理复核明确分期,根据分期确定处理方式。

3. 推荐有放疗中高危因素者选择放疗。

4. 无放疗中高危因素者

(1) 推荐绝经前患者选择手术。

(2) 绝经后患者可选择手术或放疗,手术预后优于放疗,放疗并发症少于手术。

5. 推荐初次手术 4~6 周后再行二次手术。

6. 推荐宫旁广泛加阴道上段加双侧盆腔淋巴结切除术。

7. 推荐采用逆行分离法解决分离膀胱阴道间隙的手术难点。

(八) 宫颈癌合并妊娠的处理

1. 妊娠期行宫颈细胞学、HPV、阴道镜、宫颈活检一般不影响妊娠结局。

2. 妊娠期宫颈锥切只用于细胞学或组织学可疑浸润癌时。

3. 妊娠期禁用宫颈管搔刮。

4. 不要求维持妊娠者,治疗原则和非妊娠期子宫颈癌相同。

(1) ≤ⅡA2 期推荐选择手术:

1) 妊娠≤25 周:推荐直接行根治性子宫和盆腔淋巴结切除术。

2) 妊娠 >25 周:推荐剖宫取胎后行根治性子宫和盆腔淋巴结切除术。

(2) ≥ⅡB 期推荐流产 / 引产 / 剖宫取胎后放疗。

5. 要求维持妊娠者

(1) 妊娠 20 周前诊断:经锥切确诊ⅠA1 期、切缘阴性可延迟到产后治疗;≥ⅠA2 期应终止妊娠并立即接受治疗。

(2) 妊娠 20~28 周诊断:≤ⅠB2 期可以延迟治疗。≥ⅠB3 期新辅助化疗同时促胎肺成熟,至胎儿成熟后再手术或放疗。

（3）妊娠 28 周后诊断：各期都可以延迟至胎儿成熟再治疗。

6. 除 IA1 期外,延迟治疗应在妊娠 34 周前终止妊娠。

7. 分娩方式推荐采用子宫体部剖宫产。≤ⅡA2 期剖宫产同时行广泛子宫切除术和腹膜后淋巴结切除术。≥ⅡB 期产后放疗。

(九) 术后激素补充

1. 宫颈鳞癌 <50 岁患者推荐 HRT,可单纯补充雌激素。

2. 宫颈腺癌患者应用 HRT 需慎重。推荐使用植物类药物(如莉芙敏)缓解围绝经期症状。

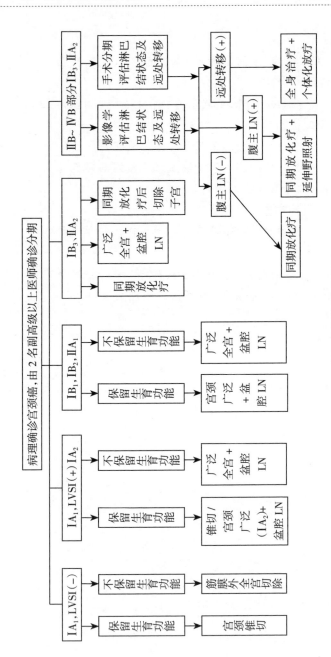

图 6-1　宫颈癌初始治疗流程

（周晖　卢淮武）

第七章

子宫内膜癌

子宫内膜癌是第二常见的女性生殖道恶性肿瘤。在我国,来自 2015 年的统计数据,每年宫体癌(子宫内膜癌 + 子宫肉瘤)新发病例约为 6.34 万例,每年因宫体癌死亡约 2.18 万例,笔者专科近年收治的恶性肿瘤病例中,子宫内膜癌排第 3 位。

一、病因和病理

子宫内膜癌可分为Ⅰ型子宫内膜癌和Ⅱ型子宫内膜癌。其中Ⅰ型也叫雌激素依赖型子宫内膜癌,发病主要原因与雌激素增高有关,病理类型主要是子宫内膜样腺癌。Ⅱ型叫非雌激素依赖型子宫内膜癌,主要发病原因与基因突变等有关,病理类型属于少见类型,如子宫内膜浆液性癌、透明细胞癌、腺鳞癌、黏液癌等。

其他的高危因素包括:初潮早、少生育、绝经晚、Lynch 综合征和高龄(年龄超过 55 岁)和使用他莫昔芬。

二、临床表现

(一) 症状

早期无明显症状,随病变发展可出现阴道流血、阴道排液,疼痛等。

1. **阴道流血** 主要表现为绝经后阴道流血,量一般不多。尚未绝经者可表现为月经增多、经期延长或月经紊乱。

2. **阴道排液** 多为血性液体或浆液性分泌物,合并感染则有脓血性排液,恶臭。因阴道排液异常就诊者约占25%。

3. **下腹疼痛及其他** 若癌肿累及宫颈内口,可引起宫腔积脓,出现下腹胀痛及痉挛样疼痛。晚期浸润周围组织或压迫神经可引起下腹及腰骶部疼痛。晚期可出现贫血、消瘦及恶病质等相应症状。

(二) 体征

早期患者妇科检查可无异常发现。晚期可有子宫明显增大,合并宫腔积脓时可有明显触痛,宫颈管内偶有癌组织脱出,触之易出血。癌灶浸润周围组织时,子宫固定或在宫旁扪及不规则结节状物。

三、诊断

确诊必须有病理组织学证据。分段诊刮(fractional curettage)是最常用的诊断方法。

四、分期

采用第 8 版 AJCC 分期和 FIGO 2009 分期标准(表 7-1~表 7-3)。

表 7-1 子宫内膜癌原发肿瘤 T 分期

T 分类	FIGO 分期	定义
T_X		原发肿瘤无法评估
T_0		没有原发肿瘤证据
Tis		原位癌(浸润前癌)
T_1	I	肿瘤局限于子宫体,包括累及宫颈管腺体

续表

T 分类	FIGO 分期	定义
T_{1a}	Ia	肿瘤局限于内膜层或浸润深度 <1/2 肌层
T_{1b}	Ib	肿瘤浸润深度 ≥1/2 肌层
T_2	II	肿瘤侵犯宫颈间质，无宫体外蔓延，不包括累及宫颈管腺体
T_3	III	肿瘤累及浆膜层、附件、阴道或宫旁
T_{3a}	IIIa	肿瘤累及浆膜层和 / 或附件（直接蔓延或转移）
T_{3b}	IIIb	累及阴道（直接蔓延或转移）或宫旁
T_4	IVA	肿瘤侵及膀胱和 / 或直肠黏膜（泡状水肿不能诊断为 T_4）

表 7-2 子宫内膜癌区域淋巴结转移定义 N 分期

N 分类	FIGO 分期	定义
N_X		区域淋巴结无法评估
N_0		没有淋巴转移证据
$N_{0(i+)}$		区域淋巴结有 ≤0.2mm 的孤立肿瘤细胞
N_1	IIIC1	盆腔淋巴结
N_{1mi}	IIIC1	盆腔淋巴结阳性（直径 >0.2mm，≤2.0mm）
N_{1a}	IIIC1	盆腔淋巴结阳性（直径 >2.0mm）
N_2	IIIC2	腹主动脉旁淋巴结阳性 ± 盆腔淋巴结阳性
N_{2mi}	IIIC2	腹主动脉旁淋巴结阳性（直径 >0.2mm，≤2.0mm）± 盆腔淋巴结阳性
N_{2a}	IIIC2	腹主动脉旁淋巴结阳性（直径 >2.0mm）± 盆腔淋巴结阳性

（N 分期详细定义请参阅 TNM 分期原文）

表 7-3 子宫内膜癌远处转移定义 M 分期

M 分类	FIGO 分期	定义
M_0		没有远处转移
M_1	ⅣB	远处转移,包括腹股沟淋巴结转移,腹腔内、肺、肝或骨

五、患者门诊分流

根据患者有无生育要求、疾病扩散程度,确定患者采用保留生育功能的药物治疗,手术治疗或放射治疗及晚期患者的姑息治疗。其中,保留生育功能者在门诊治疗和追踪,大多数患者收入院采用手术治疗,少数有手术禁忌证患者转诊放疗科放疗。

六、保留生育功能的药物治疗

(一) 保留生育功能指征

1. 未生育、有强烈保留生育功能意愿。

2. 年龄 <40 岁。

3. 分段诊刮标本经本院病理专家核实,病理类型为子宫内膜样腺癌,高分化(G1 级)。特殊类型的子宫内膜癌不能保留生育功能。ER 和 PR 阳性。

4. MRI 检查病灶局限于子宫内膜。

5. 影像学检查未发现可疑的转移病灶(包括淋巴结转移)。

6. 无药物治疗或妊娠的禁忌证。

7. 无 Lynch 综合征等相关遗传性异常。

8. 向患者充分解释,内容包括:

(1) 保留生育功能不是子宫内膜癌的标准治疗方式。

(2) 药物治疗的有效率约 60%。

（3）药物治疗有疾病进展、危及生命的风险。

（4）需严格按医嘱用药并严格按要求随访。

（5）治疗后妊娠率约 30%。

（6）在治疗前咨询生殖专家，可能需要辅助生育技术。

（7）完成生育后或发现疾病进展时，应即行全子宫 + 双附件切除 + 手术分期。

（8）对合适的患者进行遗传咨询或基因检测。

9. 患者本人及丈夫签署知情同意书，门诊病历由专科保管或拍照以电子文档的方式保管。

（二）治疗前检查

1. **体格检查** 生命体征、身高、体重、BMI、腰围、臀围、腹围及妇科检查。

2. **常规检查项目** 血常规、肝肾功能、血脂生化、血清性激素（FSH、LH、E_2、P、AMH）、妇科肿瘤标志物（CA125、CA19-9、HE4）、凝血功能、OGTT 试验 + 相应时段胰岛素、宫颈细胞学刮片、胸片、心电图、盆腔 B 超、宫腔镜 + 内膜活检（肿瘤类型及分化程度的病理评价，ER 及 PR 表达程度）、泌尿系 B 超、上腹部 B 超及盆腔 MRI。

（三）药物选择

可选择甲地孕酮、醋酸甲羟孕酮、左炔诺孕酮宫内缓释系统和 GnRH-a。可选治疗方案如下：

1. **甲地孕酮** 第 1 个月 160mg，每日 2 次，第 2~3 个月 160mg，每日 1 次。每 3 个月为一疗程。

2. **醋酸甲羟孕酮** 200~800mg/d，每 3 个月为一疗程。

3. **宫腔镜 + 药物** 若宫腔镜下发现息肉样局限病灶，可予切除，术后使用大剂量孕激素治疗。

（四）随访方法

1. 治疗第 1 个月复查肝功能和凝血功能，期间每 3~6 个月分段诊刮或宫腔镜取子宫内膜活检及复查肝功能和凝血功能。

2. 若 6 个月后病变完全缓解,鼓励患者受孕,必要时行辅助生育,孕前持续每 3~6 个月进行内膜取样检查。

3. 若患者暂无生育计划,予上左炔诺孕酮宫内缓释系统维持治疗及定期监测。

4. 若完成生育后或病变进展或子宫内膜癌持续存在 6~12 个月,则行全子宫 + 双附件切除 + 手术分期,术前可考虑行 MRI 检查。

七、手术治疗

不保留生育功能的患者,除了ⅢB 期患者主要采用放射治疗外,其他各期患者若无手术禁忌证者均可住院采用手术治疗。

(一) 术前检查

1. **常规检查项目** 血型、血常规、尿常规、大便常规、肝肾功能、血脂生化、乙肝、丙肝、梅毒、HIV、妇科肿瘤标志物(CA125、CA19-9、HE4)、宫颈细胞学刮片、胸片、心电图、盆腔 B 超、泌尿系 B 超、上腹部 B 超及盆腔 MRI。

2. **可选择检查项目**

(1) 宫腔镜检查:用于早期子宫内膜癌了解宫颈管有无癌灶存在。

(2) 盆腔腹部 MRI:盆腔 MRI 是治疗前判断子宫肌层浸润深度和宫颈管有无受侵犯的准确方法。可了解子宫、附件及盆腔淋巴结情况,上腹部 MRI 可了解肝、脾、肾等器官和腹主动脉旁淋巴结有无转移。

(3) 胸部 / 腹部 / 盆腔 CT:对于高级别肿瘤、全宫切除术后意外发现的子宫内膜癌或存在高危因素的不全分期患者,可考虑行胸部 / 腹部 / 盆腔 CT 以评估转移情况。

(4) PET-CT:考虑晚期疾病有远处转移、经济条件许可时选用。

（二）术前医嘱

详见第十八章"妇科肿瘤患者围术期处理"。

（三）子宫内膜癌手术分期及评估原则

1. 全子宫 + 双附件切除术是子宫内膜癌的最基本手术方式,包括病灶局限于子宫(Ⅰ、ⅢA 或 ⅢC 期)和晚期(Ⅳ期姑息性手术)患者。该手术可经腹、经阴道、腹腔镜或机器人进行,需完整取出子宫,避免用碎宫器和分块取出子宫,微创手术并发症较少、恢复快。

2. 术中仔细评估腹膜、横膈膜及浆膜层有无病灶,并在任何可疑部位取活检以排除子宫外病变。

3. 取腹水或腹腔冲洗液细胞学并单独报告。

4. 浆液性癌、透明细胞癌和癌肉瘤需大网膜活检。

5. 选择性切除腹膜后淋巴结

（1）不论疾病处于早期或晚期,任何术前影像学或术中触摸提示有可疑或增大的盆腔或腹主动脉旁淋巴结均需切除。

（2）肿瘤局限于宫体者,满足下列低危淋巴结转移因素者,可以考虑不做淋巴结切除术或仅行盆腔淋巴结切除术:①肿瘤侵犯肌层 <1/2;②肿瘤直径 <2cm;③G1 和 G2;④没有增大的淋巴结。

（3）有盆腔淋巴结阳性、深肌层浸润、G3、浆液性癌、透明细胞癌或癌肉瘤等高危因素的患者,需行盆腔淋巴结和腹主动脉旁淋巴结切除术。

（4）不符合上述(2)、(3)条件者可仅行盆腔淋巴结切除术或应用前哨淋巴结显影技术。

（5）盆腔淋巴结包括髂总、髂外上、髂外下、髂内和闭孔淋巴结。腹主动脉旁淋巴结最好切除至肾静脉水平、至少切除到肠系膜下动脉水平。

（6）年老体弱者或极度肥胖者可考虑不行淋巴结切除术。

(四) 术后医嘱

详见第十八章"妇科肿瘤患者围术期处理"。

(五) 出院标准

1. 术后恢复好,伤口愈合好,已拔除引流管。

2. 已完成术后化疗者,无严重骨髓抑制或肝肾功能损害表现。

(六) 出院医嘱

1. 若出院时病理结果未回复,请患者出院 10 天后电话咨询。

2. 出院后 1 个月回门诊随诊,以后按期随访(详见"十一、随访")。

3. 需补充放疗者转至放疗科放疗,需补充化疗者按约返院化疗。

4. 已行化疗者,每 3 天复查血常规,每周复查肝肾功能,若异常,及时就诊。

5. 对于年轻、切除卵巢的患者,可予激素替代治疗 / 莉芙敏及补钙等对症治疗。

八、各期子宫内膜癌的治疗方法

对于子宫内膜癌,治疗前大致可分三种情况:肿瘤局限于子宫体;肿瘤侵犯宫颈;肿瘤超出子宫外。

(一) 子宫内膜样腺癌

1. 子宫内膜样腺癌的初始治疗

(1) 肿瘤局限于子宫体:一般行全子宫 + 双附件切除 + 手术分期(详见以上"子宫内膜癌手术分期和评估原则"),如果肿瘤符合 G1 级、侵犯肌层 <1/2、肿瘤直径 <2cm、非高危类型的年龄 <45 岁,没有 BRCA/Lynch 家族史的子宫内膜样腺癌患者,可切除输卵管保留卵巢。术后辅助治疗见下述。

(2) 怀疑或有肉眼可见宫颈受侵:行宫颈活检或 MRI,

若结果阴性,手术方式与肿瘤局限于子宫体时相同。若检查结果宫颈受侵阳性或宫颈已有肉眼可见的浸润病灶,能手术者直接行全子宫或广泛子宫 + 双附件切除 + 手术分期,或先行外照射 + 阴道近距离放疗(宫旁 A 点 75~80Gy)后再行全子宫 + 双附件切除 + 手术分期;不能手术者则可选择先行外照射 + 阴道近距离放疗 ± 化疗后再重新评估是否可以手术切除,或先行化疗,然后再评估能手术切除者手术,不能手术切除者行外照射 + 阴道近距离放疗。

(3) 怀疑肿瘤扩散到子宫外:检查 CA125 和 HE4,有指征者行 MRI/CT/PET 检查,若检查结果确定肿瘤局限于子宫体者,手术方式与肿瘤局限于子宫体时相同。若病变已超出了子宫但局限于腹腔内(包括腹水细胞学阳性、大网膜、淋巴结、卵巢、腹膜转移)时,行子宫 + 双附件切除 + 手术分期 + 减瘤术,手术的目标是尽可能达到没有肉眼可测量的病灶;也可考虑新辅助化疗后再手术。病变超出子宫但局限在盆腔内(转移至阴道、膀胱、肠 / 直肠、宫旁)无法手术切除者,可行外照射放疗 ± 阴道近距离放疗 ± 化疗后评估是否手术,也可单纯化疗后再次评估是否可以手术治疗,或根据治疗效果选择放疗。病变超出腹腔或转移到肝脏:可行化疗和 / 或外照射放疗和 / 或激素治疗,也可考虑姑息性子宫 + 双附件切除术。

2. 子宫内膜样腺癌完成手术分期后的治疗　I期患者的术后治疗需结合分期、组织分级和患者有无如下高危因素(表 7-4)。

(1) 年龄 >60 岁。

(2) 淋巴脉管间隙浸润。

(3) 深肌层浸润。

表 7-4 Ⅰ期患者的术后处理

分期	级别	处理
ⅠA	G1、G2	首选观察 有高危因素者加阴道近距离照射
	G3	首选阴道近距离照射 没有肌层浸润、脉管阴性也可观察
ⅠB	G1、G2	首选阴道近距离照射 没有高危因素也可观察
	G3	阴道近距离照射和/或外照射±化疗

阴道顶端愈合后尽早开始放疗,最好不超过术后12周。

Ⅱ期患者的术后处理需结合手术方式和组织分化,见表 7-5。

表 7-5 Ⅱ期患者的术后处理

分期	级别	处理
Ⅱ	G1、G2	阴道近距离照射和/或外照射
	G3	外照射 ±阴道近距离照射 ±化疗(2B)

广泛全宫切除术后切缘阴性、没有子宫外扩散者也可选择观察或阴道近距离照射。

Ⅲ/Ⅳ期患者的术后治疗需结合分期(表 7-6)。

表7-6 Ⅲ/Ⅳ期患者的术后处理

分期	处理
ⅢA~ⅣA	外照射 ± 阴道近距离照射 ± 化疗 或 化疗 ± 阴道近距离照射
ⅣB	化疗 ± 外照射 ± 阴道近距离照射

3. 子宫内膜样腺癌不全手术分期后的治疗 不全手术分期指手术范围不足,如仅切除了子宫,没有切除附件或未切除腹膜后淋巴结。常发生于因子宫良性病变如子宫肌瘤、子宫脱垂等行子宫切除术,术前未发现同时存在子宫内膜癌者。预防的方法有:①对于因子宫良性病变拟切除子宫的患者均术前常规行诊断性刮宫或宫腔镜检查排除子宫内膜恶性病变;②养成切下子宫标本后手术台上常规剖开子宫检查子宫内膜的习惯可术中发现术前遗漏诊断的子宫内膜病变。

不全手术分期患者可能存在高危因素,如深肌层浸润或宫颈侵犯等。需复核病理标本,特别是外院转来的患者,明确组织学类型、肌层浸润深度、组织分级、子宫外扩散范围等,然后根据不同情况按如下方法处理(表7-7)。

ⅠA/G3、ⅠB、Ⅱ期也可选择先行影像学检查,若影像学检查结果阳性,治疗同上述。若影像学检查结果阴性,行外照射放疗 + 阴道近距离放疗 ± 腹主动脉旁放疗,其中对于G3者,可 ± 化疗。

表 7-7　不全手术分期后的处理

分期	高危因素	影像学	G1	G2	G3
ⅠA	无肌层浸润	影像学阴性	观察		再次手术分期（术后辅助治疗同前）或外照射放疗＋阴道近距离放疗±腹主动脉旁放疗±化疗
	肌层浸润<50%	影像学阴性	观察或补充阴道近距离放疗±外照射放疗		
		影像学阳性	再次手术分期（术后辅助治疗同前）或外照射放疗＋阴道近距离放疗±腹主动脉旁放疗		
ⅠB					
Ⅱ					
病理学证实有转移即Ⅲ期或Ⅳ期					

4. 子宫内膜样腺癌复发的治疗　Ⅰ期和Ⅱ期患者术后复发率约 15%，其中 50%~70% 的复发有症状。大多数复发发生在初始治疗后 3 年内。局限于阴道或盆腔的复发经过治疗后仍有较好的效果。孤立的阴道复发经放疗后 5 年生存率达 50%~70%。超出阴道或盆腔淋巴结复发则预后较差。

复发后的治疗与复发位置、既往是否接受过放疗相关。

（1）影像学检查证实没有远处转移的局部复发：①复发位置既往未接受过放疗者，可选择外照射放疗 ± 阴道近距离放疗或手术探查 + 切除 ± 术中放疗。如病灶局限于阴道，或病灶已超出阴道到达盆腔淋巴结者行外照射放疗 ± 阴道近距离放疗 ± 化疗；如病灶到达腹主动脉旁或髂总淋巴结者行外照射放疗 ± 化疗。当复发位于上腹部，复发病灶较小时可选择化疗 ± 外照射放疗，较大的复发灶按如下"（3）播散性病灶"处理。②复发位置既往接受过放疗者，若原来仅接受过阴道近距离放疗，其处理方法与复发位置既往未接受过放疗者相同。若原来接受过盆腔外照射放疗,考虑手术探查 + 病灶切除 ± 术中放疗和 / 或化疗 ± 姑息性放疗。

(2) 孤立转移灶:①考虑手术切除和 / 或外照射放疗或消融治疗;②考虑化疗。对于不能切除的病灶或再次复发者,按如下"(3)播散性病灶"处理。

(3) 播散性病灶:① G1 级或无症状或 ER/PR 阳性者可行激素治疗,继续进展时则行化疗,化疗后再进展则支持治疗;②有症状或 G2~3 级或巨块病灶时行化疗 ± 姑息性外照射放疗。再进展则支持治疗。

(二)高危组织类型的子宫内膜癌

高危组织类型的子宫内膜癌包括浆液性癌、透明细胞癌、未分化 / 去分化癌和癌肉瘤。

1. **初始治疗** 治疗前可行 CA125 检查,有临床指征时行 MRI/CT/PET 检查,手术分期如同卵巢癌,包括子宫双附件切除和手术分期,大块病例考虑行最大限度的肿瘤减灭术。

2. **术后处理** 该类型肿瘤的术后治疗不需考虑组织分级。均按 G3 处理。见表 7-8。

表 7-8 特殊类型子宫内膜癌手术分期后的处理

分期	处理
IA	化疗 + 阴道近距离照射(首选)
	或外照射 ± 阴道近距离照射(2B)
	或阴道后装(无浸润性疾病)
	或观察(仅适用于子宫切除标本没有肿瘤残留的浆液性癌和透明细胞癌)
IB~IV	化疗 ± 外照射 ± 阴道近距离照射

(三)复发、转移或高危患者的全身治疗(强烈鼓励患者参加临床试验)

全身治疗包括激素治疗和化疗。

1. **激素治疗**　包括孕激素类、他莫昔芬、芳香化酶抑制剂、甲地孕酮/他莫西芬(两者可交替使用)等,常用甲地孕酮160mg/d,醋酸甲羟孕酮500mg/d,每3个月为一疗程,仅适用于分化好、雌激素/孕激素受体阳性的子宫内膜样腺癌。

2. **化疗**　在患者能耐受的情况下,化疗推荐多药联合方案。本科首选卡铂(AUC 6)/紫杉醇($175mg/m^2$)或卡铂/紫杉醇/曲妥珠单抗联合化疗,后者适用于HER-2阳性的子宫浆液性腺癌。可选择的方案包括:卡铂/紫杉醇(局限于子宫首选),顺铂/多柔比星,顺铂/多柔比星/紫杉醇,卡铂/多烯紫杉醇,异环磷酰胺/紫杉醇(用于癌肉瘤),顺铂/异环磷酰胺(用于癌肉瘤),依维莫司/来曲唑;单药如顺铂、卡铂、多柔比星、脂质体阿霉素、紫杉醇、白蛋白紫杉醇、拓扑替康、帕姆单抗、贝伐单抗、多烯紫杉醇、异环磷酰胺(用于癌肉瘤)等。如果有使用紫杉醇的禁忌证,可使用多烯紫杉醇。当患者接受细胞毒性药物化疗后肿瘤仍进展可考虑使用贝伐单抗及帕姆单抗。

九、放射治疗

详见第十四章"妇科肿瘤放疗原则"。

十、姑息治疗

指有手术禁忌证的晚期患者和复发无手术机会的患者,如采用化疗需住院,选择内分泌治疗则可在门诊进行。化疗和内分泌治疗方法参考"八、(三)"项的内容。

十一、随访

1. **随访时间**　第1年每3个月随访1次,第2年每4个月随访1次,第3~5年每6个月随访1次。5年以后每年随访1次。

2. 随访内容

（1）关于症状、生活方式、肥胖、运动、营养咨询、性健康、阴道扩张器及阴道润滑剂使用的健康宣教。

（2）盆腔检查，术后无症状患者不推荐阴道细胞学检查。

（3）CA125，HE4。

（4）对Ⅲ~Ⅳ期患者前 3 年可每 6 个月行胸部/腹部/盆腔 CT 检查，第 4~5 年可间隔 6~12 个月行上述检查，对于可疑转移的患者，推荐全身 PET/CT 检查。

（5）有条件时开展遗传学咨询和基因诊断。

十二、子宫内膜癌诊治流程图

子宫内膜癌诊治流程见图 7-1。

十三、逸仙推荐

（一）子宫内膜癌保留生育功能指征

1. 经诊刮 + 宫腔镜诊断为子宫内膜样腺癌，G1 级。

2. 推荐 MRI 判断病灶局限于子宫内膜、排除可疑肌层浸润和转移到附件、淋巴结无增大。

3. 没有妊娠禁忌证。

4. 明确告知患者保留生育功能不是标准疗法，需密切随访，产后需切除子宫。

5. 有条件进行遗传咨询和基因检测。

6. 治疗前咨询生殖医学专家。

（二）子宫内膜癌切除子宫方法

1. 完整取出子宫是必须遵循的最基本原则。

2. 不能完整经阴道取出的大子宫推荐经腹手术。

3. 能完整经阴道取出的小子宫可选择经阴道、腹腔镜或达·芬奇机器人手术。

4. 不推荐使用碎宫器。

5. 不推荐经阴道切碎、分块取出子宫。

(三) 侵犯宫颈的子宫内膜癌手术范围

1. 可选择筋膜外全子宫或广泛全子宫切除术。

2. 选择不同术式的区别在于术后补充治疗的不同。

(1) 选择全子宫者术后需补充放疗。

(2) 选择广泛者如宫旁和淋巴结阴性者、没有其他高危因素者无需补充放疗。

3. 推荐技术熟练者选择次广泛全子宫或广泛全子宫切除术。

(四) 子宫内膜癌淋巴结切除观点

1. 切除淋巴结的分期和指导辅助治疗意义大于其治疗价值。

2. 切除任何增大/转移的淋巴结非常重要。

3. 病灶局限于子宫的低危患者,可根据梅奥标准不切除淋巴结以减少手术并发症:

(1) 没有增大的淋巴结。

(2) 肿瘤侵犯肌层 <1/2,没有侵犯宫颈。

(3) 肿瘤直径 <2cm。

(4) G1 和 G2。

4. 具备下列任何一条件需切除腹主动脉旁淋巴结并达到肾血管水平:

(1) 盆腔淋巴结阳性。

(2) 深肌层浸润。

(3) G3。

(4) 浆液性腺癌、透明细胞腺癌或癌肉瘤。

5. 其他可仅切除盆腔淋巴结　如病灶 >2cm、浅肌层、G1~2。

6. 前哨淋巴结值得进一步研究。

(五) 子宫内膜癌切除输卵管保留卵巢指征

1. 子宫内膜样腺癌,非高危组织类型。

2. 组织分化 G1 级。

3. 肿瘤直径 <2cm。

4. 侵犯肌层 <1/2。

5. 没有 BRCA/Lynch 家族史。

6. 年龄 <45 岁。

(六) 子宫内膜癌切除大网膜指征

1. 大网膜及上腹部有转移。

2. 转移到卵巢和输卵管的子宫内膜样腺癌。

3. 浆液性癌、透明细胞癌、子宫内膜未分化癌、癌肉瘤。

(七) 子宫内膜癌姑息性子宫双附件切除指征

1. 推荐用于ⅣB 期子宫内膜癌,广泛子宫和淋巴结切除术并无意义。

2. 不推荐用于ⅢB 和ⅣA,这些患者主要采用放疗。

(八) 子宫内膜癌术后放疗指征和方法

1. 全面分期手术后ⅠA 期有高危因素者　术后辅以阴道近距离放疗。

2. ⅠB 期有高危因素和Ⅱ期术后辅以盆腔外照射。

3. 推荐Ⅲ/Ⅳ期患者术后补充化疗和放疗

(1) 放疗可减少局部复发。

(2) 化疗可减少远处转移。

(3) 推荐采用同步放化疗 +4 个疗程化疗。

（九）子宫内膜癌术后激素补充治疗

1. 已有临床证据证明术后雌激素补充治疗降低肿瘤复发风险。

2. 推荐个体化处理并和患者充分沟通。

3. 推荐选择植物类药物（如莉芙敏）＋选择性雌激素受体调节剂（雷诺昔芬 60mg，每日 1 次）。

4. 不推荐吸烟、有乳腺癌病史、脑卒中史等使用激素补充治疗。

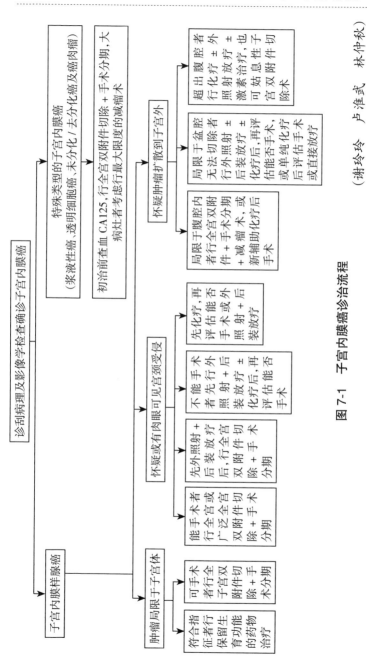

图 7-1 子宫内膜癌诊治流程

（谢玲玲 卢淮武 林仲秋）

第八章

子宫肌瘤

子宫肌瘤是女性生殖器最常见的良性肿瘤,由平滑肌及结缔组织组成。常见于 30~50 岁的女性,20 岁以下少见。

一、病因和病理

确切病因未明了。可能与女性性激素相关。研究认为肌瘤组织局部对雌激素的高敏感性是肌瘤发生的重要因素之一;此外研究证实孕激素有促进肌瘤有丝分裂活动、刺激肌瘤生长的作用。

二、病理

(一) 大体观

子宫肌瘤颜色呈灰白色或略带红色,切面平滑肌束纵横交织呈漩涡状纹理及编织样结构。子宫肌瘤常见的退行性变有萎缩、透明变性、黏液变性、囊性变、红色变性、脂肪变性和钙化等。

(二) 镜下观

典型的子宫肌瘤是由平滑肌分化的细胞组成的良性肿瘤。镜检时肿瘤的平滑肌细胞为大小一致的长梭形、纺锤形、细胞界限不清楚;细胞核呈温和一致的长杆状,核的两端圆钝,状似"雪茄烟";染色质细小,分布均匀,可见小核仁,有丰富纤细的嗜酸性胞质。肌瘤细胞常纵横交错,排列成编织的束状或漩涡状,失去正常肌层的层次结构。肌瘤周边正常肌层常因受压萎缩形成分界清楚的"包膜",因其并非真正的纤维性包膜而称之为假包膜。

(三)子宫肌瘤的亚型

1. 核分裂活跃的平滑肌瘤 每10个高倍视野5~15个分裂象。

2. 非典型平滑肌瘤 多形性或瘤巨细胞或伴有明显核非典型性的细胞。

3. 富于细胞性平滑肌瘤 比多数平滑肌瘤明显富于细胞。

4. 上皮样平滑肌瘤 包括以前归类于平滑肌母细胞瘤、透明细胞瘤和丛状平滑肌瘤。

5. 脂肪平滑肌瘤 通常含有较多量脂肪细胞。

6. 血管平滑肌瘤 含有大量粗大血管,血管壁具有平滑肌成分。

7. 神经鞘瘤样平滑肌瘤 类似于良性外周神经鞘肿瘤。

8. 寄生性平滑肌瘤 浆膜下子宫肌瘤脱离了子宫体并黏附于盆腔其他部位。

9. 交界性平滑肌瘤 包括:①弥漫性平滑肌瘤病:许多小的平滑肌瘤分布于腹膜;②静脉内平滑肌瘤病:良性平滑肌生长超出原发性平滑肌瘤,突入静脉血管呈蠕虫样,可达右心;③转移性平滑肌瘤病;④恶性潜能未定平滑肌瘤(smooth muscle tumor of uncertain malignant potential,STUMP)。其根据普遍应用的标准不能肯定地诊断为良性或恶性,诊断需慎重。

10. 恶变 已存在的平滑肌瘤恶性变,发生率一般认为 $<0.50\%(0.13\%\sim2.02\%)$。要确定子宫平滑肌肉瘤是原发或是继发较为困难。子宫平滑肌肉瘤的诊断标准为:①核

分裂指数 >10 个 /10 个高倍视野 (10HPF)，无瘤细胞凝固性坏死 (coagulative tumor cell necrosis)，但有中 ~ 重度的细胞不典型性；②有中 ~ 重度细胞不典型性和瘤细胞的凝固性坏死，核分裂可多可少，常可见异常的核分裂；③核分裂指数 >10 个 /10HPF，细胞不典型性不明显，但有瘤细胞的凝固性坏死。不足于诊断平滑肌肉瘤时，根据 3 个指标分别诊断为：①低度恶性潜能的平滑肌肿瘤：虽有瘤细胞凝固性坏死，但细胞不典型性不明显，核分裂指数为 5~9 个 /10HPF；②不典型平滑肌瘤伴低度复发危险：无瘤细胞凝固性坏死，瘤细胞有中 ~ 重度不典型性，但核分裂指数 <10 个 /10HPF；③核分裂活跃的平滑肌瘤：无瘤细胞凝固性坏死，无或轻度细胞不典型性，核分裂指数为 5~20。

三、分类

国际妇产科联盟 (FIGO) 按照子宫肌瘤生长的位置，将子宫肌瘤分为 9 个类型：

0 型：有蒂黏膜下肌瘤。

Ⅰ型：无蒂黏膜下肌瘤，向肌层扩展 ≤50%。

Ⅱ型：无蒂黏膜下肌瘤，向肌层扩展 >50%。

Ⅲ型：肌壁间肌瘤，位置靠近宫腔，瘤体外缘距子宫浆膜层 ≥5 mm。

Ⅳ型：肌壁间肌瘤，位置靠近子宫浆膜层，瘤体外缘距子宫浆膜层 <5 mm。

Ⅴ型：肌瘤贯穿全部子宫肌层。

Ⅵ型：肌瘤突向浆膜。

Ⅶ型：肌瘤完全位于浆膜下 (有蒂)。

Ⅷ型：其他特殊类型或部位的肌瘤 (子宫颈、宫角、阔韧带肌瘤)。

四、临床表现

(一) 症状

多数子宫肌瘤常无明显症状,仅在体检时偶然发现。症状与肌瘤生长的位置、有无变性相关,与肌瘤大小、数目关系不大。常见症状有:

1. **经量增多、经期延长**　多见于大的肌壁间肌瘤及黏膜下肌瘤。长期经量增多可继发贫血,出现乏力、心悸等症状。

2. **下腹包块**　肌瘤较大使子宫超过 3 个月妊娠大时可从腹部触及;巨大的黏膜下肌瘤可脱出于阴道外。

3. **白带增多**　子宫肌瘤使宫腔面积增大,子宫内膜腺体增多,分泌物相应增多。

4. **压迫症状**　子宫前壁下段肌瘤可压迫膀胱引起尿频、尿急;宫颈肌瘤可引起排尿困难、尿潴留;后壁肌瘤可引起肛门坠胀感、便秘、下腹不适、腰酸,阔韧带肌瘤或宫颈肌瘤向侧方发展,嵌入盆腔内压迫输尿管使上泌尿路受阻,形成输尿管扩张甚至发生肾盂积水等症状。

5. **其他症状**　常见下腹坠胀、腰酸背痛,经期加重;可引起不孕或流产;肌瘤红色样变时有急性下腹痛,伴呕吐、发热或肿瘤局部压痛;浆膜下肌瘤蒂扭转可有急性腹痛。

(二) 体征

与肌瘤大小、位置、数目及有无变性相关。大的肌瘤可在下腹部扪及实质性不规则肿块。妇科检查子宫增大,表面不规则单个或多个结节状突起。浆膜下肌瘤可扪及单个实质性球状肿块与子宫有蒂相连;黏膜下肌瘤位于宫腔内者子宫均匀增大,脱出于宫颈外口者,窥器检查即可看到子宫颈口处有肿物。

五、诊断

根据病史及体征,诊断多无困难,可采用 B 超、MR、宫腔镜检查、腹腔镜检查辅助诊断。

六、患者门诊分流

子宫肌瘤绝大多数都无明显症状,不需要治疗,特别是近绝经期妇女,绝经后肌瘤多可萎缩。每3~6个月随访1次,可行经阴道彩超进行随访。有不规则阴道流血的子宫肌瘤患者注意要排除有无子宫内膜病变。有症状的患者,可以考虑先在门诊药物治疗,治疗无效或有手术指征时再入院进行手术治疗。

七、药物治疗

(一) 适应证

①肌瘤小于 2 个月妊娠子宫,症状轻,近绝经年龄、不愿手术者;②术前预处理纠正贫血、缩小肌瘤和子宫体积,为手术治疗作准备;③多发性子宫肌瘤剔除术后,预防肌瘤近期复发;④有手术治疗禁忌证者。

(二) 禁忌证

肌瘤生长较快或肌瘤发生变性,不能排除恶变者;怀疑浆膜下肌瘤发生蒂扭转导致急性腹痛者。

(三) 治疗药物

治疗子宫肌瘤的药物可以分为两大类:一类只能改善月经过多的症状,不能缩小肌瘤体积,如激素避孕药、氨甲环酸、非甾体类抗炎药(NSAID)、雄激素等。另一类既可改善出血症状又能缩小肌瘤体积,如促性腺激素释放激素激动剂(GnRH-a)和米非司酮等。

1. NSAID 子宫内膜的前列腺素受体可促进异常血管和新生血管形成,导致异常子宫出血;NSAID 抑制环氧合酶,在子宫内膜水平减少前列腺素的合成,减少月经出血。不同类型 NSAID 的疗效无差异,控制与月经相关的贫血和疼痛的同时不影响肌瘤或子宫大小。

2. **止血药**　氨甲环酸能与纤溶酶和纤溶酶原上的纤维蛋白亲和部位的赖氨酸结合部位吸附,抑制纤溶酶、纤溶酶原与纤维蛋白结合,从而达到止血效果。氨甲环酸用于治疗月经过多疗效确切,也适用于子宫肌瘤合并月经过多。用法为静脉滴注,一般成人 1 次 0.25~0.50g,必要时可每天 1~2g,分 1~2 次给药。应用本品要注意血栓形成的可能性,有血栓形成倾向及有心肌梗死倾向者慎用。常见的不良反应有胃肠道不适,如恶心、呕吐、腹泻。

3. **复方口服避孕药(COC)**　COC 不能缩小子宫肌瘤的体积,但可以减少月经量,控制月经周期,能治疗子宫肌瘤相关的点滴出血和月经过多。尚无证据表明低剂量 COC 促进肌瘤的生长,WHO 推荐子宫肌瘤患者可以使用 COC。

4. **左炔诺孕酮宫内缓释系统(LNG-IUS)**　LNG-IUS 通过使子宫内膜萎缩,可以有效治疗子宫肌瘤相关的月经过多,但对缩小子宫肌瘤体积的作用不明显。LNG-IUS 不适合黏膜下肌瘤,子宫腔过大者放置 LNG-IUS 容易脱落。

5. **雄激素**　可对抗雌激素,使子宫内膜萎缩,作用于子宫平滑肌增强收缩减少出血,近绝经期可提前绝经。常用有丙酸睾酮25mg,肌注,每5天1次,经期25mg/d,共3次,每月总量不超过300mg。

6. **米非司酮**　米非司酮为抗孕激素制剂,可使肌瘤组织中的孕激素受体数量明显降低,影响肌瘤组织中表皮生长因子受体、血管内皮生长因子的表达,减少子宫动脉血流,并且可以使子宫肌瘤缺血缺氧、变性坏死以致肌瘤体积缩小。米非司酮可以达到快速止血,提高血红蛋白含量,缩小肌瘤体积的目的,因此,临床多用于术前预处理或围绝经期有症状的患者。研究报道米非司酮 5~25mg/d 治疗子宫肌瘤 3 个月,可以明显缩小子宫和肌瘤的体积、改善月经过多和贫血、减轻痛经及盆腔痛、缓解盆腔压迫症状。我国一般用于治疗子宫肌瘤的剂量为 12.5mg/d,国外多集中在 2.5、5 和 10mg/d,应用米非司酮期间患者可能会出现停经、潮热出汗、头痛、头晕、恶心、呕吐、乏力、乳房胀等,停药后,这些症状会逐渐消失。另外还需注意米非司酮的长期使用可能会导致子宫内膜的增生和其抗糖皮质激素作用。

7. GnRH-a 采用大剂量连续或长期非脉冲式给药,抑制 FSH 和 LH 分泌作用,降低雌二醇至绝经水平,可缓解症状或抑制肌瘤生长使其萎缩。治疗子宫肌瘤的药物中以 GnRH-a 缩小肌瘤体积及子宫体积最为显著,治疗后痛经、非经期下腹痛和压迫症状等均可迅速缓解。GnRH-a 自月经期第 1~5 天内开始下腹部皮下注射(戈舍瑞林埋植剂,3.6mg/ 支)或皮下注射(醋酸亮丙瑞林,3.75mg/ 支)或肌内注射(曲普瑞林,3.75mg/ 支),每 4 周 1 针,疗程为 3~6 个月。GnRH-a 治疗停止后 3~6 个月,随着卵巢功能的恢复子宫肌瘤往往会"反弹"到治疗前大小。

八、手术治疗

(一)手术适应证

1. 异常出血导致贫血;或压迫泌尿系统、消化系统、神经系统等出现相关症状,经药物治疗无效。

2. 子宫肌瘤合并不孕;子宫肌瘤患者准备妊娠时若肌瘤导致宫腔变形推荐手术剔除;绝经后未行激素补充治疗但肌瘤仍生长。

(二)手术禁忌证

由于手术方式和手术途径不同,禁忌证也不尽相同。绝对禁忌证包括:生殖道或全身感染的急性期;存在全身其他不能耐受麻醉及手术的情况。

(三) 术前准备

1. 充分的术前准备及评估 通过妇科病史、查体、超声检查及相关的实验室检查可以初步判定症状的轻重,子宫大小、肌瘤数目、肌瘤大小、肌瘤分型及定位,肌瘤血流情况。更为精准的评估可以行 MRI 检查,了解肌瘤数目、位置、有无变性和恶变以及与周围器官的关系。

2. 术前常规检查 包括血尿常规、出凝血时间、肝肾功能、血型以及血清电解质、胸片、心电图等检查。

3. 阴道准备 排除阴道炎症情况。术前阴道消毒 2~3 天,经阴道手术和宫腔镜手术时更需进行充分的阴道准备。

4. 肌瘤预处理 ①合并贫血时应先行纠正贫血并除外其他病因;②对于肌瘤体积过大、经宫腔镜检查评估,一次手术难以切除或肌瘤血液供应丰富的Ⅰ型、Ⅱ型黏膜下肌瘤或壁间内突肌瘤均需要酌情预处理,缩小肌瘤体积及减少瘤体血液供应,减少手术并发症的发生。

5. 子宫颈预处理(针对宫腔镜手术) 肌瘤未脱出子宫颈管者,手术前晚插子宫颈扩张棒或米索前列醇软化子宫颈,充分的子宫颈扩张便于手术。

6. 子宫颈肌瘤或阔韧带肌瘤压迫输尿管出现肾积水者,术前可放置双 J 管。

7. 手术时机 手术宜在月经周期的前半期实施。

8. 让患者及家属充分地认识手术的风险、手术损伤及术后复发的可能。尤其是对于选择腹腔镜手术或开腹手术,应详细交代利弊、对生育结局的可能影响、妊娠时子宫破裂的风险、盆腔粘连等的可能性。

(四) 术前医嘱

详见第十八章"妇科肿瘤患者围术期处理"。

(五) 手术途径

1. 经腹手术或腹腔镜手术

(1) 子宫肌瘤剔除术:适用于有生育要求、期望保留子宫者。具体选择腹腔镜还是开腹手术,取决于术者的手术操作技术和经验,以及患者自身的条件。对于肌瘤数目较多、肌瘤直径大(如 >10cm)、特殊部位的肌瘤、盆腔严重粘连手术难度大或可能增加未来妊娠时子宫破裂风险,宜行开腹手术。此外,对于可能存在不能确定恶性潜能的平滑肌肿瘤甚至平滑肌肉瘤者,肌瘤粉碎过程中可能存在肿瘤播散的风险,应选择开腹手术。子宫切口的选择应尽可能从 1 个切口取出更多的肌瘤,并避开宫角、输卵管和宫旁等。尽可能剔除所有肌瘤。对于有生育要求者要尽量减少对正常肌层的破坏。缝合要注意分层缝合,保证子宫肌层的良好对合,不留死腔。鉴于 FDA 已经不推荐使用碎瘤器,腹腔镜剔除肌瘤后可以装袋,扩大脐部切口(参考单孔腹腔镜),从脐部切口分次取出。术后 3 个月常规行超声检查,若发现仍有肌瘤为肌瘤残留;若此后检查出有肌瘤,为复发。远期随访,子宫肌瘤的术后复发率接近 50%,约 1/3 的患者最终需要再次手术治疗。

(2) 全子宫切除术:肌瘤大,个数多,症状明显,无生育要求、不期望保留子宫或怀疑恶变者,可行子宫全切除术。

2. 宫腔镜手术　适合于 0 型黏膜下肌瘤;Ⅰ、Ⅱ型黏膜下肌瘤,肌瘤直径≤5.0cm;肌壁间内突肌瘤,肌瘤表面覆盖的肌层≤0.5cm;宫腔长度≤12cm;子宫体积 < 孕 8~10 周大小,排除子宫内膜及肌瘤恶变。

(1) 0 型肌瘤通常有根蒂,肌瘤体积较小时,直接切断瘤蒂钳出瘤体,若肌瘤体积较大不能直接钳出时,以环状电极于肌瘤左侧及右侧交替从上至下纵行电切瘤体两侧面,将肌瘤切成“沟槽状”,以卵圆钳钳夹瘤体取出。

(2) Ⅰ型肌瘤瘤体附着部位,酌情于瘤体上下或左右侧方切割缩小肌瘤体积,待肌瘤切成“沟槽状”形态后,以卵圆钳钳夹瘤体取出。

(3) Ⅱ型及肌壁间内突肌瘤,通常可用电极切开肌瘤最突出部位的子宫内膜组织,使瘤核外突,以环状电极电切瘤体组织。对于有生育要求的患者注意保护肌瘤周边的正常子宫内膜。无生育要求者不愿切除子宫或不能耐受子宫切除手术的患者排除内膜病变后也可以不切除肌瘤,仅行子宫内膜去除术,用于控制子宫肌瘤引起的异常出血。

(4) 手术并发症:①出血及子宫穿孔:I型、Ⅱ型肌瘤由于瘤体向子宫肌层内扩展,施术中容易损伤到子宫肌壁引起肌壁组织损伤、大出血甚至子宫穿孔。因此,在施术中提倡 B 超监护。②子宫颈损伤:多由于肌瘤体积过大、术前没有充分进行子宫颈预处理。③低钠血症:是宫腔镜手术的特有并发症,宫腔镜子宫肌瘤切除术更易发生。施术中应注意观察灌流液的进出量,警惕低钠血症的发生。

3. 经阴道手术　可行子宫切除术及子宫肌瘤剔除术。

(1) 手术适应证:同经腹手术。无开腹探查指征者或肌瘤、子宫不大可经阴道拿出者均可考虑经阴道手术。但经阴道手术视野小、手术难度大,术前应充分掌握患者的病情,严格选择适应证并做好中转开腹的准备。经阴道子宫肌瘤剔除术应选择子宫活动好的已婚患者、肌瘤数目≤2个、肌瘤直径≤6cm,位于子宫颈、子宫颈峡部、子宫下段、子宫前后壁的子宫肌瘤。对合并盆腔器官脱垂的患者,可同时进行盆底修复手术。

(2) 手术禁忌证:①阴道炎症、阴道狭窄、阴道畸形无法暴露手术野者;②盆腔重度粘连,子宫活动度受限,有可能伤及盆腔器官者;③2 次或 2 次以上妇科腹部手术史,尤其是不能排除子宫体部剖宫产史,有增加手术难度、中转开腹可能者;④年老不能耐受手术或不能取膀胱截石位者;⑤盆腔恶性肿瘤及有开腹探查指征者。

(3) 术中注意事项:手术采取膀胱截石位。子宫切除术的切口选取在膀胱横沟处环切一周,用水垫正确分离膀胱子宫颈间隙及子宫颈直肠间隙。子宫肌瘤剔除术根据肌瘤的部位选择阴道穹窿切口,前壁肌瘤取阴道前穹窿横切口,后壁肌瘤取阴道后穹窿横切口,若子宫前后壁均有肌瘤,则可同时打开阴道前后穹窿。手术操作过程中向下牵拉子宫肌瘤,使子宫切口嵌顿在阴道切缘上,血管受压血流受阻,能明显减少术中出血。术中合理应用能量器械处理子宫韧带、血管,可以有效缩短手术时间。对于有生育要求的患者尤其要注意分层缝合,不留死腔。术中注意仔细检查有无膀胱和直肠的损伤。

九、术后医嘱

详见第十八章"妇科肿瘤患者围术期处理"。

十、出院标准

术后恢复好、伤口愈合好,阴道流血不多者。

十一、出院医嘱

1. 若出院时病理结果未回复,请出院 10 天后电话咨询。

2. 出院后 1 个月回门诊随诊,以后按期随访。

3. 切除卵巢的患者,可予激素替代治疗 / 莉芙敏及补钙等对症治疗。

十二、随访

(一) 随访时间

子宫肌瘤剔除者,术后 1、6、12 个月复查一次,以后每6 个月或 1 年复查一次。

(二) 随访内容

包括盆腔检查,经阴道 / 直肠 B 超检查,有临床指征进行其他影像学检查。

（三）指导避孕

应根据子宫肌瘤分型指导术后避孕时间,0 型、Ⅰ型和Ⅶ型避孕 3 个月;Ⅱ~Ⅵ型及Ⅷ型为 6~12 个月。

十三、子宫肌瘤诊治流程

子宫肌瘤诊治流程见图 8-1。

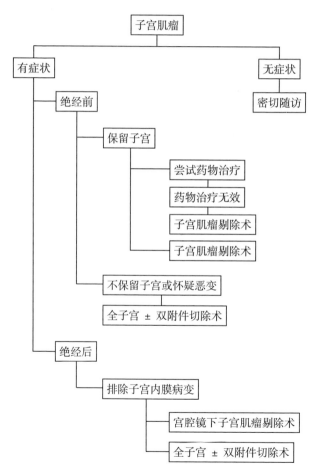

图 8-1 子宫肌瘤诊治流程

十四、逸仙推荐

1. 无症状子宫肌瘤患者推荐每 3~6 个月随访 1 次。

2. 短期内增长迅速、B 超提示血流信号丰富者推荐手术治疗。

3. 子宫肌瘤患者准备妊娠时若肌瘤导致宫腔变形推荐手术剔除。

4. 腹腔镜剔除肌瘤限于肌瘤直径小于 10cm 者，不推荐使用碎宫器，推荐扩大脐部切口，标本装袋后分次取出。

5. 子宫体积 > 妊娠 3 个月或怀疑恶变须切除子宫时推荐开腹入路。

6. 不推荐子宫次全切除术。

7. 有阴道不规则流血、月经改变患者，切除子宫前需行宫腔镜或诊刮排除内膜病变。

8. 切除子宫前必须行宫颈癌筛查排除宫颈癌。

9. 术中必须剖视标本，有疑问时送冷冻病理检查排除恶性。

（林少丹　丁淼）

第九章

子宫肉瘤

子宫肉瘤(uterine sarcoma)少见,恶性程度高,占子宫恶性肿瘤 3%~7%,占生殖道恶性肿瘤 1%。来源于子宫肌层、肌层内结缔组织和内膜间质,也可继发于子宫平滑肌瘤。多见于 40~60 岁妇女。在我国,并没有子宫肉瘤详细流行病学资料。在我专科收治的恶性肿瘤病例中,子宫肉瘤排第 6 位。

一、病因和病理

子宫肉瘤确切病因不明,目前认为其相关因素与盆腔放疗史和雌激素的长期刺激有关。

根据不同的组织发生来源,主要有四种类型:

(一) 子宫平滑肌肉瘤(uterine leiomyosarcoma, uLMS)

占 63%。大体标本多为单发的肿块,或者当与平滑肌瘤有关联时,常为其中最大的那个肿块。典型的平滑肌肉瘤体积大,平均直径 10cm(仅有 25% 直径 <5cm)。肿瘤切面质软、膨出、鱼肉状,常见坏死灶、易出血,缺乏平滑肌瘤明显的漩涡状结构。病理学诊断平滑肌肉瘤通常较为简单,因为绝大多数临床恶性的子宫平滑肌肿瘤都表现为明显的细胞富集、严重的核异型、活跃的有丝分裂象(通常 >15 个 /10HPF)。其他临床病理特征包括:多发生于围绝经期或绝经后期、病变累及子宫外、巨块(超过 10cm)、包膜侵犯、坏死以及常见的异常有丝分裂象。上皮样平滑肌肉瘤和黏液样平滑肌肉瘤是两个罕见的变异类型,这两个特殊类型缺乏常见平滑肌肉瘤梭形细胞的镜下特征,核异型性较轻微,有丝分裂相也常 <3 个 /10HPF,诊断较为困难。上皮样平滑肌肉瘤中可能无坏死灶,黏液样平滑肌肉瘤的常见特征是细胞数目减少。包膜受侵是这两种肉瘤的主要诊断依据。

(二)子宫内膜间质肉瘤(endometrial stromal sarcoma,ESS)

占 21%。来自子宫内膜间质细胞,分三类:

1. 低级别子宫内膜间质肉瘤 高发年龄是 40~55 岁,超过 1/2 患者发病时处于绝经前。部分患者同时患有卵巢多囊性疾病,有雌激素或者他莫昔芬的治疗史。临床表现常为异常子宫出血、盆腔疼痛和痛经,多达 25% 的患者无明显症状。子宫外的盆腔内扩散最常累及卵巢,高达 1/3。

显微镜下见子宫内膜间质肉瘤由分化良好的子宫内膜间质细胞组成,仅有轻度的核异型性,并以侵犯肌层的淋巴脉管间隙为特征。肿瘤细胞的坏死少见。

CD10 在低级别子宫内膜间质肉瘤的肿瘤细胞中呈强阳性表达,平滑肌肌动蛋白通常也为阳性,连接蛋白(desmin)不常表达(30%),而钙调节蛋白(h-caldesmon)和组蛋白去乙酰化酶 8(HDAC8)则为阴性。雌激素受体(仅 α 亚型)、孕激素受体、雄激素受体和 WT-1 呈特异性阳性,高达 40% 的病例表达细胞核的 β-catenin。最常见的细胞遗传学异常为 t(7;17)(p15;q21)的平衡易位,导致 2 个锌指基因 JAZF1 及 JAZF2 并列,并组成融合基因(命名为 JJAZ1)。这一核融合可以用荧光原位杂交法和反转录聚合酶链反应检测出来。

低级别子宫内膜间质肉瘤生长缓慢,预后良好。特征性表现是肿瘤的晚期复发,即使在I期患者也如此;因此,需要进行长期随访。约 1/3 的患者出现复发,最常见于骨盆和腹腔,也可见于肺部和阴道。临床分期是最重要的预后指标。多因素方差分析时,手术分期一旦超过Ⅰ期,则提示预后不良。Ⅰ期和Ⅱ期患者的5年生存率为90%,而Ⅲ期和Ⅳ期患者为50%。

2. 高级别子宫内膜间质肉瘤 罕见,肿瘤的生物学行为和预后介于低级别子宫内膜间质肉瘤和未分化肉瘤之间。发病年龄28~67岁(平均50岁),常表现为异常阴道出血、子宫增大或盆腔包块。

肿瘤常表现为宫腔内的息肉样赘生物或者肌壁结节。直径可达9cm(平均7.5cm),诊断时常伴有子宫外侵犯。切面鱼肉状,合并广泛出血和坏死。镜下见肿瘤主要由高级别的圆形细胞组成,有时可见低级别的梭形细胞成分(主要是纤维黏液样肉瘤)。有丝分裂象活跃,通常 >10 个 /10HPF。偶有灶性典型的低级别子宫内膜间质肉瘤成分。CD10、雌激素受体和孕激素受体在高级别子宫内膜间质肉瘤组织中不表达,但 cyclin D1 呈弥散的强阳性(>70% 的细胞核表达)。c-Kit 也常为阳性而 DOG1 则为阴性。在高级别子宫内膜间质肉瘤中,t(10;17)(q22;p13)会特征性地引起 YWHAE-FAM22 的基因融合。

与低级别子宫内膜间质肉瘤相比,高级别子宫内膜间质肉瘤的复发率更高,复发时间更早(常 <1 年),患者更可能死于该病。

3. 未分化子宫内膜肉瘤 发病罕见,患者一般为绝经后妇女(平均60岁),症状包括绝经后阴道出血,或者表现为子宫外转移病灶的症状和体征。约60%的患者诊断为晚期(Ⅲ/Ⅳ期),预后非常差(生存期少于2年)。诊断该病需具备:肌层浸润、核异型明显、有丝分裂象活跃和/或肿瘤细胞坏死,缺乏向平滑肌或子宫内膜间质分化的证据。肿瘤的组织学外观更像是癌肉瘤的间质部分,而不是典型的子宫内膜间质肿瘤。CD10 的阳性程度不等,雌、孕激素受体的表达为弱阳性或者阴性。

(三)腺肉瘤

是一种具有低度恶性潜能的混合性肿瘤,由良性的腺上皮和低级别肉瘤紧密混合而成,肉瘤常为子宫内膜间质成分。占所有子宫肉瘤的 5%~10%。肿瘤主要发生在绝经后妇女(平均 58 岁),但在青春期或者年轻女性也有发生(30%)。绝大多数的腺肉瘤来源于子宫内膜(包括子宫下段),少数发生于宫颈管内膜(5%~10%)以及子宫外部位。

腺肉瘤外观为息肉样肿瘤,最大径线约 5~6cm(1~20cm 不等),肿瘤占据子宫腔,并使宫腔膨大。腺肉瘤合并肉瘤成分过度增生时体积可能更大,外观鱼肉状、出血、切面有坏死灶,比常见的腺肉瘤更容易侵犯肌层。

镜下见致密的环绕腺体的基质成分,形成腺体周围富含细胞的袖口状结构。高分化肿瘤可能仅有轻度的核异型性,间质成分中的有丝分裂象少见或者消失。这种特征性的袖口状结构有助于鉴别诊断腺肉瘤和与其相对应的更为罕见的良性肿瘤——腺纤维瘤。在 10%~15% 的病例中可以发现异源性的间叶成分(常为横纹肌肉瘤)。大约 25%~30% 的患者在 5 年内出现阴道或者盆腔复发,几乎仅见于有子宫肌层浸润和肉瘤成分过度增生患者。约 15% 的患者出现肌层浸润,但仅有 5% 为深部浸润。肉瘤的过度增生定义为镜下可见单纯的肉瘤成分,通常是高级别的,不含腺体成分,且至少占到肿瘤的 25%。据报道,出现肉瘤成分过度增生的患者占子宫腺肉瘤的 8%~54%。

与常见的腺肉瘤相比,肉瘤成分过度增生的腺肉瘤会表达更强的细胞增殖相关的标志物(Ki-67 和 P53);相反,细胞分化相关的标志物(CD10 和 PR)则在常见的腺肉瘤中表达更高。

如果没有肌层浸润和肉瘤成分过度增生,腺肉瘤的预后远较癌肉瘤为好;但仍有 25% 的腺肉瘤患者死于该病。

复发的病灶通常仅为间叶成分。5%的患者出现远处转移，绝大多数为单纯的肉瘤成分(70%)。

(四) 恶性中胚叶混合瘤(malignant mesodermal mixed tumor, MMMT)

又称癌肉瘤。由两种独特的肿瘤组织混合构成,即恶性的上皮性和间叶性成分。平均年龄为70余岁(40~90余岁)。临床表现类似于子宫内膜癌,常表现为阴道出血,妇科检查见脱出宫颈口的息肉样肿物。

癌肉瘤的上皮性成分中,约2/3的患者是浆液性癌或未特指的高级别癌,另外约1/3为子宫内膜样癌。组织学分级G1和G2各占10%,80%为G3。癌肉瘤的同源性肉瘤成分常为无明显分化的梭形细胞肉瘤,很多与纤维性肉瘤和多形性肉瘤相似。几乎均为高级别肉瘤。最常见的异源性肉瘤成分为恶性软骨或者骨骼肌组织,组织学与多形性横纹肌肉瘤或者胚胎性横纹肌肉瘤相似。

癌肉瘤预后差,呈现出高度的侵袭性,远较通常的子宫内膜癌侵袭性强。5年总体生存率约30%,I期患者(局限于子宫体)约50%。手术病理分期是最重要的预后指标。出现异源性肉瘤成分是FIGO I期患者预后不良的指标。其他预后指标包括癌和肉瘤成分的组织学分级、肉瘤成分占肿瘤的百分比、肌层浸润深度和淋巴脉管间隙的浸润。

二、临床表现

(一) 症状

早期症状不明显,随着病情发展可出现下列表现:

1. **阴道不规则流血**　最常见,量多少不等。

2. **腹痛**　肉瘤生长快,子宫迅速增大或瘤内出血、坏死、子宫肌壁破裂引起急性腹痛。

3. **腹部包块**　患者常诉下腹部肿物迅速增大。

4. **压迫症状及其他**　可压迫膀胱或直肠,出现尿频、尿急、尿潴留、大便困难等症状。晚期患者全身消瘦、贫血、低热或出现肺、脑转移等相应症状。宫腔或宫颈肉瘤脱垂至阴道内,常有大量恶臭分泌物。

（二）体征

子宫增大,外形不规则;宫颈口有息肉或肌瘤样肿块,呈紫红色,极易出血;继发感染后有坏死及脓性分泌物。晚期肉瘤可累及骨盆侧壁,子宫固定不活动,可转移至肠管及盆腹腔,但腹水少见。

三、诊断

因子宫平滑肌肉瘤临床表现与子宫肌瘤及其他恶性肿瘤相似,术前诊断较困难。对于绝经后妇女及幼女的宫颈赘生物、迅速长大伴疼痛的子宫肌瘤,均应考虑有无子宫肉瘤可能。辅助诊断可选用经阴道彩色多普勒超声检查、诊断性刮宫等。确诊依据为组织病理学检查。

四、分期

子宫平滑肌肉瘤和子宫内膜间质肉瘤采用 2009 FIGO 分期标准(表 9-1),子宫腺肉瘤采用 2015 FIGO 分期标准(表 9-2),子宫癌肉瘤的分期参照 2009 FIGO 子宫内膜癌的分期标准(表 9-3)。

表 9-1　2009 FIGO 子宫平滑肌肉瘤和子宫内膜间质肉瘤分期

FIGO 分期	定义
I	肿瘤局限于子宫
Ia	肿瘤最大直径≤5cm
Ib	肿瘤最大直径 >5cm
II	肿瘤超出子宫但局限在盆腔内
IIa	肿瘤累及附件
IIb	肿瘤累及其他盆腔组织

续表

FIGO 分期	定义
Ⅲ	肿瘤扩散到腹腔
Ⅲa	一个病灶
Ⅲb	多个病灶
Ⅲc	转移到盆腔和 / 或主动脉旁淋巴结
Ⅳ	肿瘤侵犯膀胱和 / 或直肠,和 / 或远处转移
Ⅳa	肿瘤侵犯膀胱和 / 或直肠
Ⅳb	远处转移

注:Ⅲ期是指肿瘤病灶浸润腹腔内组织而不仅仅是子宫底突向腹腔

表 9-2　2015 FIGO 子宫腺肉瘤分期

FIGO 分期	定义
Ⅰ	肿瘤局限于子宫
Ⅰa	局限于子宫内膜 / 宫颈管内膜,无肌层浸润
Ⅰb	≤1/2 肌层浸润
Ⅰc	>1/2 肌层浸润
Ⅱ	肿瘤扩散到盆腔
Ⅱa	累及附件
Ⅱb	累及子宫外的盆腔组织
Ⅲ	肿瘤侵犯腹腔组织(并非仅仅突向腹腔)
Ⅲa	一个病灶
Ⅲb	多个病灶
Ⅲc	转移到盆腔和 / 或主动脉旁淋巴结
Ⅳ	肿瘤侵犯膀胱和 / 或直肠,和 / 或远处转移
Ⅳa	肿瘤侵犯膀胱和 / 或直肠
Ⅳb	远处转移

表 9-3　FIGO 2009 子宫癌肉瘤分期（和子宫内膜癌相同）

FIGO 分期	定义
I	肿瘤局限于子宫体,包括累及宫颈管腺体
Ia	肿瘤无浸润或浸润肌层深度 <1/2
Ib	肿瘤浸润肌层深度 ≥1/2
II	肿瘤侵犯宫颈间质,但未超出子宫外
III	肿瘤侵犯子宫浆膜层、附件、阴道或宫旁
IIIa	肿瘤侵犯子宫浆膜层和 / 或附件
IIIb	阴道和 / 或宫旁受累
IIIc	盆腔和 / 或腹主动脉旁淋巴结转移
	IIIc1:盆腔淋巴结阳性
	IIIc2:腹主动脉旁淋巴结阳性和 / 或盆腔淋巴结阳性
IV	肿瘤侵犯膀胱和 / 或直肠黏膜,和 / 或远处转移
IVa	肿瘤侵犯膀胱和 / 或直肠黏膜
IVb	远处转移,包括腹腔内和 / 或腹股沟淋巴结转移

五、患者门诊分流

子宫肉瘤术前诊断较困难,对于既往有子宫肌瘤史,短期内肌瘤迅速增大伴有疼痛或经阴道彩超提示肌瘤血流丰富或肌瘤变性者,均有手术指征,需警惕有无恶变可能。如已获得明确的病理诊断,则根据病变的范围、累及的部位、有无远处转移等进行评估,有手术机会则手术治疗,无手术机会者则放化疗或激素治疗。

门诊需完善的辅助检查包括:

1. 经阴道彩超或盆腔 MRI。

2. 有阴道不规则流血者可考虑诊断性刮宫或宫腔镜

检查,取得组织标本送病理检查。

3. 已手术获得病理者,行病理会诊并进行 ER/PR 检测。

4. PET-CT　考虑有远处转移、经济条件许可时选用。

六、手术治疗

(一) 术前检查

如门诊未完善如下检查,术前需完善:

1. **常规检查项目**　血型、血常规、尿常规、大便常规、肝肾功能、血脂生化、乙肝、丙肝、梅毒、HIV、妇科肿瘤标志物 (CA125、CA19-9、CEA、HE4、AFP、LDH、HCG)、LCT、胸片、心电图、盆腔 B 超、泌尿系 B 超、上腹部 B 超、盆腔 MRI 及宫腔镜检查等。病理会诊检测 ER、PR 以及子宫肉瘤相关的免疫组化指标。

2. **可选择检查项目**

(1) 盆腔及上腹部 MRI:可了解子宫、附件及盆腔淋巴结、肝、脾、肾等器官和腹主动脉旁及腹膜后淋巴结有无转移。

(2) PET-CT:考虑有远处转移、经济条件许可时选用。

(二) 术前医嘱

详见第十八章"妇科肿瘤患者围术期处理"。

(三) 手术原则

子宫肉瘤术前诊断比较困难,绝大多数情况是手术中或者术后经病理确诊。因此,治疗前大致可把子宫肉瘤分为经全子宫或次全子宫 ± 双附件切除术后确诊及经活检或肌瘤剔除术后确诊肿瘤两种情况。

1. **经全子宫或次全子宫 ± 双附件切除术后确诊的肉瘤**　若存在残留宫颈,考虑再次手术切除残留病灶和宫颈;若残留输卵管或卵巢,根据组织类型确定是否再次手术切除双侧附件,如子宫内膜间质肉瘤、癌肉瘤、腺肉瘤和 ER

阳性的子宫平滑肌肉瘤必须再次手术切除附件。曾行碎瘤术者术中同时置管，备腹腔热灌注治疗。

2. 经活检或肌瘤剔除术后确诊及其他方法确诊的肉瘤 若病变局限于子宫，则行全子宫 ± 双附件切除术，术中注意完整切除子宫，避免弄碎。若病灶超出子宫，行减瘤术。若已知或可疑有子宫外病变，可根据患者的症状、病变的范围及可切除性选择是否手术，若可切除则行全子宫 ± 双附件切除术 + 转移病变切除，术后处理同下述；若不能切除或患者不适宜手术治疗，则行盆腔外照射放疗 ± 阴道后装放疗和 / 或化疗。

3. 淋巴结切除指征 有研究提示子宫平滑肌肉瘤行盆腔淋巴结切除术并不能改善总体的生存率。笔者专科根据肿瘤的病理类型选择不同的处理方式。子宫平滑肌肉瘤盆腔淋巴结转移率约 6.6%~11%，建议切除淋巴结。子宫癌肉瘤恶性程度高，参照子宫内膜癌处理原则，建议切除淋巴结。子宫内膜间质肉瘤切除淋巴结并不能改善患者预后，因此不建议行淋巴结切除术，除非发现肿大的淋巴结。子宫腺肉瘤因淋巴结转移率很低，因此不建议行淋巴结切除术。

4. 保留卵巢的问题 年轻、早期、ER 阴性的子宫平滑肌肉瘤可以保留卵巢，保留卵巢并不影响总生存率。子宫内膜间质肉瘤是雌激素依赖性肿瘤，因此不能保留卵巢。子宫腺肉瘤的发生可能与子宫内膜异位症、长期的雌激素暴露相关，因此不建议保留卵巢。癌肉瘤恶性程度高，被认为是高级别的子宫内膜癌，因此也不建议保留卵巢。

(四) 术后医嘱

详见第十八章"妇科肿瘤患者围术期处理"。

(五) 出院标准

1. 术后恢复好，伤口愈合好，已拔除引流管。

2. 已完成术后化疗者，无严重骨髓抑制或肝肾功能损害表现。

(六) 出院医嘱

1. 若出院时病理结果未回复,请出院10天后电话咨询。

2. 出院后1个月回门诊随诊,以后按期随访(详见"八、随访")。

3. 需补充放疗者转至放疗科放疗,需补充化疗者按约返院化疗。

4. 已行化疗者,每3天复查血常规,每周复查肝肾功能,若异常,及时就诊。

5. 对于年轻、切除卵巢的患者,可予激素替代治疗/莉芙敏及补钙等对症治疗。

七、子宫肉瘤手术后处理

(一) 低级别子宫内膜间质肉瘤(ESS)

I期可选择观察(特别是绝经后和已切除双附件患者)或去雌激素治疗(证据等级为2B级);II、III和IVA期行去雌激素治疗±盆腔外照射放疗(放疗的证据等级为2B级);IVB期行去雌激素治疗±姑息性盆腔外照射放疗。

(二) 高级别子宫内膜间质肉瘤、未分化子宫肉瘤(UUS)或子宫平滑肌肉瘤(uLMS)

I期可选择观察或考虑化疗(2B级证据);II和III期可选择化疗和(或)考虑外肿瘤靶向放疗;IVA期行化疗和(或)放疗;IVB期行化疗±姑息性放疗。

八、随访

(一) 随访时间

前2~3年每3~4个月随访一次,以后每6~12个月随访一次。

(二)随访内容

1. 盆腔检查　双合诊/三合诊。

2. CT检查(胸部/腹部/盆腔):前2~3年可考虑每6个月检查一次;之后每年一次。有复发征象者随时检查。

3. 有临床指征行其他影像学检查(MRI/PET-CT)。

4. 进行健康宣教。

九、复发的治疗

子宫肉瘤恶性程度高,大部分患者经治疗后仍会复发,文献报道,Ⅰ期复发率为50%~67%,Ⅱ~Ⅲ期复发率高达90%。子宫肉瘤复发后的治疗,目的是缓解症状,延长生存期。可分为以下三种情况:

(一)经影像学检查排除远处转移的阴道或盆腔局部复发

既往未接受放疗者,可选择:①手术探查+病灶切除 ± 术中放疗(术中放疗的证据等级为3级)及考虑术前外照射放疗 ± 全身治疗。术中有残留病灶者,术后可考虑外照射放疗 ± 阴道近距离放疗 ± 全身治疗。②外照射放疗 ± 阴道近距离放疗 ± 全身治疗。

局部复发既往曾接受放疗者,可选择:①手术探查+病灶切除 ± 术中放疗(证据等级为3级)± 全身治疗;②全身治疗;③选择性再次外照射放疗和/或阴道近距离放疗。

(二)孤立转移灶

可切除者考虑手术切除或其他局部消融治疗,术后全身治疗或放疗;病灶不可切除者行全身治疗(若病变缓解可考虑手术),和/或局部治疗(放疗或局部消融治疗)。

(三)播散性转移

子宫内膜间质肉瘤行激素治疗 ± 姑息性放疗或支持治疗,其他肉瘤行化疗 ± 姑息性放疗或支持治疗。

十、放疗原则

详见第十四章"妇科肿瘤放疗原则"。

十一、子宫肉瘤的全身治疗

全身治疗包括化疗和激素治疗(表 9-4)。强烈推荐子宫肉瘤患者入组参与临床试验。

表 9-4　子宫肉瘤全身治疗的方案

化疗	内分泌治疗(低级别子宫内膜间质肉瘤或 ER/PR 受体阳性的子宫平滑肌肉瘤)
首选方案 多柔比星 多西他赛 / 吉西他滨 多柔比星 /Olaratumab(商品名拉特鲁沃)	**首选方案** 芳香化酶抑制剂(低级别子宫内膜间质肉瘤)
其他推荐方案 多柔比星 / 异环磷酰胺 多柔比星 / 达卡巴嗪 吉西他滨 / 达卡巴嗪 吉西他滨 / 长春瑞滨 达卡巴嗪 吉西他滨 表柔比星 异环磷酰胺 脂质体阿霉素 帕唑帕尼 替莫唑胺 曲贝替定 艾日布林(证据等级为 2B 级)	**其他推荐方案** 芳香化酶抑制剂(ER/PR 受体阳性的子宫平滑肌肉瘤) 氟维司琼 醋酸甲地孕酮(ER/PR 受体阳性的子宫平滑肌肉瘤,证据等级为 2B 级) 醋酸甲羟孕酮(ER/PR 受体阳性的子宫平滑肌肉瘤,证据等级为 2B 级) 促性腺激素释放激素类似物(低级别子宫内膜间质肉瘤和 ER/PR 受体阳性的子宫平滑肌肉瘤,证据等级为 2B 级)

化疗药物可单用或联合,推荐首选单药方案是多柔比星,首选的联合方案是多西他赛＋吉西他滨,其他方案包括:多柔比星/异环磷酰胺、多柔比星/达卡巴嗪、吉西他滨/达卡巴嗪、吉西他滨/长春瑞滨、达卡巴嗪、吉西他滨、表柔比星、异环磷酰胺、脂质体阿霉素、帕唑帕尼、替莫唑胺、曲贝替定、艾日布林(证据等级为 2B 级)等。

激素治疗仅适用于子宫内膜间质肉瘤或 ER/PR 阳性的子宫平滑肌肉瘤,首选方案是芳香化酶抑制剂(来曲唑 2.5mg/d),醋酸甲羟孕酮(500mg/d),醋酸甲地孕酮(160~320mg/d),GnRH 类似剂(醋酸戈舍瑞林 3.6mg/28d、醋酸曲普瑞林 3.75mg/28d)。

十二、子宫肉瘤诊疗流程

子宫肉瘤诊疗流程见图 9-1。

十三、逸仙推荐

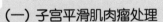

(一) 子宫平滑肌肉瘤处理

1. 完整取出子宫非常重要,推荐经腹全子宫切除术或减瘤术。

2. 未取得免疫组化结果者,绝经前患者可保留卵巢。

3. 推荐切除双侧盆腔淋巴结。

4. 术前误诊为"肌瘤"行腹腔镜剔除者

(1) 再次手术前病理标本加做 ER/PR,阳性者推荐切除全子宫和双附件。

(2) 剔瘤时用粉碎器者,推荐术后加腹腔热灌注化疗。

5. 肿瘤超出子宫者,术后补充化疗和/或放疗。

6. ER/PR 阳性者,推荐术后去雌激素治疗。

(二) 低级别子宫内膜间质肉瘤处理

1. 推荐全子宫双附件切除,任何年龄均不推荐保留卵巢。

2. 不论采用什么手术方式,完整取出子宫是最基本要求。

3. 不推荐切除腹膜后淋巴结。

4. Ⅰ期患者术后可随访或去雌激素(大剂量孕酮或芳香化酶抑制剂)治疗。

5. ≥Ⅱ期患者术后去雌激素治疗 ± 放疗。

6. 不推荐术后雌激素替代治疗。

(三) 高级别 / 未分化子宫内膜间质肉瘤处理

1. 推荐全子宫双附件切除和减瘤术。

2. 不推荐切除腹膜后淋巴结。

3. 晚期和复发患者激素治疗无效。

4. Ⅰ期患者术后可随访或化疗。

5. ≥Ⅱ期患者术后化疗 ± 放疗。

6. 推荐化疗方案

(1) 异环磷酰胺 + 多柔比星。

(2) 卡铂 + 紫杉醇。

(四) 子宫腺肉瘤处理

1. 推荐全子宫双附件切除。

2. 年轻患者谨慎保留卵巢。

3. 无肿瘤残留术后可随访。

4. 复发患者参照低级别子宫内膜间质肉瘤处理。

(五) 子宫癌肉瘤处理

1. 早期患者全子宫双附件 + 腹膜后淋巴结 ± 大网膜切除术。

2. 晚期减灭术,尽量达到 R0。

3. 放疗仅能控制盆腔病变。

4. 术后化疗比放疗复发率更低。

5. 推荐化疗方案

(1) 紫杉醇 + 卡铂。

(2) 紫杉醇 + 异环磷酰胺。

(3) 顺铂 + 异环磷酰胺。

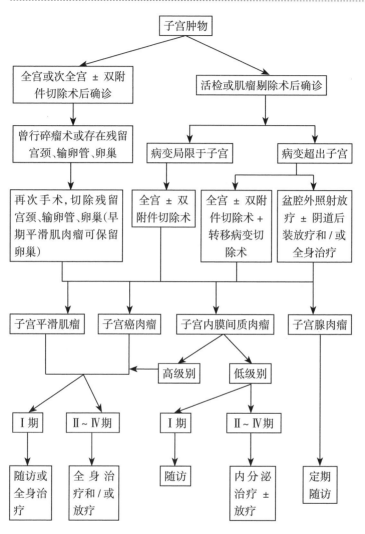

图 9-1　子宫肉瘤诊疗流程

（饶群仙　卢淮武　梁金晓）

117

第十章

卵巢良性和交界性肿瘤

卵巢良性肿瘤包括上皮性肿瘤、性索间质肿瘤及生殖细胞肿瘤。卵巢上皮性肿瘤为最常见卵巢肿瘤,占原发性卵巢肿瘤50%~70%。浆液性囊腺瘤占卵巢良性肿瘤25%,黏液性囊腺瘤占卵巢良性肿瘤的20%。成熟畸胎瘤占卵巢良性肿瘤的10%~20%。

卵巢交界性肿瘤,又称为低度恶性潜能肿瘤、非典型增生性肿瘤。占所有上皮性肿瘤的15%。发病时较年轻,约75%在诊断时为I期。浆液性交界性肿瘤占所有交界性肿瘤的67%。

一、病因和病理

(一)卵巢良性肿瘤

卵巢良性上皮性肿瘤包括浆液性、黏液性、子宫内膜样、透明细胞、移行细胞(Brenner瘤)和浆黏液肿瘤。

卵巢良性性索间质肿瘤包括卵泡膜细胞瘤、纤维瘤、高分化支持细胞-间质细胞瘤/睾丸母细胞瘤。

卵巢良性生殖细胞肿瘤为成熟畸胎瘤,又称为皮样囊肿,可形成高度特异性畸胎瘤,如卵巢甲状腺肿。

(二)交界性卵巢肿瘤

卵巢交界性肿瘤只局限于上皮性肿瘤,不包括生殖细胞和间质肿瘤。分为浆液性交界性肿瘤、黏液性交界性肿瘤和罕见的子宫内膜样交界性肿瘤、透明细胞样交界性肿瘤和移行上皮样交界性肿瘤。

浆液性交界性瘤有几种病理类型:非浸润性种植及浸润性种植、"微浸润"与"伴微浸润性癌"、微乳头亚型微交界性瘤/非浸润性低级别浆液性癌、浆液性交界性肿瘤淋巴结受累。其中,交界性肿瘤浸润性种植、"伴微浸润性癌"、微乳头亚型浆液性癌和淋巴结受累伴浸润性种植,需按低级别浆液性癌处理。其余按交界性肿瘤处理。

黏液性交界性瘤分为 4 种:肠型黏液性交界性肿瘤、宫颈管型黏液性交界性瘤/浆黏液性交界性肿瘤、黏液性交界性肿瘤合并原位癌、黏液性交界性肿瘤伴微小浸润。所有类型黏液性肿瘤均预后良好,均可按交界性瘤处理。

二、临床表现

(一) 症状

卵巢良性肿瘤较小时多无症状,常在妇科检查时偶然发现。肿瘤增大时,感腹胀或腹部可扪及肿块。肿瘤增大占据盆、腹腔时,可出现尿频、便秘、气急、心悸等压迫症状。并发症包括蒂扭转、破裂、感染或恶变。

(二) 体征

卵巢包块较大时体查可见腹部膨隆,合并有腹水则可能出现移动性浊音。双合诊和三合诊检查可在子宫一侧或双侧触及圆形或类圆形肿块,多为囊性,表面多光滑,活动较好。

三、诊断

根据病史、症状和体征,结合影像学检查基本可确定卵巢肿瘤的诊断,一般术前难以诊断交界性肿瘤,通常是依靠术中冷冻病理检查或者术后石蜡病理检查确诊,依据原发肿瘤的病理诊断。诊断交界性肿瘤需广泛取材,排除浸润癌。

四、分期

卵巢交界性肿瘤的分期参照 FIGO 2013 卵巢癌、输卵管癌、腹膜癌手术 - 病理分期,详见第十一章。

五、患者门诊分流

患者门诊首诊时多以发现附件肿物为主诉,对于有手术指征的患者需收入院治疗,其他患者可在门诊随访。

门诊就诊时,接诊医师需要详细记录查体结果,重点描述肿物的大小、质地、边界、形态、位置、活动度、有无压痛、三合诊直肠子宫陷凹有无结节、锁骨上淋巴结状态。特别需要注意询问患者的家族史。

门诊可选择的辅助检查如下(如门诊无检查,住院后需完善):

1. 盆腔彩超或盆腔 MRI 平扫 + 增强,考虑为畸胎瘤时可行盆腔 CT 平扫 + 增强。

2. 肿瘤标志物组合[CA125、CA19-9、CEA、HE4、AFP、hCG、乳酸脱氢酶(LDH)、卵巢癌 ROMA 指数]。其他可选择的标志物为鳞状细胞癌抗原(SCCA)、雌二醇(E_2)、抑制素。其中,CA125、HE4 为浆液性癌标志物;CA19-9、CEA 为黏液性癌标志物,若升高需排除胃肠道转移癌;AFP 为卵黄囊瘤特异性标志物、LDH 为无性细胞瘤特异性标志物。卵巢肿瘤含有鳞癌成分 SCCA 可升高。雌二醇 E_2、抑制素为颗粒细胞瘤特异性标志物。

3. 若有胃肠道症状,CA125 和 HE4 不高,CEA 或 CA19-9 升高者,需做胃镜和结肠镜检查以排除消化道肿瘤转移至卵巢。

4. 卵巢增大或卵巢囊肿有下列指征者,应收入院行腹腔镜检查或剖腹探查：

（1）卵巢实性肿块。

（2）卵巢囊肿直径 >8cm。

（3）青春期前和绝经后期。

（4）生育年龄正在口服避孕药。

（5）囊肿持续存在超过 2 个月。

六、手术治疗

（一）术前检查

1. 常规检查项目　血型、血常规、尿常规、大便常规、肝肾功能、血脂生化、乙肝、丙肝、梅毒、HIV、宫颈细胞学刮片、胸片、心电图、盆腔 B 超、泌尿系 B 超、腹部 B 超、盆腔 CT 扫描、肿瘤标志物、甲状腺功能检查、性激素检查。

2. 可选择检查项目

（1）盆腔 MRI 平扫 + 增强：治疗前判断周围盆腔器官有无受侵犯的准确方法。可了解阴道、子宫、附件及盆腔淋巴结情况。

（2）中上腹部 MRI 或 CT 平扫 + 增强：可了解肝、脾、肾等器官和腹主动脉旁淋巴结有无转移。

（3）PET-CT：考虑晚期疾病有远处转移、经济条件许可时选用。

（二）术前医嘱

详见第十八章"妇科肿瘤患者围术期处理"。除按照常规的妇科肿瘤围术期处理常规外，巨大卵巢肿瘤及不能排除恶性者术前最好应行清洁灌肠。

（三）卵巢肿瘤手术原则

1. 良性卵巢肿瘤　根据患者年龄、生育要求及对侧卵巢情况决定手术范围。

年轻、单侧性肿瘤行患侧卵巢肿瘤剔除或卵巢切除术，保留同侧正常卵巢组织和对侧正常卵巢；双侧良性肿瘤应行肿瘤剔除术。绝经后妇女可行全子宫及双侧附件切除术或仅行双侧附件切除术。

术中应剖检肿瘤,必要时作冷冻切片组织学检查,明确肿瘤性质以确定手术范围。肿瘤应完整取出,尽可能防止肿瘤破裂、囊液流出,避免瘤细胞种植于腹腔。巨大良性囊性肿瘤可穿刺放液,待体积缩小后取出,但穿刺前须保护好穿刺周围组织,以防被囊液污染。放液速度应缓慢,以免腹压骤降发生休克。

2. 交界性肿瘤

(1) 交界性肿瘤的初始治疗:

1) 无生育要求者:行全面分期手术或减灭术。对无生育要求的年轻患者,切除无病变子宫的意义尚不明确。FIGO、NCCN 仍推荐行全子宫双附件切除术。交界性子宫内膜样瘤应切除子宫。

2) 有生育要求者:单侧肿瘤,任何期别的交界性肿瘤均行保留无病变子宫和健侧附件的全面分期手术;双侧性肿瘤行肿瘤剔除 + 保留无病变子宫的全面分期手术,也可以切除双侧附件,保留子宫,术后辅助生育。对于保留生育功能者是否切除淋巴结和大网膜尚有争议。只切除肿瘤或剔除肿瘤没有做全面分期手术者,可以完成生育后或肿瘤复发时再做全面分期手术。

(2) 不全手术后处理(只切除附件):

1) 无生育要求:无肿瘤残留和无浸润性种植,可行全面分期手术或观察;有残留病灶或浸润性种植者,全面分期手术 + 化或直接化疗。

2) 有生育要求:无肿瘤残留和无浸润性种植,可观察或行保留生育功能分期手术;有肿瘤残留或浸润性种植者,可选择保留生育功能全面分期手术 ± 化疗、观察或化疗。

(3) 不全手术后处理(只剔除肿瘤):

1）无生育要求：无浸润性种植，全面分期手术；有浸润性种植，全面分期手术后化疗。

2）有生育要求：无浸润性种植，一侧黏液性瘤，需切除患侧附件或行保留生育功能的全面分期手术；一侧浆液性瘤，可观察或切除患侧附件＋保留生育功能的全面分期手术；双侧交界性瘤，可观察，完成生育后再行全面分期手术。有浸润性种植可行保留生育功能的全面分期手术、观察或化疗。

3. 手术途径　采用腹腔镜还是开腹手术，应取决于肿瘤的大小、性质和有无扩散。多数情况下术前并不知道肿瘤性质，如果术前肿瘤标志物异常升高，不排除恶性者，建议开腹，避免肿瘤破裂导致扩散；肿物较小，腹腔镜可以完整切除、术前肿瘤标志物正常，可以先用腹腔镜探查，进入腹腔后评估肿瘤的性质以及能否完整切除，如果肿瘤外观有交界性或恶性的表现，又不能完整切除，建议中转开腹。腹腔镜手术还需时刻注意无瘤原则，剥除较大肿瘤时可将肿瘤装入取物袋后在袋内剥除，避免肿瘤破裂污染腹腔。手术完毕用大量蒸馏水冲洗盆腹腔。

4. 术中冷冻　术中肉眼不能确定肿瘤性质者必须冷冻切片确定肿瘤性质。将整个标本送检或取明显乳头处送检或标记。手术医师须和病理医师充分沟通，谨慎确定手术范围。模棱两可的结果，情愿先行保守性手术，等病理明确诊断后再二次手术。

5. 保留生育功能者出现复发　复发肿瘤若发生在原来剥除侧卵巢，须切除复发侧附件。原来健侧卵巢新发肿瘤，可行剥除术。

6. 淋巴结切除　年龄大，不保留生育功能者行全面分期手术；年轻、早期、保留生育功能者，可以不切除淋巴结，或只切除患侧盆腔淋巴结。腹膜假黏液瘤应该常规切除淋巴结，黏液性交界性肿瘤可以不切淋巴结。

7. 大网膜切除　虽然有文献报道切除大网膜可提高30%分期,不影响长期生存率,但大网膜种植仍较多见,且切除大网膜并发症少、操作简单,因此推荐常规切除大网膜。

8. 阑尾切除　浆液性交界性瘤不需切除阑尾;黏液性交界性瘤多数切除阑尾;腹膜假黏液瘤常规切除阑尾。原发性卵巢黏液性肿瘤少见,阑尾是常见的转移部位,亦是黏液性肿瘤常见的原发部位。阑尾切除简单易行,可使分期升级、明确诊断,减少阑尾疾病的发生。有研究表明黏液性卵巢肿瘤外观正常的阑尾,病理异常的比例小,因此早期卵巢黏液性肿瘤,如果阑尾外观正常,可不常规切除;但是晚期黏液性卵巢癌阑尾转移率高达54%,因此晚期黏液性卵巢肿瘤,无论外观如何,均须切除阑尾。腹膜假黏液瘤目前认为绝大多数起源于阑尾,因此有腹膜假黏液瘤证据的患者,常规切除阑尾。

(四) 术后医嘱

详见第十八章"妇科肿瘤患者围术期处理",如患者术后病理结果提示需辅助化疗,可不拔除腹腔引流管,必要时腹腔化疗。

(五) 出院标准

1. 术后恢复好,伤口愈合好,已拔除引流管。

2. 已完成术后化疗者,无严重骨髓抑制或肝肾功能损害表现。

(六) 出院医嘱

1. 若出院时病理结果未回复,请出院10天后电话咨询。

2. 出院后1个月回门诊随诊,以后按期随访(详见"八、随访")。

3. 需补充放疗者转至放疗科放疗,需补充化疗者按约返院化疗。

4. 已行化疗者,每 3 天复查血常规,每周复查肝肾功能,若异常,及时就诊。

七、术后治疗

交界性肿瘤,无浸润性种植者,术后随访即可,无需化疗;有腹膜或大网膜浸润性种植者才加化疗;> I 期且有残留病灶者,铂化疗具有较高的反应率,但不增加远期生存率。短期内复发者往往是首次治疗时漏诊了浸润性种植病灶,未行化疗导致;晚期复发者可考虑行二次细胞减灭术,有浸润性种植者加化疗。

八、随访

每 3~6 个月随访一次,共 5 年,以后每年随访 1 次。需包括盆腔在内的体格检查,保留生育功能手术者,有指征行超声检查。术前 CA125 等肿瘤标志物升高者,每次随访时均需复查。有指征者,行血常规和生化检查。单侧附件切除者在生育后,可考虑完成全面分期手术。

九、预后

局限于卵巢的浆液性交界性肿瘤,可通过手术治愈;即使已发生盆腔或腹腔转移,术后 5 年生存率也有80%~90%。术后残留肉眼可见病灶者,预后较差。可发生远期复发,但 10 年后复发约 10%。约 7% 发展为低级别浆液性癌。术后 2 年复发率 37.2%,5 年后复发率 31.8%,10年后复发率 10.4%。

十、卵巢交界性肿瘤诊治流程

初治卵巢交界性肿瘤处理流程见图 10-1,卵巢交界性肿瘤不全手术、复发处理流程见图 10-2。

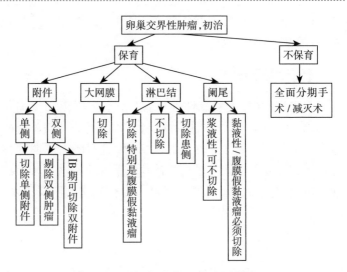

图 10-1　初治卵巢交界性肿瘤处理流程

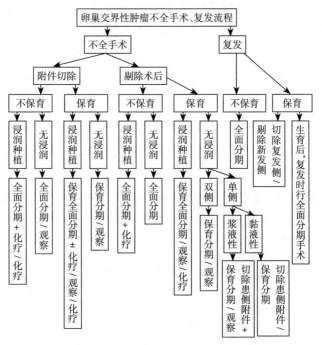

图 10-2　卵巢交界性肿瘤不全手术、复发处理流程

十一、逸仙推荐

卵巢交界性肿瘤手术范围：

1. 淋巴结切除术可能提高分期但不影响总体生存率。

2. 大网膜切除和腹膜多点活检可提高30%分期并可能影响预后。

3. 不保留生育功能者推荐全面分期手术。

4. 任何期别都可以保留生育功能者,保留生育功能者可以不切除淋巴结,但推荐切除大网膜。

5. 推荐黏液性肿瘤切除阑尾。

（凌小婷　卢淮武）

第十一章

卵巢癌、输卵管癌和原发性腹膜癌

卵巢癌是全球第七大女性恶性肿瘤。在发达国家,卵巢癌发病率位居女性恶性肿瘤第五位。卵巢癌包括多种病理类型,其中以上皮性癌最为常见,约占恶性卵巢肿瘤总数的 90%。在美国,上皮性卵巢癌的致死率位居妇科恶性肿瘤首位;在我国,来自 2015 年的统计数据,每年卵巢癌新发病例约为 5.21 万例,每年因卵巢癌死亡约 2.25 万例,在笔者科室收治的妇科恶性肿瘤病例中,卵巢癌患者数位居第 3 位,其中上皮性卵巢癌占 61%。

一、病因和病理

(一)病因

与卵巢癌相关的流行病学危险因素包括高龄初产(年龄 >35 岁)、不生育、使用激素治疗、盆腔炎性疾病,接受辅助生殖并使用促排卵则会增加发生交界性卵巢肿瘤的风险。相反,初产年龄 <25 岁、使用口服避孕药、母乳喂养、早绝经则可降低卵巢癌的发生风险。值得注意的是,约 5%~10% 的卵巢癌(包括输卵管癌和腹膜癌)与遗传因素有关,目前较确定的危险因素包括三类:①*BRCA1* 和 / 或 *BRCA2* 基因突变(20%~50% 与 *BRCA1* 突变相关、20% 与 *BRCA2* 突变相关)。携带上述基因先天突变的患者发生

卵巢癌的风险显著增加,这些患者多较年轻,中位年龄为40~50 岁。②错配修复基因遗传性突变。携带突变基因的患者发生 Ⅱ型 Lynch 综合征(出现结肠癌、子宫内膜癌和卵巢癌)的风险显著增加,出现卵巢癌时则以子宫内膜样腺癌和透明细胞癌最为常见。③ *ARID1* 基因遗传性突变。这些患者出现卵巢癌时,以透明细胞癌和子宫内膜样腺癌最为常见。与卵巢癌相关的环境因素目前尚不确定。

(二)病理学

按照 WHO 分类标准,卵巢肿瘤的组织学类型可分为上皮性肿瘤、生殖细胞肿瘤、性索间质瘤、脂质细胞瘤、性腺母细胞瘤、非卵巢特异性软组织肿瘤(肉瘤、淋巴瘤等)、未分化肿瘤、转移性肿瘤和瘤样病变。

WHO 将上皮性卵巢肿瘤(包括输卵管癌和腹膜癌)分为浆液性、黏液性、子宫内膜癌样、透明细胞、Brenner 瘤、未分化(该类肿瘤分化极差,无法归类于其他类别)、混合型(至少包括上述 5 种肿瘤类型中的 2 种,报告时需要明确其类型)、腹膜癌(卵巢和输卵管并非原发部位,仅属于间接受累)。明确肿瘤组织学类型后还需对肿瘤分化程度进行分级(该分级方式不适用于非上皮性肿瘤),分为:Gx(无法分级)、G1(高分化)、G2(中分化)、G3(低分化)。

《FIGO 2018 妇癌报告》将上皮性卵巢癌主要分为如下5 种类型(表 11-1)。这 5 种类型包括了 98% 的上皮性卵巢癌。按照发病率高低,依次为:高级别浆液性癌 >70%;子宫内膜样癌 10%;透明细胞癌 10%;黏液性癌 3%~4%;低级别浆液性癌 <5%。

生殖细胞肿瘤按照组织学类型分为无性细胞瘤、胚胎癌、多胚瘤、畸胎瘤(未成熟;成熟;成熟伴癌变,包括鳞癌、类癌、神经外胚瘤、恶性甲状腺肿等)、胚外分化(绒毛膜癌、内胚窦瘤,后者也称为卵黄囊瘤)。

性索间质肿瘤的分类方法如表 11-2 所示。

表 11-1 上皮性卵巢癌的主要类型

	高级别浆液性癌	低级别浆液性癌	黏液性癌	子宫内膜样癌	透明细胞癌
确诊时肿瘤期别	晚期	早期或晚期	早期	早期	早期
可能的癌前病变/组织来源	卵巢表面上皮包含体腺体化生/输卵管伞	浆液性交界性肿瘤	腺瘤-交界性肿瘤-癌;畸胎瘤	子宫内膜异位症,腺纤维瘤	子宫内膜异位症,腺纤维瘤
遗传易感性	BRCA1/2	不详	不详	HNPCC	不详
分子学异常	P53 和 pRb 通路	BRAF 或 K-ras	K-ras	PTEN, β-catenin, ARID1A, PIK3CA, K-ras, MI	HNF-1β, ARID1A, PIC3CA
增生情况	高	低	中度	低	低
化疗敏感性	80%	26%~28%	15%	不详	15%
预后	差	尚可	尚可	尚可	一般

表 11-2 卵巢性索间质肿瘤组织学分类

颗粒细胞瘤	
• 成年型	恶性
• 幼年型	恶性
卵泡膜细胞瘤	
• 典型卵泡膜细胞瘤	良性
• 黄素化卵泡膜细胞瘤	具有恶性潜能
• 分裂指数增加型卵泡膜细胞瘤	具有恶性潜能
纤维瘤	
• 富细胞型纤维瘤	具有恶性潜能
• 分裂指数增加性富细胞型纤维瘤	具有恶性潜能
• 纤维肉瘤	恶性
• 间质肿瘤伴有少量性索成分	良性
• 硬化型间质肿瘤	良性
• 印戒细胞型间质肿瘤	良性
• 未分类型	具有恶性潜能
支持细胞 - 间质细胞瘤（睾丸母细胞瘤）	
• 高分化型	具有恶性潜能
• 中分化型	恶性
• 低分化型	恶性
• 包含异质成分的支持细胞 - 间质细胞瘤	恶性
支持细胞瘤	具有恶性潜能
睾丸间质细胞瘤	良性
间质细胞 - 睾丸间质细胞瘤（stromal-leydig cell tumor）	良性
环管状性索细胞瘤	恶性
黑斑息肉综合征（Peutz-Jeghers syndrome）相关性微环管型性索间质瘤	良性
两性母细胞瘤	恶性 / 具有恶性潜能
未分类型	具有恶性潜能
甾体细胞瘤	恶性

二、临床表现

(一) 症状

早期卵巢癌常无症状,多数患者常因体检时发现盆腔包块或自己触及肿物而就诊。提示可能存在卵巢癌的症状包括腹胀、盆腔或腹部疼痛、进食困难、容易出现饱胀感、尿频、尿急、月经紊乱,如果这些症状出现时间超过每月 12 天,则更需警惕卵巢癌。

卵巢癌患者的症状以及其轻重程度与肿瘤大小、位置、侵犯周围器官的程度、肿瘤组织学类型以及有无并发症有关。如果为功能性肿瘤,则会产生相应雌激素或雄激素过多症状。晚期患者则会出现消瘦、严重贫血等恶病质表现。

(二) 体征

肿物较大时,腹部体检可触及下腹部包块,若大网膜受累,则可在上腹部触及实性饼状肿物。晚期患者存在锁骨上淋巴结、腹股沟淋巴结、腋窝淋巴结肿大,如果存在大量腹水则会出现移动性浊音和液波震颤,三合诊时可在子宫直肠窝触及质硬结节。盆腔包块多为实性或囊实性,可呈分叶状,表面凹凸不平,不活动。

三、诊断

由于卵巢位于盆腔,位置较深,而且缺乏有效的早期筛查手段,早期诊断困难,约 70% 的卵巢癌患者确诊时已是疾病晚期。临床上出现胃肠道症状,检查发现盆腔包块,肿瘤标志物升高,影像学检查囊内有乳头等情况要高度怀疑卵巢癌。确诊最终需要通过手术标本获得组织学证据确诊,如怀疑晚期病例,无法手术的患者,可以用细针穿刺或者腹水细胞学检查或组织学证据确诊。

四、分期

采用 FIGO 2013 卵巢癌手术病理分期标准(表 11-3)。

表 11-3 2013 年 FIGO 卵巢癌、输卵管癌和原发腹膜癌 手术 - 病理分期

I	肿瘤局限于卵巢或输卵管
IA	肿瘤局限于单侧卵巢(包膜完整)或输卵管;卵巢和输卵管表面无肿瘤;腹水或腹腔冲洗液中无癌细胞
IB	肿瘤局限于双侧卵巢(包膜完整)或输卵管;卵巢和输卵管表面无肿瘤;腹水或腹腔冲洗液中无癌细胞
IC	肿瘤局限于单侧或双侧卵巢或输卵管,同时存在以下任意一种情况:
IC_1	手术导致肿瘤破裂
IC_2	手术前包膜破裂或卵巢、输卵管表面存在肿瘤
IC_3	腹水或腹腔冲洗液中发现癌细胞
II	肿瘤累及一侧或双侧卵巢或输卵管并有盆腔扩散,或为原发性腹膜癌
IIA	肿瘤蔓延至或种植到子宫和 / 或输卵管和 / 或卵巢
IIB	肿瘤蔓延至其他盆腔组织
III	肿瘤累及单侧或双侧卵巢、输卵管或原发性腹膜癌,伴有细胞学或组织学证实的盆腔外腹膜转移或证实存在腹膜后淋巴结转移
IIIA	肉眼下肿瘤局限于真骨盆,淋巴结无转移,但显微镜下见腹腔腹膜转移,或组织学证实存在小肠或肠系膜转移
IIIA1	仅有腹膜后淋巴结阳性(细胞学或组织学证实)

续表

ⅢA1（i）	转移灶最大直径≤10mm
ⅢA1（ii）	转移灶最大直径>10mm
ⅢA2	镜下发现盆腔外腹膜受累,伴或不伴腹膜后阳性淋巴结
ⅢB	肉眼可见的盆腔外腹膜转移,最大直径≤2cm,伴或不伴腹膜后阳性淋巴结
ⅢC	肉眼可见的盆腔外腹膜转移,最大直径>2cm,伴或不伴腹膜后阳性淋巴结(包括肿瘤蔓延至肝包膜和脾,但无脏器实质受累)
Ⅳ	除腹膜以外的远处转移
ⅣA期	胸水中发现癌细胞
ⅣB期	腹腔外器官发生实质转移(包括腹股沟淋巴结和腹腔外淋巴结)

五、患者门诊分流

卵巢癌患者门诊首诊时多以发现附件肿物为主诉,对于有手术指征的患者需收入院,其他患者可暂时在门诊随访。

门诊就诊时,接诊医生需要详细记录查体结果,重点描述肿物的大小、质地、边界、形态、位置、活动度、有无压痛、三合诊直肠子宫陷凹有无结节、锁骨上淋巴结状态。特别需要注意询问患者的家族史。

门诊可选择的辅助检查如下(如门诊无检查,住院后需完善):

1. 盆腔彩超或盆腔 MR,考虑为畸胎瘤时可行盆腔 CT。

2. 肿瘤标志物组合(CA125、CA19-9、CEA、HE4、AFP、hCG、乳酸脱氢酶[LDH]、卵巢癌 ROMA 指数)。其他可选

择的标志物为鳞状细胞癌抗原(SCCA)、雌二醇(E_2)、抑制素。其中,CA125、HE4 为浆液性癌标志物;CA19-9、CEA 为黏液性癌标志物,若升高需排除胃肠道转移癌;AFP 为卵黄囊瘤特异性标志物、LDH 为无性细胞瘤特异性标志物。卵巢肿瘤含有鳞癌成分 SCCA 可升高。雌二醇 E_2、抑制素为颗粒细胞瘤特异性标志物。

3. 若有胃肠道症状,CA125 和 HE4 不高,CEA 或 CA19-9 升高者,需做胃镜和结肠镜检查以排除消化道肿瘤转移至卵巢。

4. 卵巢增大或卵巢囊肿有下列指征者,应收入院行腹腔镜检查或剖腹探查:

(1) 卵巢实性肿块。

(2) 卵巢囊肿直径 >8cm。

(3) 青春期前和绝经后期。

(4) 生育年龄正在口服避孕药。

(5) 囊肿持续存在超过 2 个月。

六、卵巢癌的初始治疗

卵巢癌总体以手术治疗为主,化疗为辅。早期患者行卵巢癌全面分期手术,部分早期患者可以行保留生育功能的分期手术,术后根据病理分期确定是否化疗。晚期患者行卵巢癌细胞减灭术,尽量切除肉眼可见病灶,使残留病灶最好达到肉眼无残留,尽量小于 1cm,术后再行化疗。如疾病较晚期无法手术,可以通过细针穿刺或腹水细胞学获得病理组织学证据确诊,先行 3 疗程新辅助化疗后再进行间歇性肿瘤细胞减灭术,术后再予化疗。

(一)辅助检查

如门诊未完善如下检查,术前需完善:

1. **常规检查项目**　血型、血常规、尿常规、大便常规、肝肾功能、血脂生化、乙肝、丙肝、梅毒、HIV、妇科肿瘤标志物（CA125、CA19-9、CEA、HE4、AFP、LDH、hCG）、宫颈细胞学刮片、胸片、心电图、盆腔 B 超、泌尿系 B 超、上腹部 B 超及盆腔 MRI。

2. 可选择检查项目

（1）上腹部 MRI：可了解子宫、附件及盆腔淋巴结、肝、脾、肾等器官和腹主动脉旁淋巴结有无转移。

（2）PET-CT：考虑晚期疾病有远处转移、经济条件许可时选用。

（二）手术治疗

1. 术前医嘱 详见第十八章"妇科肿瘤患者围术期处理"。

2. 手术治疗的总原则

（1）下腹正中直切口的开腹手术可用于全面分期手术、初始减瘤术和间歇性减瘤术或二次减瘤术。

（2）术中冷冻病理检查有助于选择手术方案。

（3）在经选择的患者，有经验的手术医师可以选择腹腔镜完成手术分期和减瘤术。

（4）对于考虑肿瘤处于早期的患者，完整切除肿瘤极为重要，应避免细针穿刺，而对于无法接受腔镜或开腹手术的患者，通过细针穿刺取得病理学诊断极为重要。

（5）如果腹腔镜减瘤术不理想，必须中转开腹。

（6）腹腔镜有助于评估初治和复发患者能否达到最大程度减瘤术；如果经评估不能达到满意的减瘤术，可以考虑新辅助化疗。

（7）推荐由妇科肿瘤医师完成手术。

（8）手术记录必须及时完成，应包括以下内容：减瘤术前盆腔，中腹部，上腹部原发疾病的范围；描述减瘤术后残留病灶的数量；描述完整或不完整切除，如果完整切除，记录病灶的大小和数目；如果不完整切除，记录是粟粒状病灶还是小病灶。

3. 初治浸润性上皮性卵巢癌局限于卵巢或盆腔的手术步骤

（1）进入腹腔后，抽吸腹水或腹腔冲洗液行细胞学检查。

（2）对腹膜表面进行全面诊视，可能潜在转移的腹膜组织或粘连组织都要切除或病理活检；如果没有可疑病灶，则需进行腹膜随机活检并至少包括双侧盆腔、双侧结肠旁沟、膈下（也可使用细胞刮片进行膈下细胞学取样和病理学检查）。

（3）切除子宫和双附件，手术过程必须尽力完整切除肿瘤并避免肿瘤破裂。

（4）需要保留生育功能的患者，在符合适应证的前提下可考虑行单侧附件切除术或双侧附件切除术。

（5）切除大网膜。

（6）行主动脉旁淋巴结切除术时，需将位于下腔静脉和腹主动脉表面及两侧的淋巴脂肪组织全部切除，上界至少达到肠系膜下动脉水平，最好达到肾血管水平。

（7）盆腔淋巴结切除术最好一并切除两侧髂总血管表面和外侧、髂内外血管表面和内侧的淋巴脂肪组织及至少闭孔神经前方的闭孔窝淋巴脂肪组织。

4. 初治浸润性上皮性卵巢癌累及盆腔和上腹部的手术步骤

（1）肿瘤细胞减灭术力求使残余肿瘤病灶直径 <1cm，最好切除所有肉眼可见病灶，即达到 R0 切除。

（2）取腹水或腹腔冲洗液进行细胞学检查，切除肿瘤累及的所有大网膜。

（3）切除能够切除的肿大或者可疑淋巴结。临床阴性的淋巴结不需要切除（2019 指南推荐）。

（4）盆腔外肿瘤病灶≤2cm 者（即ⅢB 期）必须行双侧盆腔和主动脉旁淋巴结切除术（2018 指南推荐）。

（5）为达满意的减瘤术，可根据需要切除肠管、阑尾、脾脏、胆囊、部分肝脏、部分胃、部分膀胱、胰尾、输尿管及剥除膈肌和其他腹膜。

（6）部分上皮性卵巢癌或腹膜癌的患者经过减瘤术后残余小病灶，可以考虑在初次手术时放置腹腔化疗导管以便术后进行腹腔化疗。

5. 侵袭性上皮性卵巢癌新辅助化疗后间歇性减瘤术（中间型细胞减灭术）

（1）与初次肿瘤细胞减灭术相同，间歇性减瘤术也必须尽力达最大的减瘤效果，尽力切除腹部、盆腔和腹膜肉眼可见的病灶。推荐由妇科肿瘤医师施行。

（2）在≤4疗程新辅助化疗后反应良好或者疾病稳定的患者是包括全宫双附件切除和分期手术的间歇性减瘤术的适应证。何时手术并没有前瞻性研究证据，可以根据患者个体因素而定。推荐新辅助化疗3程后接受手术，但是也可以根据妇科肿瘤医生的临床判断，在4~6疗程化疗后再手术。

（3）必须探查所有腹膜表面，任何可疑潜在转移的腹膜表面或粘连都必须选择性的切除或活检。

（4）必须切除大网膜。

（5）如果可能，可疑和/或增大的淋巴结必须切除。

（6）为达满意的减瘤术，可根据需要切除肠管、阑尾、剥除膈肌、其他腹膜、脾脏、胆囊、部分肝脏、部分胃、部分膀胱、胰尾、输尿管和/或远端胰腺。

6. 淋巴结切除术相关注意事项

（1）早期患者的全面分期手术，需要进行系统性盆腔和腹主动脉旁淋巴结切除术。盆腔淋巴结切除术的范围包括髂内外血管表面和内侧的淋巴脂肪组织、闭孔窝内位于闭孔神经前方的淋巴脂肪组织和髂总血管周围的淋巴脂肪组织。行腹主动脉旁淋巴结切除术时，需要将位于下腔静脉和腹主动脉表面及两侧的淋巴脂肪组织完整切除，上界需要至少达到肠系膜下动脉水平,最好达到肾血管水平。

(2) ⅢB~Ⅳ期患者,系统性盆腔和腹主动脉旁淋巴结切除可略延长患者的无进展生存期,但与只切除肿大淋巴结相比,系统切除淋巴结并不能延长患者的总生存期。对这些患者术中仅需切除增大的淋巴结。

(3) 对于接受间歇性细胞减灭术的患者,已有前瞻性随机对照试验证实全面系统切除盆腔和腹主动脉旁淋巴结并不改善患者的预后,因此,建议术中只切除肿大淋巴结。

(4) FIGO 2018 指南指出对于无肉眼转移灶或未触及转移灶的患者,可选择性行盆腔和主动脉旁淋巴结切除术,单侧肿瘤至少切除同侧淋巴结。该指征适用于对极度肥胖、一般情况差不能耐受长时间手术者。

(5) 对于交界性卵巢肿瘤患者,系统切除淋巴结和大网膜有助于发现更晚期的患者,但不会影响患者的预后。故对于交界性肿瘤可仅切除增大的淋巴结和大网膜。

(6) 性索间质肿瘤可以不切除淋巴结。

(7) 早期儿童/青春期生殖细胞肿瘤可以不切除淋巴结。

7. 特殊情况

(1) 卵巢癌保留生育功能的指征:透明细胞癌仅ⅠA和ⅠB期可保留生育功能;其他类型上皮性卵巢癌Ⅰ期、分化为 G1~G2 可保留生育功能;所有交界性卵巢肿瘤均可保留生育功能;所有期别生殖细胞均可保留生育功能;Ⅰ期性索间质肿瘤患者可保留生育功能。保留生育功能指保留子宫和单侧附件切除术或双侧附件切除术仅保留子宫。

1) 保留生育功能者必须完成全面分期手术(手术原则同上)以评估病变范围,对于需要保留生育功能的恶性生殖细胞肿瘤、恶性性索间质瘤患者,分期术中可不切除淋巴结。

2) 对于交界性肿瘤患者,对于Ⅰ期、有生育要求的患者,若术中排除了对侧卵巢转移,可行患侧附件切除术;若患者之前已切除了卵巢,现在只剩一侧卵巢或目前双侧卵巢有交界性肿瘤,可考虑行卵巢部分切除术或卵巢肿瘤剔除术。淋巴切除可能会增加盆腔粘连的可能,导致不孕,因此,保留生育功能的交界性肿瘤患者可以不行淋巴结切除术。有转移者应行肿瘤减灭术。

3) 对保留的正常卵巢进行楔形活检可能导致不孕,因此,不推荐对保留生育功能患者保留的卵巢行楔形活检。

4) 腹腔化疗增加盆、腹腔粘连的发生率,影响以后的生育功能,对保留生育功能又需化疗的患者,推荐采用静脉化疗,不推荐腹腔化疗。

(2) 黏液性肿瘤:原发浸润性黏液性卵巢肿瘤并不常见。因此,必须对患者上下消化道进行全面评估以排除消化道肿瘤转移至卵巢。怀疑或确诊为卵巢黏液性肿瘤者必须切除阑尾。

(3) 二次减瘤术:初次化疗结束后 6~12 个月后复发、病灶孤立可以完整切除或病灶局限、无腹水是二次减瘤术的适应证。鼓励患者参加临床试验以评估二次减瘤术是否能真正获益。

(4) 辅助性姑息手术:对接受姑息治疗的晚期卵巢癌患者,可能需要行以下辅助性手术:腹腔穿刺术 / 留置腹膜透析导管;胸腔穿刺术 / 胸膜融合术 / 胸腔镜下留置胸腔导管;放置输尿管支架 / 肾造瘘术 / 胃造瘘术 / 放置肠道支架 / 手术缓解肠梗阻。

(5) 既往已接受手术但手术分期不全面的上皮性卵巢癌患者:若患者已接受不完整的分期手术(指子宫、附件、大网膜未切除、淋巴结切除不全、分期记录不完整、有可能被切除的残留病灶、术后肿瘤发生浸润的风险),需先进行下列检查:了解家族史、推荐基因检测、胸部 CT 或 X 线、血常规和包括肝功能的生化检查、病理会诊、超声和 / 或有指征时腹部 / 盆腔 CT、CA125 等肿瘤标志物测定、转移病灶的病理活检。应根据肿瘤的期别和分化程度确定后续处理方案。疑为ⅠA 或ⅠB 期的 G1(或低级别)患者,可完成全面分期手术;疑为ⅠA 或ⅠB 期的 G2(非浆液性癌)患者,可选择:①无残留病灶者,可选择完成手术分期或不手术行 6 疗程化疗。②有残留病灶者须切除肿瘤及完成分期手术。ⅠA 或ⅠB 期高级别癌(或 G3)、透明细胞癌和ⅠC 期患者,有残留病灶者须完成手术分期,无残留病灶者可化疗 6 疗程或完成手术分期。所有Ⅱ~Ⅳ期患者,有可能切除的残留病灶行减瘤术。有残留病灶估计无法切除者先化疗,在第 4 次化疗前评估能否行间歇性减瘤术。

(6) 既往已接受手术但手术分期不全面的交界性肿瘤患者:如无生育要求且无浸润性种植(或无法确定有无浸润性种植),可行全面分期手术或观察。无生育要求但存在浸润性种植,可进行全面分期手术,也可进行观察或参照上皮性卵巢癌进行治疗。如有生育要求且无浸润性种植(或无法确定有无浸润性种植),可观察或行保留生育功能的分期手术。如有生育要求且存在浸润性种植,可行保留生育功能的分期手术或观察或按照上皮性卵巢癌进行治疗。

(7) 既往已接受手术但手术分期不全面的恶性生殖细胞肿瘤患者:先行必要的影像学检查。若为无性细胞瘤和 G1 未成熟畸胎瘤,影像学和肿瘤标志物均异常者,需保留生育功能者行保留生育功能的全面分期手术,不需要保留生育功能者行全面分期手术,术后可随访;影像学阴性、肿瘤标志物阳性或阴性,均可以考虑观察(2B 类)。若为胚胎性肿瘤、卵黄囊瘤、G2~3 未成熟畸胎瘤和混合性肿瘤,影像学和肿瘤标志物均异常者,需保留生育功能者行保留生育功能的全面分期手术,不需要保留生育功能者行全面分期手术和减瘤术,术后加化疗,也可以直接选择化疗而不手术。

(8) 对于儿童 / 青少年卵巢恶性生殖细胞肿瘤患者:综合美国 / 中国 /WHO/NCCN 的定义,将 0~14 岁患者定义为儿童,15~19 岁患者定义为青少年,>19 岁定义为成人。早期患者在全面探查基础上可仅切除患侧卵巢,IA/IB 期完整切除卵巢后可密切随访;双侧肿瘤可考虑剔除 + 化疗,但复发风险增加;关于儿童 / 青少年甚至细胞肿瘤能否仅行剔除术目前并没有相关指南推荐,也无前瞻性试验的证据,仅有小样本量的回顾性的资料,且这些病例多为无性细胞瘤,个别为未成熟畸胎瘤。接受剔除术的患者术后多补充化疗,可疑复发即再次手术切除。因化疗可能带来的近期和潜在远期的副作用,单侧剔除 + 化疗不如单侧附件切除不化疗。

8. 腹腔镜在卵巢癌手术中的作用

(1) 有证据显示,对于早期卵巢癌患者(病变局限在盆腔特别是局限于附件),由有经验的妇科肿瘤医师通过腹腔镜进行手术是可行的且不影响患者的预后。考虑到腔镜操作的局限性,选择合适的患者进行腔镜手术极为关键。特别强调腔镜手术时要完整切除并取出肿瘤,避免医源性"升分期"。在腔镜手术过程中,如果发现无法达到满意减灭,及时中转开腹是有必要的。

(2) 腹腔镜在卵巢癌治疗中的优势在于初治细胞减灭术可行性的评估,有助于判断是否给予新辅助化疗。目前已有多种腔镜评分系统帮助评价初治达到 R0 切除的可能性,逸仙妇瘤推荐 Fagotti 评分(表 11-4)。

表 11-4　Fagotti 评分表

内容	评分
大网膜上至胃大弯全部受累	2
腹膜病灶呈粟粒样且不可切除	2
膈肌 1/2 以上面积被肿瘤浸润	2
肝脏表面可见任何大小病灶	2
胃壁可见任何病灶	2
肠系膜根部可见病灶并挛缩	2
肠管表面可见病灶或评估后需要切除	2

注：无法完成满意细胞减灭术的可能性：≥0 分 58.5%、≥2 分 64.2%、≥4 分 72.7%、≥6 分 90%、≥8 分 100%。对于评分达到 8 分的患者，推荐先给予新辅助化疗

9. 针对 BRCA/HBOC 综合征患者的降低患卵巢癌风险的附件切除术方案

（1）行微创腹腔镜手术。

（2）探查上腹部、肠管表面、大网膜、阑尾和盆腔器官。

（3）对任何异常的腹膜进行活检。

（4）抽取盆腔冲洗液进行细胞学检查（50ml 生理盐水灌注后立即送检）。

（5）行双附件切除术，切除卵巢悬韧带 2cm，完整切除输卵管达宫角部，切除卵巢和输卵管周围所有的腹膜，特别是在输卵管和 / 或卵巢与盆壁之间粘连的腹膜。

（6）使用无损伤器械处理输卵管和卵巢，以防止细胞剥落。

（7）使用取物袋将输卵管和卵巢从盆腔取出。

（8）卵巢和输卵管必须进行分段取材病理检查。

（9）如发现有隐匿恶性疾病或确诊浆液性输卵管上皮内癌（STIC），转诊至妇科肿瘤专科。

（10）单纯输卵管切除的预防作用还没有被证实，术后

仍有发生卵巢癌的风险。如果决定实施该手术,须完整切除整条输卵管包括输卵管伞端至进入子宫的部分。输卵管切除方法和术后评估如上述。在绝经前妇女,双侧附件切除术可以降低患乳腺癌的风险,但具体降低多少未明确。

(三) 术后医嘱

详见第十八章"妇科肿瘤患者围术期处理"。

(四) 卵巢癌化疗

首次住院手术后,根据病理结果进行手术病理分期,需要化疗的患者完成第一次化疗后再出院。

1. 化疗总原则

(1) 鼓励卵巢癌、输卵管癌或腹膜癌患者在诊断和治疗都参与临床试验。

(2) 在任何初始治疗之前,有生育要求需要行保留生育功能者必须转诊至合适的生殖专家,讨论系统治疗的目标。

(3) 开始化疗前,确保患者的一般状态和器官功能可耐受化疗。

(4) 应密切观察和随访化疗患者,及时处理化疗过程中出现的各种并发症。化疗期间监测患者的血常规及生化指标。需要根据化疗过程中出现的毒性反应和治疗目标对化疗方案及剂量进行调整。

(5) 化疗结束后,需要对治疗效果、后续治疗及远期并发症的可能性进行评估。

(6) 由于缺乏有效的证据,对于化疗药物敏感试验,仍不能根据这些检测结果来改变现行的标准化疗方案。不主张采用体外药敏试验方法来选择化疗药物。

2. 初治卵巢癌、输卵管癌及原发腹膜癌术后辅助化疗

(1) 一线化疗原则:

1) 如果患者需要化疗,须告知患者目前有多种化疗方式可供选择,包括静脉化疗、静脉联合腹腔化疗以及其他处于临床试验阶段的化疗方案(包括不同剂量和给药方案)。

2）选择联合静脉和腹腔化疗者，有必要告知患者与单独进行静脉化疗相比，联合化疗的毒性反应如骨髓抑制、肾脏毒性、腹痛、神经毒性、消化道毒性、代谢系统毒性和肝脏毒性的发生率和/或严重程度会更明显。

3）选择顺铂腹腔化疗和紫杉醇腹腔化疗/静脉化疗的患者肾功能必须正常，对腹腔/静脉化疗方案的后续毒性有良好的耐受性，同时不能有在化疗过程中会明显恶化的内科疾病（如既往存在神经病变）。

4）患者每次使用顺铂前后都必须进行水化，通过足够的静脉补液来减少肾毒性。每一疗程化疗结束后，必须对患者进行仔细检查以明确是否存在骨髓抑制、脱水、电解质紊乱、重要器官毒性反应（如肝脏和肾脏）和其他毒性反应。患者化疗结束后常需在门诊接受静脉补液以防止或治疗脱水。

5）化疗医师需详细了解化疗的毒性反应、化疗药物的剂量、给药方式、疗程数和剂量调整方法。

（2）初治后辅助化疗适应证：

1）上皮性卵巢癌：

a）浆液性腺癌患者，低级别患者，ⅠA 和ⅠB 期可以观察，ⅠC 期患者可以选择观察或化疗或内分泌治疗。Ⅱ期以上均需要化疗；G3 高级别患者，无论期别如何均需要接受化疗。

b）卵巢原发子宫内膜样腺癌患者，G1 级ⅠA 和ⅠB 期观察，ⅠC 期可以考虑观察或化疗或内分泌治疗。G2 级ⅠA 和ⅠB 期观察或化疗，ⅠC 期需要化疗；G3 患者，无论期别如何均需要接受化疗。Ⅱ期以上患者均需化疗。

c）任何期别的卵巢透明细胞癌、卵巢癌肉瘤都需要化疗。

d）卵巢黏液性癌：ⅠA~ⅠB 观察，ⅠC 观察或化疗，Ⅱ期以上均给予化疗。

2) 交界性肿瘤:无浸润性种植时均可选择随访,有浸润性种植可随访或按低级别浆液性癌处理,对于有浸润性种植或大量残留交界性病灶时可给予化疗。

3) 卵巢恶性生殖细胞肿瘤:接受完整分期手术,NCCN指南推荐I期且分化为 G1 的未成熟畸胎瘤、I期无性细胞瘤患者可不接受化疗,除此外其他患者均需化疗。对于无性细胞瘤,FIGO 指南则指出仅IA 期患者可不接受化疗。根据多项研究的结果,肿瘤破裂不行化疗复发的风险较高。逸仙推荐所有IC 期肿瘤的患者均建议补充化疗。另外,因儿童 / 青少年生殖细胞肿瘤的预后相对较好,而且化疗对这个年龄段的危害更大,因此化疗指征要更加严格。对于儿童 / 青少年的未成熟型畸胎瘤,IA 和IB 期 G2~G3 可以选择观察或化疗。儿童 / 青少年的胚胎癌、卵黄囊瘤,IA、IB 期可以选择密切随访,IC 期需补充化疗。使用 BEP 化疗方案可不用或减少博莱霉素剂量;已有初潮者化疗期间可考虑 GnRH-a 保护卵巢。详见后述"逸仙推荐"。

4) 卵巢恶性性索间质肿瘤:按照上文所述接受完整分期手术且期别为I期的低危性患者可不接受化疗,中危(肿瘤中包含异质性成分)和高危(肿瘤直径 >10cm、包膜破裂或为低分化)患者可选择化疗,也可选择观察。II ~ IV期均需化疗。部分病灶局限的患者可选择放疗。

5) 腹腔化疗的适应证:II ~ IV期上皮性卵巢癌,如果术后残留肿瘤直径≤1cm,可选择腹腔化疗。

3. 初治推荐的一线化疗方案

(1) I期:

1) 紫杉醇 175mg/m^2 静脉滴注 >3 小时,卡铂 AUC5-6 静脉滴注 >1 小时,每 3 周 1 次,3~6 疗程(首选)。

2) 卡铂 AUC 5 静脉滴注 >1 小时 + 聚乙二醇脂质体多柔比星 30mg/m^2,每 4 周 1 次,3~6 疗程。

3) 多西他赛 60~75mg/m^2 静脉滴注 >1 小时,卡铂

AUC5-6 静脉滴注 >1 小时,每 3 周 1 次,6 疗程。

(2)Ⅱ~Ⅳ期:

1)腹腔化疗(IP)/静脉化疗(IV)方案

第 1 天:紫杉醇 135mg/m² 持续静脉滴注 >3 小时或 >24 小时。

第 2 天:顺铂 75~100mg/m² 腹腔化疗。

第 8 天:紫杉醇 60mg/m² 腹腔化疗。

每 3 周 1 次,6 疗程。

2)静脉化疗方案:

a)紫杉醇 175mg/m² 静脉滴注 >3 小时,卡铂 AUC 5-6 静脉滴注 >1 小时,每 3 周 1 次,6 疗程。

b)剂量密集:紫杉醇 80mg/m² 静脉滴注 >1 小时,第 1、8、15 天各一次,卡铂 AUC 6 静脉滴注 >1 小时,每 3 周 1 次,6 疗程。

c)紫杉醇 60mg/m² 静脉滴注 1 小时,卡铂 AUC 2 静脉滴注 >30 分钟,每周 1 次共 18 周。此方案主要适用于年老的患者及一般状态不良者。

d)多西他赛 60~75mg/m² 静脉滴注 >1 小时,卡铂 AUC 5-6 静脉滴注 >1 小时,每 3 周 1 次,6 疗程。

e)卡铂 AUC5,聚乙二醇脂质体多柔比星 30mg/m²,每 4 周 1 次,6 疗程。

f)ICON-7 和 GOG-218 推荐的包括贝伐珠单抗方案:

● 方案 1:紫杉醇 175mg/m² 静脉滴注 >3 小时,卡铂 AUC 5-6 静脉滴注 >1 小时,贝伐珠单抗 7.5mg/kg 静脉滴注 >30~90 分钟,每 3 周 1 次,5~6 疗程,之后单用贝伐珠单抗 12 个疗程。

● 方案 2:紫杉醇 175mg/m² 静脉滴注 >3 小时,卡铂 AUC 5-6 静脉滴注 >1 小时,每 3 周 1 次,6 疗程,第 2 疗程第 1 天开始使用贝伐珠单抗 15mg/kg 静脉滴注 >30~90 分钟,每 3 周 1 次,总共用 22 疗程。

（3）老年人（>70 岁）和 / 或有合并症者的初治可用的化疗：老年人和有合并症患者可能不能耐受指南推荐的联合化疗方案。根据临床判断和对治疗耐受性的期望值，下列静脉方案可能适合Ⅰ~Ⅳ期老年人卵巢癌患者（包括癌肉瘤、透明细胞癌、黏液性癌、低级别浆液性癌）：①卡铂 AUC 5 每 3 周 1 次；②紫杉醇 $135mg/m^2$+ 卡铂 AUC 5 每 3 周 1 次；③紫杉醇 $60mg/m^2$ Ⅳ>1 小时，卡铂 AUC 2 Ⅳ>30 分钟，每周 1 次，共 18 次。

（4）少见病理类型的化疗：

1）癌肉瘤（MMMT）：以上推荐上皮癌 IP/IV 方案，卡铂 / 异环磷酰胺，顺铂 / 异环磷酰胺，紫杉醇 / 异环磷酰胺（2B 类）。

2）透明细胞癌：以上推荐上皮癌 IP/IV 方案。卵巢透明细胞癌具有明显的地域性，欧美国家卵巢癌患者中该类型患者占 10%，而亚洲特别是日本患者中，该病例类型所占比例较高，日本卵巢癌患者中该病患者占 24%。因此，多数针对该病理类型的研究由日本学者开展，日本学者提出可使用顺铂联合伊立替康方案作为卵巢透明细胞癌的一线治疗方案。

3）黏液性癌：以上推荐上皮癌 IP/IV 方案，5-Fu/ 甲酰四氢叶酸 / 奥沙利铂，卡倍他滨 / 奥沙利铂。

4）交界性上皮肿瘤和 G1（低级别）浆液性 / 内膜样癌：以上推荐上皮癌 IP/IV 方案，内分泌治疗［芳香化酶抑制（如 阿那曲唑、来曲唑、依西美坦），醋酸亮丙瑞林，他莫昔芬］（2B 类）。

5）恶性生殖细胞肿瘤：

a）BEP（博来霉素，依托泊苷，顺铂）：

博来霉素：30U/ 周。

依托泊苷：$100mg/m^2$ 共 5 天；顺铂：$20mg/m^2$ 共 5 天。

每 21 天为一疗程，低危者用 3 疗程（2B 类），高危患者用 4 疗程。低危型患者需要同时满足以下条件 (IGCCC 标准):原发部位为卵巢或腹膜后器官、除肺外无其他器官转移、AFP<1 000ng/ml、hCG<5 000U/L、LDH<1.5 倍正常参考值上限。

b) 依托泊苷 / 卡铂:部分 IB~Ⅲ 期已手术的无性细胞瘤患者,耐受差需要减少药物毒性的可以用 3 疗程依托泊苷 / 卡铂:卡铂 400mg/m^2 共 1 天 + 依托泊苷 120mg/m^2 共 3 天,每 4 周为 1 疗程,共用 3 疗程。

6)恶性性索间质肿瘤:BEP(2B 类),紫杉醇 / 卡铂 (2B 类)。

4. 新辅助化疗

(1) 患者一般状态差,无法耐受直接手术治疗。

(2) 病灶广泛,经过妇科肿瘤医师通过影像学或腔镜等方法评估,初治手术无法达到满意细胞减灭术或 R0 切除。

(3) 需要注意的是,新辅助化疗前一定要取得肿瘤标本进行病理学诊断。对于无法耐受直接手术治疗的患者可以选择细针穿刺。一般新辅助化疗疗程数≤4 个,逸仙妇瘤推荐为 3 疗程。

(4) 在评估是否行新辅助化疗时,需考虑原发肿瘤的组织学类型和对化疗的初始反应。

(5) 以上推荐用于 Ⅱ~Ⅳ 期的任何静脉化疗方案均可用于间歇性细胞减灭术前的新辅助化疗。

(6) 在间歇性细胞减灭术前使用含贝伐珠单抗的方案须慎重,因为可能会影响手术后伤口的愈合;如果使用了贝伐珠单抗,至少在中间型细胞减灭术前 6 周停药。

(7) 在新辅助化疗和间歇性细胞减灭术后,可选用以上推荐的任何方案(包括静脉和腹腔)继续化疗。

(8) 新辅助化疗和间歇性细胞减灭术后使用腹腔化疗的数据有限。以下是另一个间歇性细胞减灭术后可选择的 IP 方案:紫杉醇 135mg/m^2 静脉滴注 >3 小时,第 1 天,卡铂

AUC 6 IP,第 1 天,紫杉醇 60mg/m^2 IP 第 8 天。

(9) 新辅助化疗加间歇性减灭术后化疗总疗程数至少6疗程,间歇性细胞减灭术后至少化疗 3 疗程,一般来说在肿瘤标志物降至正常后再巩固 2 疗程。

(五) 出院标准

1. 术后恢复好,伤口愈合好,已拔除引流管。

2. 已完成术后化疗者,无严重骨髓抑制或肝肾功能损害表现。

(六) 出院医嘱

1. 若出院时病理结果未回复,请出院 10 天后电话咨询。出院后 1 个月回门诊随诊,以后按期随访。

2. 已行化疗者,每 3 天复查血常规,每周复查肝肾功能,若异常,及时就诊。

3. 对于年轻患者,可予激素替代治疗 / 莉芙敏及补钙等对症治疗。

七、上皮性卵巢癌初治的评估、初治后的随访和维持治疗

(一) 初治的评估

患者在初始治疗(6 个周期化疗)后应接受再次临床评估。如果无疾病进展(临床完全缓解),可观察随访。初治治疗期间部分缓解或出现进展者应接受二线治疗。

(二) 初治完全缓解后的随访

1. **完全缓解的定义**　没有证据提示存在残留病灶,体格检查未发现异常体征、CA125 检测阴性、CT 检查未发现病灶且淋巴结最大直径 <1cm。

2. **随访**　①每 3 个月随访一次,共 2 年,然后 6 个月随访一次,共 3 年,以后每年随访一次;②每次随访时复查原来术前升高的肿瘤标志物,必要时查血常规、肝肾功能、生化;③随访时进行包括盆腔检查在内的体格检查;④必要

时可行胸片、胸部/腹部/盆腔 CT、MRI、PET-CT。

3. **初治结束后的维持治疗**　如果初始化疗包括了贝伐珠单抗,部分或完全缓解者可以继续使用贝伐珠单抗维持治疗。不推荐紫杉醇和帕唑帕尼用于缓解后的维持治疗。推荐有 *BRCA1/BRCA2* 突变的患者用奥拉帕利维持治疗。无 *BRCA1/BRCA2* 突变的患者使用铂化疗后缓解的患者,可考虑奥拉帕利加抗血管生成药物维持治疗。

八、复发性卵巢癌、输卵管癌与腹膜癌的治疗

(一)复发性卵巢癌、输卵管癌与腹膜癌的化疗总原则

1. 详细了解患者既往的所有毒性资料、剂量、化疗方案和剂量调整资料。

2. 必须告知患者以下内容:①可获得的临床试验,包括各种治疗方法的风险和益处,这些与患者先前接受的化疗方案数目有关。②告知患者的自身一般状况、重要器官的功能状态和既往化疗已导致的毒性反应。如有必要,应与患者讨论姑息治疗问题。因为对于部分患者来说,姑息治疗也是一种治疗手段。

3. 推荐所有复发或者未控的患者在开始治疗前进行肿瘤分子检测。验证试验须使用最近的肿瘤组织,在 CLIA 批准的设施中进行。至少包括:BRCA1/2,同源重组通路基因、微卫星不稳定性或 DNA 错配修复。

4. 如果患者既往使用过铂类药物,无论再次使用何种铂类药物,其骨髓毒性的发生率和严重程度都会增加。

5. 如果患者已多次使用卡铂和/或顺铂,再次使用时发生致命性过敏反应的风险会增加。因此,有必要告知患者发生过敏反应的风险、症状和体征;如果发生过敏反应,应由有处理过敏反应经验的医师进行治疗,治疗也应在有条件提供必要医疗设备的医院进行。

6. 医师需要熟练掌握化疗药物的代谢方式(是否通过

肝脏或肾脏进行代谢)并能确定患者适合使用某种药物(如肝肾功能异常的患者可使用哪些药物)。

7. 医师必须熟悉药物不良反应的处理以及适当的减量。

8. 医师需要就所选择的化疗放疗方案与患者及其家庭医师进行讨论,讨论内容包括使用药物和化疗相关毒性反应。对患者进行宣教时,需要使患者了解如何预防和治疗过敏反应及并发症、如何减轻化疗不良反应的严重程度。

(二)卵巢癌初治结束后病变持续、复发的处理

1. 上皮性卵巢癌初治后复发的分类和处理原则

(1) 铂敏感性复发:铂敏感性复发指初治停止化疗≥6个月发生的复发。这些患者可分为影像学/临床复发和生化复发。影像学/临床复发指影像学发现病灶或出现临床症状,生化复发指仅有 CA125 升高但影像学未发现复发灶、无临床症状。如为影像学或临床复发,考虑再次减瘤术后参加临床试验或以铂为基础的联合化疗或支持治疗,通过再次化疗,得到完全缓解者,如果既往用过贝伐珠单抗者继续贝伐珠单抗维持治疗,或考虑尼拉帕尼或奥拉帕利或雷卡帕尼维持治疗。如为生化复发,可以推迟至出现临床复发再治疗或立即开始以铂为基础的联合化疗或支持治疗。影像学/临床复发患者,孤立病灶且估计可完整切除者可进行再次细胞减灭术,术后使用含铂方案进行化疗。

(2) 铂耐药性复发:铂耐药性复发指停止化疗后 <6 个月发生的复发。这些患者可选择不含铂药物进行治疗。

(3) 复发患者手术治疗适应证:铂敏感复发、复发病灶孤立可完整切除、无腹水。

(4) 复发患者可选择的化疗方案总结在下列表格中(表11-5~ 表 11-7)。

表 11-5　复发性卵巢癌化疗方案总结

细胞毒药物(按字母排列)		靶向治疗单药
铂敏感复发	铂耐药复发	
卡铂/吉西他滨	多西他赛	贝伐珠单抗
卡铂/吉西他滨/贝伐珠单抗	口服依托泊苷	奥拉帕利
	吉西他滨	雷卡帕尼
卡铂/脂质体多柔比星	脂质体多柔比星	
	脂质体多柔比星/贝伐珠单抗	
卡铂/紫杉醇		
卡铂/紫杉醇/贝伐珠单抗	紫杉醇周疗 ± 帕唑帕尼	
	紫杉醇周疗/贝伐珠单抗	
顺铂/吉西他滨	拓扑替康	
	拓扑替康/贝伐珠单抗	

表 11-6　复发性卵巢癌化疗其他可用方案总结

细胞毒药物(按字母顺序)	内分泌治疗	靶向治疗	放射治疗
联合用药(铂敏感)	芳香化酶抑制剂(阿那曲唑,依西美坦,来曲唑)	帕唑帕尼(2B 类)	局部姑息放射治疗
卡铂/多西他赛			
卡铂/紫杉醇(周疗)			
单药治疗	亮丙瑞林		
六甲密胺	甲地孕酮		
卡倍他滨	他莫昔芬		
卡铂(铂敏感)			
顺铂(铂敏感)			
环磷酰胺			
多柔比星			
异环磷酰胺			
伊立替康			
马法兰			
奥沙利铂			
紫杉醇			
白蛋白紫杉醇			
培美曲塞			
长春瑞滨			

表 11-7 复发性卵巢癌特殊情况下可用化疗方案总结

方案（按字母顺序）	推荐使用
5-FU/ 甲酰四氢叶酸 / 奥沙利铂 ± 贝伐珠单抗(2B 类)	黏液性癌
卡倍他滨 + 奥沙利铂 ± 贝伐单抗(2B 类)	黏液性癌
卡铂 / 白蛋白紫杉醇(铂敏感)	对紫杉类药物过敏者
卡铂 / 紫杉醇	年老患者(>70 岁)铂敏感复发
帕姆单抗	微卫星高不稳定(MSI-H)或错配修复缺失(dMMR)实体肿瘤

(5) 复发性上皮性卵巢癌患者可用的靶向治疗：NCCN 专家组认为贝伐珠单抗是复发患者的首选，铂敏感或铂耐药均有效，单药反应率为 20%，它可能导致高血压、动脉血栓形成和肠穿孔。禁用于有胃肠穿孔高风险的患者。如果复发患者对化疗 + 贝伐珠单抗有反应，停化疗后可以继续使用贝伐珠单抗作为维持治疗直到疾病进展或无法耐受其毒性。

PARP 抑制剂奥拉帕利可以用于复发性卵巢癌，总体反应率 34%，有 *BRCA1* 和 *BRCA2* 基因突变者效果更好。基于 SOLO-2 研究，专家组推荐奥拉帕利片剂用于已接受 ≥2 线化疗的卵巢癌患者的维持治疗。雷卡帕尼是另一种口服 PARP 抑制剂，ARIEL-2 试验评估雷卡帕尼治疗铂敏感复发有 *BRCA* 突变患者的 PFS 高于无突变者(12.8 *vs.* 5.2 个月)。专家组推荐雷卡帕尼单药用于铂敏感或铂耐药复发、已接受 ≥2 线化疗，并有 *BRCA* 突变的患者。雷卡帕尼更适合用于铂耐药患者，因为这类患者没有很好的药物可供选择。据报道铂敏感患者使用雷卡帕尼的反应率为 66%，铂耐药者为 25%。尼拉帕尼也是口服 PARP 抑制剂。NOVA 试验评估尼拉帕尼用于铂敏感复发治疗后缓解者的维持治疗,数据显示无论是否有 *BRCA* 突变,尼拉帕尼都能延长 PFS。无 *BRCA* 胚系突变者服用尼拉帕尼后 PFS 延长了 9 个月(12.9 *vs.* 3.8 个月),有 *BRCA* 胚系突变者使用尼拉帕尼后 PFS 延长了 15.5 个月(21.0 *vs.* 5.5 个月)。基于此研究,NCCN 专家组推荐尼拉帕尼作为接受≥2 线以铂为基础化疗达到完全或部分缓解的铂敏感复发者的维持治疗。

2. 恶性生殖细胞肿瘤初治后的随访和复发的处理原则

(1) 随访:2 年内每 2~4 个月复查一次,共 2 年。2 年后每年复查 1 次。随访内容包括:①包括盆腔在内的体格检查;②超声检查;③肿瘤标志物;④如有指征可复查 MR、CT、PET-CT。

(2) 复发时的处理:肿瘤标志物升高明确临床复发者,考虑再次化疗或大剂量化疗。影像学发现有残留肿瘤但 AFP 和 β-hCG 水平正常的患者,可考虑手术切除肿瘤或选择观察。后续治疗取决于术中发现和术后病理,如为坏死组织可随访;如为良性畸胎瘤则行进一步的影像学检查;仍为残留恶性肿瘤考虑加 2 疗程以铂为基础的化疗,也可选择观察(2B 类),但不少学者对选择观察有异议,相关研究也在进行中。一线化疗后肿瘤标志物持续升高的患者,推荐采用 TIP 方案或干细胞移植支持下的大剂量化疗,强烈推荐这些患者转诊至其他三级医疗机构,接受有治愈可能的治疗。复发治疗方案可参考表 11-8。

(3) 已接受多线化疗方案后仍有肿瘤残留或复发的患者:这些患者已没有治愈的可能,可采用复发治疗方案,包括 TIP、VAC(长春新碱、放线菌素 D、环磷酰胺)、VeIP(长春碱、异环磷酰胺、顺铂)、VIP(依托泊苷、异环磷酰胺、顺铂)、顺铂 + 依托泊苷、多西他赛 + 卡铂、紫杉醇 + 卡铂、紫杉醇 + 吉西他滨、紫杉醇 + 异环磷酰胺、多西他赛、紫杉醇、大剂量化疗、RT 或支持治疗。这些复发化疗方案较少用,推荐患者转诊到三级医疗中心接受治疗。复发治疗方案可参考表 11-8。

表 11-8　可接受的复发性恶性生殖细胞化疗方案

	细胞毒药物（按字母顺序）	内分泌治疗	靶向治疗	放射治疗
恶性生殖细胞肿瘤	**潜在有效方案：** • 大剂量化疗 • TIP（紫杉醇、异环磷酰胺、顺铂） **单纯姑息治疗方案：** • 顺铂 / 依托泊苷 • 多西他赛 • 多西他赛 / 卡铂 • 紫杉醇 • 紫杉醇 / 异环磷酰胺 • 紫杉醇 / 卡铂 • 紫杉醇 / 吉西他滨 • 依托泊苷，异环磷酰胺、卡铂（VIP） • VeIP（长春碱、异环磷酰胺、卡铂） • VAC（长春新碱、放线菌素 D、环磷酰胺）			局部姑息放射治疗

3. **恶性性索间质细胞肿瘤初治后的随访和复发的处理原则**

(1) 随访：2 年内每 2~4 个月复查一次，共 2 年。2 年后每 6 个月复查 1 次。随访内容包括：①包括盆腔在内的体格检查；②超声检查；③肿瘤标志物；④如有指征可复查 MR、CT、PET-CT。

(2) 复发的治疗：出现临床复发时可选择再次细胞减灭术或选复发时可用的治疗方案进行化疗。可用化疗方案见表 11-9。

表 11-9　可接受的复发性恶性性索间质细胞肿瘤化疗方案

	细胞毒药物（按字母顺序）	内分泌治疗	靶向治疗	放射治疗
性索间质肿瘤	多西他赛 紫杉醇 紫杉醇 / 异环磷酰胺 紫杉醇 / 卡铂 VAC 仅支持治疗	芳香化酶抑制剂（阿那曲唑,依西美坦,来曲唑） 亮丙瑞林 甲地孕酮 他莫昔芬	贝伐珠单抗（单药）	局部姑息放射治疗

九、初治卵巢癌、输卵管癌与腹膜癌诊治流程

初治卵巢癌、输卵管癌与腹膜癌诊治流程见图 11-1。

十、逸仙推荐

(一)卵巢癌患者手术原则

1. 保留生育功能患者建议行全面分期手术。

2. 不保留生育功能的早期患者尽量完整取出肿瘤,尽量不穿刺抽液,并行全面分期手术。

3. 晚期患者行减瘤术,尽量达到 R0 或 R1。

4. 如有化疗指征,可仅切除增大的腹膜后淋巴结,临床阴性淋巴结不需切除。

5. IDS 手术原则和 PDS 相同。

6. 首选开腹手术,腹腔镜可用于:①I期患者的全面分期手术;②NACT 前评估;③复发患者能否手术评估。

(二)卵巢上皮癌保留生育功能指征

1. 一般不推荐透明细胞癌保留生育功能,强烈

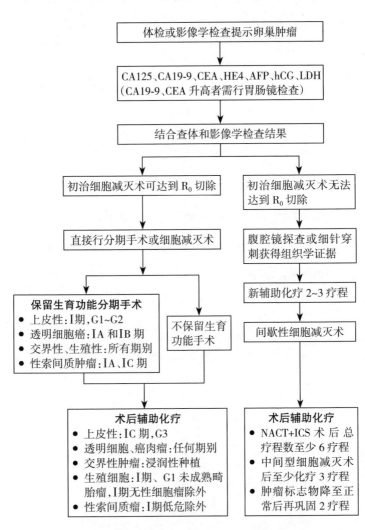

图 11-1 初治卵巢癌、输卵管癌与腹膜癌诊治流程

要求保留者限于ⅠA和ⅠB期。

2. 其他类型Ⅰ期/G1~2的上皮癌可保留生育功能。

3. 所有G3上皮癌不推荐保留生育功能。

4. 不推荐≥Ⅱ期患者保留生育功能。

5. 保留生育功能者需行全面分期手术。

(三) FIGOⅠ期生殖细胞肿瘤术后化疗指征

FIGOⅠ期生殖细胞肿瘤术后化疗指征见表11-10。

表11-10　FIGOⅠ期生殖细胞肿瘤术后化疗指征

病理类型	成人	儿童/青少年
无性细胞瘤	ⅠC	ⅠC
未成熟畸胎瘤	ⅠC	ⅠC
	ⅠA和ⅠB/G2-G3	ⅠA和ⅠB/G2-G3±
胚胎癌	任何期别	ⅠC
卵黄囊瘤		

(四) 儿童/青少年卵巢生殖细胞肿瘤处理要点

1. 适用于年龄<19岁患者。

2. 早期者在全面探查基础上可仅切除患侧卵巢。

3. 双侧肿瘤可考虑剔除+化疗,但有风险。

4. ⅠA/ⅠB期完整切除卵巢后可密切随访。

5. BEP化疗方案可不用或减少博莱霉素剂量。

6. 有月经者化疗期间可考虑GnRH-a保护卵巢。

(五) 上皮性卵巢癌治疗新模式

上皮性卵巢癌治疗新模式见图11-2。

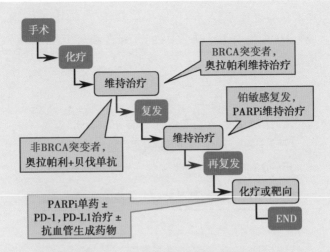

图 11-2 上皮性卵巢癌治疗新模式

(六) *BRCA1/2* 基因检测目标人群

1. **极度推荐** 高级别浆液性、子宫内膜样卵巢/输卵管/腹膜癌患者。

2. **高度推荐** 所有上皮性卵巢/输卵管/腹膜癌患者。

3. **中度推荐** 胚系 *BRCA1/2* 基因突变患者的女性直系亲属。

4. **低度推荐** 有卵巢癌或乳腺癌家族史的女性人群。

5. **选择推荐** 40 岁以上的普通女性人群。

(七) PARPi 适应证

1. 一线维持治疗

(1) *BRCA* 突变者,奥拉帕利单药维持治疗。

(2) 无 *BRCA* 突变者,奥拉帕利加贝伐单抗维持治疗,或尼拉帕利单药。

2. 二线维持治疗适应于所有铂敏感复发患者,

PARPi 单药维持治疗。

3. 用于 2/3 线化疗后患者的治疗

(1) *BRCA* 突变者,单用 PARPi 治疗,进展可再加贝伐单抗。

(2) 无 *BRCA* 突变者,奥拉帕利加贝伐单抗治疗。

4. 不推荐 PARPi 联合化疗。

（李晶　卢淮武　吴妙芳）

第十二章

妊娠滋养细胞肿瘤

妊娠滋养细胞肿瘤是与妊娠相关的恶性肿瘤,发病率尚无完善的统计资料。在笔者专科收治的恶性肿瘤病例中,妊娠滋养细胞肿瘤排第 4 位,次于宫颈癌、子宫内膜癌和卵巢癌。

一、病因和病理

确切病因尚不明确。根据流行病学资料,影响发病的相关因素包括:地域、人种、母亲年龄、生育史、遗传因素、社会和环境因素等。

妊娠滋养细胞肿瘤 60% 继发于葡萄胎,30% 继发于流产,10% 继发于足月妊娠或异位妊娠。继发于葡萄胎排空后 6 个月以内的妊娠滋养细胞肿瘤的组织学诊断多数为侵蚀性葡萄胎(invasive mole),一年以上者多数为绒毛膜癌(choriocarcinoma),0.5~1 年者,绒毛膜癌和侵蚀性葡萄胎均有可能,时间间隔越长,绒毛膜癌可能性越大。继发于流产、足月妊娠、异位妊娠后者为绒毛膜癌。根据国际妇产科联盟(FIGO)2000 年的建议,侵蚀性葡萄胎、绒毛膜癌、胎盘部位滋养细胞肿瘤(PSTT)和上皮样滋养细胞肿瘤(ETT)统称为妊娠滋养细胞肿瘤,但由于 PSTT 和 ETT 少见,且临床表现、发病过程以及处理均与侵蚀性葡萄胎和绒癌不同,故单列一类,不在本章叙述之列。

二、临床表现

(一)无转移性妊娠滋养细胞肿瘤

多数继发于葡萄胎后,仅少数继发于流产或足月产后。

1. **不规则阴道流血**　葡萄胎排空、流产或足月产后,有持续不规则阴道流血,量多少不定。也可表现为一段时间的正常月经后再停经,然后又出现阴道流血。长期阴道流血者可继发贫血。

2. **子宫复旧不全或不均匀增大**　多数于葡萄胎排空后 4~6 周,子宫未恢复到正常大小,质地偏软。也可因受肌层内病灶部位和大小的影响,表现出子宫不均匀增大。

3. **卵巢黄素化囊肿**　由于 hCG 持续作用,在葡萄胎排空、流产或足月产后,两侧或一侧卵巢黄素化囊肿可持续存在。

4. **腹痛**　一般无腹痛。当子宫病灶穿破浆膜层时,可引起急性腹痛及其他腹腔内出血症状。若子宫病灶坏死继发感染,也可引起腹痛及脓性白带。卵巢黄素化囊肿发生扭转或破裂时,也可出现急性腹痛。

(二)转移性妊娠滋养细胞肿瘤

大多为绒癌,尤其是继发于非葡萄胎妊娠后绒癌。肿瘤主要经血行播散,转移发生早而且广泛。最常见的转移部位是肺(80%),其次是阴道(30%)、盆腔(20%)、肝(10%)和脑(10%)等。由于滋养细胞的生长特点是破坏血管,各转移部位症状的共同特点是局部出血。转移性妊娠滋养细胞肿瘤可以同时出现原发灶和继发灶症状,但也有不少患者原发灶消失而转移灶发展,仅表现为转移灶症状,若不注意常会误诊。

1. **肺转移**　表现为胸痛、咳嗽、咯血及呼吸困难。这些症状常呈急性发作,但也可呈慢性持续状态达数月之久。在少数情况下,可因肺动脉滋养细胞瘤栓形成,造成急性肺梗死,出现肺动脉高压和急性肺功能衰竭。但当肺转移灶较小时也可无任何症状,仅靠胸部 X 线摄片或 CT 作出诊断。

2. **阴道转移** 转移灶常位于阴道前壁下段,呈紫蓝色结节,破溃时引起不规则阴道流血,甚至大出血。一般认为宫旁静脉逆行性转移所致。

3. **肝转移** 为不良预后因素之一,多同时伴有肺转移,表现上腹部或肝区疼痛,若病灶穿破肝包膜可出现腹腔内出血,导致死亡。

4. **脑转移** 预后凶险,为主要的致死原因。一般同时伴有肺转移和 / 或阴道转移。脑转移的形成分为 3 期,首先为瘤栓期,表现为一过性脑缺血症状,如突然跌倒、暂时性失语或失明等。继而发展为脑瘤期,瘤组织增生侵入脑组织形成脑瘤,出现头痛、喷射样呕吐、偏瘫、抽搐直至昏迷。最后进入脑疝期,因脑瘤增大及周围组织出血、水肿,造成颅内压升高,脑疝形成,压迫生命中枢、最终死亡。

5. **其他转移** 包括脾、肾、膀胱、消化道、骨等,其症状视转移部位而异。

三、诊断

(一)临床诊断

根据葡萄胎排空后或流产、足月分娩、异位妊娠后出现不规则阴道流血和 / 或转移灶及其相应症状和体征,结合 hCG 测定等检查,妊娠滋养细胞肿瘤临床诊断可以确立。

(二)根据 FIGO 2018 年的诊断标准

1. **葡萄胎后的 GTN 诊断标准** ①葡萄胎排空后 4 次

测定血清 β-hCG 呈平台（±10%），至少持续 3 周；或②葡萄胎排空后连续 3 次测定血清 β-hCG 升高（>10%），并持续 2 周或更长时间；或③有组织病理学诊断。

2. 非葡萄胎后 GTN 的诊断标准　①足月产、流产和异位妊娠终止后血清 β-hCG 仍持续高水平，或一度下降后又上升，已排除妊娠物残留或再次妊娠；或②组织病理学诊断。

（三）组织学诊断

在子宫肌层内或子宫外转移灶中，见到绒毛结构或退化的绒毛阴影，诊断为侵蚀性葡萄胎；仅见成片滋养细胞浸润及坏死出血，未见绒毛结构，诊断为绒癌。原发灶和转移灶诊断不一致，只要在任一组织切片中见有绒毛结构，均诊断为侵蚀性葡萄胎。组织学证据对于妊娠滋养细胞肿瘤的诊断并不是必需的，但有组织学证据时，诊断以组织学结果为依据。

四、分期

目前国内外普遍采用 FIGO 妇科肿瘤委员会于 2000 年审定并于 2002 年颁布的临床分期，该分期包括解剖学分期和预后评分系统两部分（表 12-1、表 12-2），其中规定预后评分总分 ≤6 分为低危，≥7 分为高危。FIGO 分期是妊娠滋养细胞肿瘤治疗方案制订和预后评估的重要依据。

表 12-1　妊娠滋养细胞肿瘤解剖学分期（FIGO,2000 年）

Ⅰ期	病变局限于子宫
Ⅱ期	病变扩散,仍局限于生殖器官(附件、阴道、阔韧带)
Ⅲ期	病变转移至肺,有或无生殖系统病变
Ⅳ期	所有其他转移

表 12-2 改良 FIGO 预后评分系统（FIGO，2000 年）

评分	0	1	2	4
年龄（岁）	<40	≥40	—	—
前次妊娠	葡萄胎	流产	足月产	—
距前次妊娠时间（月）	<4	4~6	7~12	≥13
治疗前血 hCG（mU/ml）	$<10^3$	$10^3~10^4$	$>10^4~10^5$	$>10^5$
最大肿瘤大小（包括子宫）	—	3~4cm	≥5cm	—
转移部位	肺	脾、肾	胃肠道	肝、脑
转移病灶数目	—	1~4	5~8	>8
先前失败化疗	—	—	单药	两种或两种以上药物联合化疗

注：胸片适合诊断肺转移，并用来计数肺转移病灶的个数以进行危险评分

五、治疗

治疗原则为采用以化疗为主、手术和放疗为辅的综合治疗。根据病史、体征及各项辅助检查结果，制订治疗方案。

（一）治疗前评估

治疗前评估包括两个部分，一部分是对疾病的评估，包括诊断、分期及准确评分，另外一部分是患者的评估，包括一般状况及其对治疗的耐受性。

1. **疾病的评估** 可选择检查项目有：

（1）胸片：用于评估肺部有无病灶。

（2）CT：胸部 CT 用于评价有无肺部病灶，上腹部 CT 用于评估有无肝转移，头颅 CT 可评估有无脑转移。

（3）超声或盆腔 MRI：盆腔 MRI 是治疗前判断子宫肌层浸润深度的准确方法。

（4）诊断性刮宫：如有子宫出血，应行诊刮，从可获得组织的部位取活检。但活检部位有严重出血的风险。

（5）PET-CT：转移灶难以判断时，经济条件许可时选用。

2. 患者的评估

（1）体格检查：生命体征、身高、体重及妇科检查。

（2）常规检查项目：血型、血常规、肝肾功能、凝血功能、hCG（每周测一次）、乙肝、丙肝、梅毒、HIV、血 T_3、T_4 和甲状腺功能检查、胸片、心电图、盆腔 B 超、泌尿系 B 超、上腹部 B 超。

（二）化疗

化疗方案详见第十三章"妇科肿瘤的化疗原则、不良反应和常用方案"及《妇科恶性肿瘤化疗手册》。

（三）手术治疗

1. 主要适应证

（1）原发病灶或转移瘤大出血（如子宫穿孔、肝脾转移瘤破裂出血等），如其他措施无效，常需立即手术止血，以挽救患者生命。

（2）对年龄较大且无生育要求的患者，为缩短治疗时间，经几个疗程化疗，病情稳定后，可考虑进行子宫切除术。

（3）对于一些孤立的耐药病灶，可考虑在有效化疗的同时辅以手术切除。

2. 手术时机　一般先化疗，待病情基本控制后，hCG 处于低水平。

3. 术前检查　基本同治疗前检查。

4. 围术期化疗　手术在化疗期间进行，如进行 3 天的 AE 化疗时，在术前一天及术后第一、二天给予化疗，手术当天不化疗，以减少手术干扰造成的肿瘤播散。

5. **术前医嘱**　详见第十八章"妇科肿瘤患者围术期处理"。

6. **术后医嘱**　详见第十八章"妇科肿瘤患者围术期处理"。

7. **出院标准**　术后恢复好,已完成术后化疗者,无严重骨髓抑制或肝肾功能损害表现。

8. **出院医嘱**

(1) 若出院时病理结果未回复,请出院10天后电话咨询。

(2) 仍需化疗者按约返院化疗,需补充放疗者转至放疗科放疗,以后按期随访(详见"六、随访")。

(3) 已行化疗者,每3天复查血常规,每周复查肝肾功能,若异常,及时就诊。

(4) 对于年轻、切除卵巢的患者,可予激素替代治疗/莉芙敏及补钙等对症治疗。

(四) 放射治疗

多数GTN患者经单纯化疗可得到根治,因此放疗较少应用于GTN患者。主要治疗对象是晚期和耐药病例,化疗疗效较差,如脑转移者。

(五) 选择性动脉插管介入治疗

由动脉内注入化疗药物,药物直接进入肿瘤供血动脉,肿瘤内药物浓度比一般周围静脉给药高得多,从而可明显提高疗效,尤其是对肿瘤细胞增殖周期较快的滋养细胞肿瘤,采用保留动脉插管持续灌注的方法,能有效提高时间依从性抗代谢药物的疗效。特别对需保留生育功能的患者有一定疗效。

(六) 选择性动脉栓塞术

可用于治疗滋养细胞肿瘤导致的腹腔内出血或子宫出血。动脉造影能很快明确出血部位,选择性动脉栓塞术可准确地阻断出血部位血供达到止血目的。该手术操作时间短,创伤小,对绒癌子宫出血患者在保守疗法无效时,可考虑进行子宫动脉栓塞术而达到保留生育功能的目的。对肝脾转移瘤破裂大出血患者也是一种有效的应急措施,使某些无法承受手术的患者可能获得治疗机会。

六、随访

GTN 治疗结束后应定期随访,至少 12 个月。在随访期间,应采取可靠的避孕措施。尽管某些患者可能需要心理和性心理咨询,但是 GTN 治愈后对将来的生育、妊娠和后代均无影响。

(一) 随访内容

1. 关于症状(阴道流血流液、咳嗽、咯血等)、月经情况、避孕及生育情况、生活方式、肥胖、运动及营养咨询的健康宣教。

2. 盆腔检查。

3. 血 hCG。

4. 有临床指征行盆腔 B 超或 MRI 等影像学检查。

(二) 具体随访时间

1. 第 1~6 个月,血 hCG 每月监测 1 次。

2. 第 6~12 个月,每 2 个月监测 1 次。

3. 第 2~5 年,每 6 个月监测 1 次。

4. 5 年之后,每年监测 1 次。

七、预后

自从有效化学药物应用于绒癌治疗后,绒癌的预后发生了根本性改变,其死亡率由过去的 90% 以上逐步下降到 10% 左右,从而使其最早成为可治愈的癌瘤之一。绒癌的治疗效果虽大为改善,但以下因素仍对其预后有十分重要的影响:

1. **患者年龄**　年龄 >40 岁的预后比 <40 岁的差。

2. **末次妊娠性质**　来自于葡萄胎者,其预后好于来自于流产及足月产的患者。

3. **发病至诊断明确的间隔时间**　诊断越早,治疗越及时,预后越好。反之则差。

4. **肿瘤病灶大小**　无论原发灶或转移灶,直径越大,预后越差。

5. **转移瘤部位及数目**　脑肝转移者预后最差,胃肠道及脾次之,肾转移亦较差。转移瘤数目越多,治疗效果越差。

6. **曾否进行化疗**　接受过化疗者,发生耐药的可能性较大,影响预后。

总之,为进一步提高恶性滋养细胞肿瘤的疗效,改善患者预后,应早期诊断与及时正规的化疗。

八、妊娠滋养细胞诊治流程

妊娠滋养细胞诊治流程见图 12-1。

九、逸仙推荐

(一)葡萄胎的初始治疗

1. **手术治疗**

(1)有生育要求:负压吸宫和刮宫术。

(2)最好在超声监测下进行。

(3)先吸宫,然后用最大号刮匙刮宫。

(4)开始清宫后可以使用子宫收缩药物。

(5)无生育要求:年龄较大,可考虑进行全子宫切除术。

2. **预防性化疗**　有高危因素且无法进行 hCG 随诊或 hCG 随诊结果不可靠者,可考虑在清宫时或清宫后给予 MTX 或放线菌素 D 的预防性化疗。

(二) 葡萄胎的初始治疗后随访

推荐采用 FIGO 建议。

(三) 葡萄胎后 GTN 的诊断

符合以下条件之一即可诊断:

1. 连续 4 次测定呈平台(±10%),至少维持 3 周。

2. 连续 3 次测定上升(≥10%),至少维持 2 周。

3. 组织学诊断为绒癌。

(四) 非葡萄胎后 GTN 的诊断

1. 流产、足月产、异位妊娠后 4 周以上,血 β-hCG 持续在高水平,或曾经一度下降后再次上升,已排除妊娠物残留或再次妊娠。

2. 组织学诊断。

(五) 葡萄胎后 GTN 的初始治疗

1. 无子宫外病灶

(1) 再次扩宫和刮宫或全子宫切除。

(2) 术后随访:每 2 周检测一次 hCG,直至连续 3 次正常后,改为每月检测 1 次,连续监测 6 个月。

(3) 若监测过程中 hCG 持续高水平(平台或上升)则需要按照 GTN 化疗。

2. 有子宫外病灶　直接按照 GTN 予化疗。

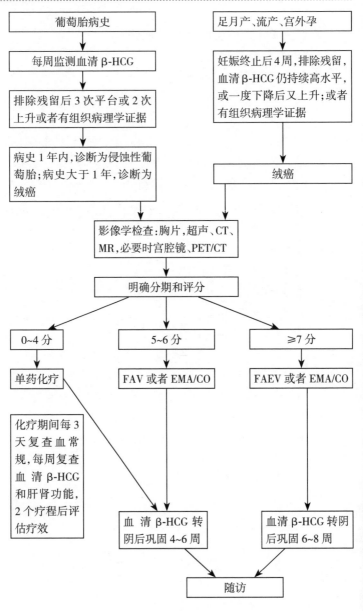

图 12-1 妊娠滋养细胞诊治流程

（王丽娟 吴妙芳）

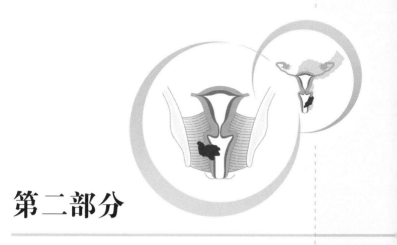

第二部分

辅助治疗篇

第十三章

妇科肿瘤的化疗原则、不良反应和常用方案

一、妇科恶性肿瘤化疗方式和途径

妇科恶性肿瘤化疗方式有多种,即辅助化疗、新辅助化疗和晚期患者的系统化疗和复发患者的化疗。

(一)辅助化疗

手术后或放射治疗后进行化疗以降低肿瘤的复发,或治疗肿瘤细胞减灭术后残留的病灶,包括肉眼可见或镜下的病灶。

(二)新辅助化疗

在手术前或放疗前进行化疗以降低肿瘤负荷,为手术和放疗作准备。

(三)同期放化疗

在放疗的同时化疗,达到增加放疗敏感性的效果。

(四)晚期、转移患者的化疗

针对晚期或已有转移的患者,单独或配合手术、放疗的化疗。

(五)复发患者的化疗

在初始手术、放疗和化疗等肿瘤治疗手段后完全缓解一段时间,经临床、生化指标或影像学检查确定复发进行的

化疗,已治疗复发疾病、控制症状或延长生存期和 / 或提高生活质量。

化疗途径有经静脉全身化疗、腹腔或胸腔灌注或结合热灌注、动脉插管局部灌注、肿瘤周围局部注射等,需根据患者具体情况选用。

二、妇科恶性肿瘤化疗原则

针对任何妇科恶性肿瘤患者,化疗前、化疗期间和化疗后必须遵循如下原则:

(一) 准确掌握化疗指征

任何方式或途径化疗,化疗前应具备病理检查证据。

(二) 合适的化疗方案

特别对于卵巢癌患者,须告知患者目前有多种化疗方式可供选择,包括静脉化疗、静脉联合腹腔化疗或参与临床试验(包括不同剂量和给药方案)。

(三) 化疗前确保患者的一般状态和器官功能可耐受化疗

须排除化疗禁忌,包括血常规、肝肾功能、凝血功能、心肺功能评估等。

(四) 化疗期间和每次化疗结束后需密切观察和随访

须及时处理化疗过程中出现的各种并发症(过敏反应、骨髓抑制、呕吐等)。根据化疗过程中出现的毒性反应和治疗目标对化疗方案及剂量进行调整。每次化疗结束后均监测患者的血常规及生化指标。

(五) 疗效评估

化疗结束后,需要对治疗效果、后续治疗及远期并发症的可能性进行评估。如肿瘤标志物动态监测,影像学检查。

(六) 虽然可进行化疗药物敏感性检测,但目前尚无明确证据提示这种做法可改变选择标准化疗方案的决策

由于体内外环境差异较大,我们不建议根据体外药敏

实验决定化疗方案的选择。

(七) 鼓励患者参与诊断和治疗临床试验

(八) 对于卵巢癌患者,在任何初始治疗之前需要做到

1. 所有怀疑ⅢC或Ⅳ期浸润性上皮性卵巢癌患者开始治疗前必须由妇科肿瘤专家评估,决定是否能进行初次细胞肿瘤减灭术(PDS)。

2. 有生育要求需要行保留生育功能者必须转诊至合适的生殖专家。

(九) 复发患者的化疗

须详细了解患者既往的所有毒性资料、剂量、化疗方案和剂量调整资料。告知患者以下内容:

1. 可获得的临床试验,包括各种治疗方法的风险和益处,这些与患者先前接受的化疗方案数目有关。

2. 告知患者的自身一般状况、重要器官的功能状态和既往化疗已导致的毒性反应。如有必要,应与患者讨论姑息治疗问题。因为对于部分患者来说,姑息治疗也是一种治疗手段。

3. 推荐患者进行肿瘤分子检测,包括:BRCA1/2,同源重组通路基因、微卫星不稳定性或DNA错配修复。可进一步选择靶向药物治疗。

三、常见不良反应及处理

化疗引起的不良反应主要是由快速分裂的正常细胞受损所致,如骨髓细胞、胃肠道和生殖道细胞以及毛囊细胞。大多数化疗药物对这些细胞都有影响,但程度不一,取决于药物的种类、剂量、给药途径和患者个体差异。与药物代谢相关肝酶的基因变异可能和一些不良反应的个体差异有关,但尚未能用于临床。常见化疗不良反应的分度详见表13-1。

表 13-1 WHO 化疗药物毒性反应的分度

	0 度	I 度	II 度	III 度	IV 度
血液（成人）					
血红蛋白 (g/L)	>110	109~95	94~80	79~65	<65
白细胞 ($\times 10^9$/L)	>4.0	3.9~3	2.9~2.0	1.9~1.0	<1.0
粒细胞 ($\times 10^9$/L)	>2.0	1.9~1.5	1.4~1.0	0.9~0.5	<0.5
血小板 ($\times 10^9$/L)	>100	99~75	74~50	49~25	<25
出血	无	瘀点	轻度出血	严重出血	出血致衰竭
胃肠道					
胆红素	<1.25×N[*]	1.26~2.5×N	2.6~5×N	5.1~10×N	>10×N
SGOT/SGPT	<1.25×N	1.26~2.5×N	2.6~5×N	5.1~10×N	>10×N
碱性磷酸酶	<1.25×N	1.26~2.5×N	2.6~5×N	5.1~10×N	>10×N
口腔	无	红斑、疼痛	红斑、溃疡、可进食	溃疡、只进流食	不能进食
恶心、呕吐	无	恶心	暂时性呕吐	呕吐、需治疗	难控制的呕吐
腹泻	无	短暂性(<2天)	能耐受(>2天)	不能耐受、需治疗	血性腹泻

续表

	0 度	I 度	II 度	III 度	IV 度
肾、膀胱					
尿素氮、血尿素	$<1.25 \times N$	$(1.26\sim2.5) \times N$	$(2.6\sim5) \times N$	$(5.1\sim10) \times N$	$>10 \times N$
肌酐	$<1.25 \times N$	$(1.26\sim2.5) \times N$	$(2.6\sim5) \times N$	$(5.1\sim10) \times N$	$>10 \times N$
蛋白尿	无	1+,<0.3g/100ml	2~3+,0.3~1g/100ml	4+,>1g/100ml	肾病综合征
血尿	无	镜下血尿	严重血尿	严重血尿+血块	泌尿道梗阻
肺	无	症状轻微	活动后呼吸困难	休息时呼吸困难	需完全卧床
发热(药物所致)	无	低于38℃	38~40℃	高于40℃	发热性低血压
过敏	无	水肿	支气管痉挛,无需注射治疗	支气管痉挛,需注射治疗	过敏反应
皮肤	无	红斑	干性脱皮,水疱,瘙痒	湿性脱皮,溃疡	剥脱性皮炎,坏死,需手术

续表

	0 度	I 度	II 度	III 度	IV 度
脱发	无	轻度脱发	中度,斑状脱发	完全脱发,可再生	脱发,不能再生
感染(特殊部位)	无	轻度感染	中度感染	重度感染	重度感染伴低血压
心脏					
节律	正常	窦性心动过速,休息时心率>100次/min	单灶 PVC,房性心律失常	多灶性 PVC	室性心律不齐
心功能	正常	无症状,但有异常心脏征象	短暂的心功不足,但无需治疗	有症状,心功能不足,治疗有效	有症状,心功能不足,治疗无效
心包炎	无	有心包积液,无症状	有症状,但无需抽水	心脏压塞,需抽水	心脏压塞,需手术

续表

	0度	I度	II度	III度	IV度
神经系统					
神志	清醒	短暂时间嗜睡	嗜睡，时间不到清醒的50%	嗜睡时间多于清醒的50%	昏迷
周围神经	正常	感觉异常及（或）腱反射减退	严重感觉异常及/（或）轻度无力	不能耐受的感觉异常及（或）显著运动障碍	瘫痪
便秘	无	轻度	中度	腹胀	腹胀
疼痛	无	轻度	中度	严重	难控制

*N：指正常上限

（一）过敏反应

大多数药物反应是较轻微的,在药物输注过程中出现皮肤热潮、红、皮疹和背痛。真正的过敏反应通常较重(如气促、晕厥、胸痛、心动过速、荨麻疹、血压变化、恶心、呕吐、寒战及胃肠道功能紊乱),甚至有生命危险(如过敏性心衰)。在妇科恶性肿瘤常用的化疗药物中,铂类、脂质体阿霉素和紫杉醇类是较常见引起过敏反应的药物。尽管化疗前已进行了规范的预处理,在输注紫杉醇类药物过程中仍可能出现过敏反应。过敏反应易出现在首疗程化疗中。输液反应通常可采用停止输液和再次输液时减低输液速度来处理。铂类药物相关的过敏反应常在末尾几个疗程化疗或者是再次铂类化疗时出现,反应通常较重。再次用药前可以考虑咨询过敏专科医师。若无严重危及生命的过敏反应,可考虑予以脱敏治疗。对于每次化疗,都应常规做好可能出现过敏反应的准备,过敏性休克的抢救流程见图 13-1。

（二）骨髓抑制

骨髓是化疗不良反应最常受累的组织,中性粒细胞减少症是骨髓抑制性化疗最严重的血液学毒性,中性粒细胞减少伴发热(febrile neutropenia,FN)是最主要的临床并发症。中性粒细胞减少症指外周血中性粒细胞绝对值(ANC)<2.0×10^9/L。 根据中性粒细胞减少的程度可分为轻度(ANC>1.0×10^9/L)、中度(ANC 为 0.5×10^9/L~1.0×10^9/L)和重度(ANC<0.5×10^9/L)。根据血常规的检查结果即可做出白细胞减少、中性粒细胞减少症或粒细胞缺乏症的诊断。为排除检查方法上的误差,必要时需反复检查。FN 定义为口腔温度 >38.3℃(腋温 >38.1℃)或 2 小时内连续 2 次测量口腔温度 >38.0℃(腋温 >37.8℃),且 ANC<0.5×10^9/L,或预计会 <0.5×10^9/L。中性粒细胞减少的程度、持续时间与感染甚至死亡风险直接相关,严重影响了化疗药物相对剂量强度(RDI)与既定周期,临床上不得不降低药物剂量、

| 立即停药 | → | 更换输液管,肾上腺素 0.5mg,皮下注射,地塞米松 10mg,肌内注射 |

- 开放两条以上静脉通道、去枕平卧、心电监护、持续吸氧 4~5L/min,必要时可面罩加压给氧、停留尿管记录尿量;
- 急查血常规、生化、配血;
- 同时请内科会诊,若气管痉挛严重,应及时通知麻醉科,准备气管内插管

- 0.1% 盐酸肾上腺素 0.1~0.3ml,肌内注射或皮下注射,较重病情可隔半小时重复 3 次;
- 有喉头水肿征象则以 0.5~1.0ml 皮下注射,需要时可隔半小时重复3 次;
- 地塞米松 10mg 静脉注射;
- 如有支气管痉挛可用 250mg 氨茶碱 +5%GS 100ml 4ml/min 静脉滴注 迅速补液,以先晶后胶、先盐后糖、见尿补钾为原则: 以 NS 为主,20 分钟内补 1 000ml,后 40 分钟可补 1 000ml;
- 如血压仍低,血管活性药物的使用: NS 250ml 加多巴胺 80mg 入泵,根据血压变化调节,可从 1ml/min 起; 使用补液量充足而尿量仍少时(17ml/h),可使用呋塞米:20mg 静脉注射

图 13-1　过敏性休克的抢救流程

延迟治疗时间或更改方案,最终难以达到预期的疗效。因此,预防或治疗中性粒细胞减少症是保证足剂量化疗或剂量密集化疗的根本。近年来国外相继发布骨髓生长因子使用相关指南(NCCN),2017 年我国出版了《肿瘤放化疗相关中性粒细胞减少症规范化管理指南》。

化疗药物的骨髓抑制反应多发生在化疗第 1 周以后,一般持续 2 周左右,以第 1 周末至第 2 周末为最低点,持续 2~4 周逐渐恢复,并以白细胞下降为主。在妇科肿瘤标准化疗过程中,发热性的中性粒细胞减少症相当少见。一般来说没有预防使用粒细胞集落刺激因子(G-CSFs)的指征。主要是治疗性使用,治疗性使用 rhG-CSF 的可能指征:

①脓毒症;②年龄 >65 岁;③ ANC<1.0×10⁹/L;④中性粒细胞减少持续时间预计 >10 天;⑤感染性肺炎或临床上有记载的其他感染;⑥侵袭性真菌感染;⑦住院期间发热;⑧既往发生过 FN。治疗性使用 G-CSF(rhG-CSF)的用法与用量:① rhG-CSF 5μg/kg(根据机构规定的体重限制,取整至最接近药瓶规格),皮下或静脉注射,1 次 /d;②持续用药,直至 ANC 从最低点后恢复至正常或接近正常水平(ANC 回升至 2.0×10⁹/L 以上)。是否继续用药我们要根据白细胞降低出现的时间段,化疗后白细胞一般来说在 2 周时降至最低,因此如果是发生在化疗后的 2 周之内,则白细胞还没有达到低峰值,必须使用升白药。如果是发生在化疗后 2 周以后者,则白细胞已经过了低峰值,可以暂时观察不用药。是否联合抗生素治疗存在争议,支持 rhG-CSF 联合抗生素治疗 FN 的证据较少,我们目前对于出现严重的中性粒细胞缺乏(ANC<0.5×10⁹/L)或预计中性粒细胞缺乏持续 >7 天,则可以使用抗生素进行预防,建议使用高级别广谱抗生素(三代以上头孢类)至 ANC>1.0×10⁹/L 或出现明显的血细胞恢复证据。对于低危患者,不推荐预防性应用抗生素。如患者既往的化疗中已经出现多次 Ⅲ~Ⅳ 度骨髓抑制,笔者的经验可以在化疗结束 48 小时后使用长效的 rhG-CSF 制剂。

化疗导致的贫血是骨髓抑制的另一常见表现。美国临床肿瘤协会(ASCO)指南推荐,当患者血红蛋白低于 100g/L,而要进行有骨髓抑制的化疗时,ESAs(红细胞生成刺激药物)可作为一种治疗选择。但是,ESAs 潜在的危害和获益(如减少输血)需与患者仔细讨论,并与输血潜在的危害(如:感染,免疫不良反应)和益处(如:快速提高血红蛋白)进行比较。我国发布的《肿瘤相关性贫血临床实践指南》指出,患者的 Hb 水平明显下降至 70g/L 或 80g/L 之前,原则上不应考虑输血治疗,而当 Hb<60g/L 或临床急需纠正缺

氧状态时,或对促红细胞生成素(EPO)治疗无效的慢性症状性贫血以及在没有时间和机会接受 EPO 治疗的严重贫血可考虑输血治疗。Hb 低于 80g/L 时,不建议肿瘤患者进行化疗,Hb ≤100g/L 可以接受 EPO 治疗,EPO 治疗化疗相关性贫血的 Hb 目标值为:110~120g/L。如果超过 120g/L,则需要根据患者的个体情况减少 EPO 剂量或者停止使用 EPO。促红细胞生成素使用方法:150U/kg 或 10 000U 每周 3 次,或 36 000U 每周 1 次,皮下注射,4~6 周 1 个疗程。治疗期待的疗效是 Hb 平稳上升(每 4 周)上升幅度为 10~20g/L。任何情况下 Hb ≥120g/L,停止使用 EPO。

肿瘤化疗所致血小板减少症(chemotherapy-induced thrombocytopenia,CIT)是临床常见的化疗药物剂量限制性毒性反应,有可能导致降低化疗药物剂量或延迟化疗时间,甚至终止化疗。CIT 是指化疗药物对骨髓产生抑制作用,尤其是对巨核细胞产生抑制作用,导致的外周血中血小板 $<100 \times 10^9$/L。当血小板 $<50 \times 10^9$/L 时,可引起皮肤或黏膜出血,同时患者不能承受手术治疗和侵袭性操作检查;血小板 $<20 \times 10^9$/L,有自发性出血的高危险性;血小板 $<10 \times 10^9$/L,则有自发性出血的极高危险性。当患者的血小板 ≤20×10^9/L 时,应考虑输注血小板。血小板 $<75 \times 10^9$/L,应予以重组人血小板生成素(rh-TPO)治疗,可于化疗结束后 6~24 小时皮下注射,剂量为 300U/(kg·d),1 次 /d,连续应用 14 天。当化疗中伴发白细胞严重减少或出现贫血时,rh-TPO 可分别与重组人粒细胞集落刺激因子(rh-GCSF)或重组人红细胞生成素(rh-EPO)合并应用。

(三) 恶心呕吐

在化疗过程中,患者认为恶心呕吐是最痛苦的不良反应之一。化疗引起的恶心呕吐的发生率和严重程度受如下因素影响:化疗药物种类、剂量、化疗时间安排和给药途径。下列患者发生恶心呕吐的风险增加:女性及年龄低于 50 岁的患者;既往有晕动症和 / 或妊娠期早孕反应者;既往化疗呕吐或麻醉呕吐者;焦虑者。饮酒可降低呕吐风险。化疗引起的恶心 / 呕吐可分为急性和迟发性。急性呕吐常发生于给药后数分钟到几小时,一般在 24 小时内缓解。因化疗药物特性的差异,迟发性呕吐常发生于化疗 24 小时后,在 48~72 小时达到高峰,可持续达 7 天。

止吐治疗的目标是预防恶心 / 呕吐。因此,在化疗开始前就应进行止吐处理。止吐剂的选择取决于化疗药物的致吐能力,先前的止吐经验和患者的危险因素。根据未接受预防止吐用药患者出现急性呕吐的百分率,化疗药物致吐程度可分为 4 类:高致吐率药物(≥90% 出现急性呕吐的风险);中致吐率药物(30%~90% 的风险);低致吐率药物(10%~30% 的风险);轻微致吐率药物(<10% 的风险)。国内外指南针对高致吐化疗方案最重要的止吐推荐为三药联合:神经激肽 1(NK1)拮抗剂,5- 羟色胺(5-HT3)受体拮抗剂和地塞米松。对中等致吐止吐方案,推荐二药联合:国外推荐帕洛诺司琼和糖皮质激素类。若无帕洛诺司琼,可以用一代的 5-HT3 受体拮抗剂代替。我国《肿瘤治疗相关呕吐防治指南》推荐第 1 天采用 5-HT3 受体拮抗剂联合地塞米松,第 2 和第 3 天继续使用地塞米松。对于有较高催吐风险的中度催吐性化疗方案,推荐在地塞米松和 5-HT3 受体拮抗剂的基础上加阿瑞匹坦。对低致吐化疗药物,建议使用单一止吐药物例如地塞米松、5-HT3 受体拮抗剂或多巴胺受体拮抗剂(如甲氧氯普胺)预防呕吐。对轻微致吐率药物,不推荐常规使用预防止吐的药物。对接受联合化疗的患者,按照最高致吐率药物选择止吐药物。化疗药物致吐分类及止吐方案见表 13-2。

表 13-2 化疗药物致吐分类及止吐方案

级别	常见药物			方案
	静脉	口服		
高度催吐危险	AC方案(阿霉素或表阿霉素 + 环磷酰胺) 顺铂 环磷酰胺 ≥ 1 500mg/m^2 异环磷酰胺 ≥ 2g/m^2 氮芥 链脲菌素 氮烯咪胺(达卡巴嗪)	六甲蜜胺 甲基苄肼		三联方案 (NK1 拮 抗 剂 +5-HT3 受 体 拮抗剂 + 地塞 米松)
中度催吐危险	阿仑单抗 阿扎胞苷 苯达莫司汀 卡铂 氯法拉滨 环磷酰胺 ≤ 1 500mg/m^2 阿糖胞苷 > 1 000mg/m^2 柔红霉素 阿霉素	表柔比星 去甲氧基柔红霉素 异环磷酰胺 伊立替康 奥沙利铂 罗米地辛 替莫唑胺 三胺硫磷 曲贝替定	博舒替尼 色瑞替尼 克唑替尼 环磷酰胺 伊马替尼 替莫唑胺 长春瑞滨	双联方案 (5-HT3 受体拮 抗 剂 ± 地塞 米松 ± NK1 拮 抗剂)

续表

级别	常见药物				方案
	静脉		口服		
低度催吐危险	甲氨蝶呤	丝裂霉素	奥拉帕尼	尼洛替尼	单药方案(地塞米松、5-HT3受体拮抗剂或多巴胺受体拮抗剂)
	米托蒽醌	卡巴他赛	帕唑帕尼	帕纳替尼	
	白蛋白结合型紫杉醇	紫杉醇	阿法替尼	卡培他滨	
	卡妥索单抗	帕尼单抗	达拉非尼	达沙替尼	
	西妥昔单抗	培美曲塞	依维莫司	依托泊苷	
	阿糖胞苷≤1 000mg/m²	脂质体阿霉素	氟达拉滨	依鲁替尼	
	多西他赛	帕妥珠单抗	拉帕替尼	瑞戈非尼	
	依托泊苷	托泊替康	舒尼替尼	沙利度胺	
	5-氟尿嘧啶	曲妥珠单抗	凡德他尼	伏立诺他	
	吉西他滨	长春氟宁			
	阿柏西普	伊匹单抗			
	贝利司他	伊沙匹隆			

续表

级别	常见药物			方案
	静脉		口服	
轻微催吐危险	阿糖胞苷 ≤100mg/m²	帕母单抗		无常规预防
	贝伐单抗	白消安		
	博莱霉素	利妥昔单抗		
	普拉曲沙	曲妥单抗		
	克拉屈滨	长春瑞滨		
	长春新碱			

针灸穴位刺激疗法可能有一定疗效,特别是在缺乏现代止吐药物的情况下。电针穴位刺激可能减轻化疗药物诱发的急性呕吐。可教会患者进行自我穴位按压以对抗急性恶心,但该法已被证实对急性呕吐和迟发呕吐无效。此外,调整饮食习惯,如少量多餐饮食可以缓解恶心/呕吐反应。另外,还需考虑有无其他可能诱发呕吐的因素,如:肠梗阻、消化不良、肿瘤脑转移、电解质紊乱和尿毒症等。

由于食欲缺乏、味觉改变(如口感金属味)、口疮、腹泻和便秘,接受化疗的患者可能出现体重下降。其他影响因素有:疼痛、心理因素和不良的生活状态。每个疗程化疗前均需监测体重。若成年患者体重减轻超过10%,应进行适当的检查和指导,并推荐患者进行饮食咨询。

(四) 脱发

脱发或者担心脱发是化疗不良反应中最恼人的反应之一。许多化疗药物并不会引起头发全部脱落,但使头发稀少、变脆和易断。脱发一般始于化疗开始后2~3周,紫杉醇类发生更早,通常导致完全脱发。几乎所有患者的头发都能在治疗结束后再生,头发全部覆盖头部需在治疗结束后的3~6个月。再生的头发可能会改变颜色和结构。预先告知脱发风险、建议恰当的时候戴假发、戴一些头饰以及描画新的眉毛和睫毛等,都有助于提供一种可以控制的感觉。有一些证据表明,在某些化疗药物治疗过程中,头皮冷却法可减少头发脱落。但如果在头皮血管中存在癌细胞的可能性大(如某些血液恶性肿瘤),则禁止使用头皮冷却法。

(五) 周围神经病变

化疗引起周围神经病变(chemotherapy-induced peripheral neuropathy,CIPN)是使用化疗药物的常见并发症之一,其具有剂量依赖性。这些药物都是常用的妇科恶性肿瘤抗癌药,如铂类和紫杉醇类。典型的外周神经病变发生率约30%~40%,可发生于化疗过程中或者化疗结束后。症状包括疼痛、麻木/刺痛、感觉丧失和功能障碍。周围神经病变仅有部分可以逆转,神经元的损伤则难以恢复。外周神经病变的风险与化疗药物的种类、累积剂量和同时使用多种神经毒性药物有关。发病风险同样和患者的年龄、化疗前已存在的神经病变(如酗酒、糖尿病诱发的维生素 B_{12} 缺乏、甲状腺功能减退)等有关。

　　目前尚无循证医学证据证实的防治化疗诱发的外周神经病变的有效药物。针对 CIPN 常用的治疗药物包括抗惊厥药物、抗抑郁药物、阿片类药物和非阿片类药物。一线治疗药物包括 Ca^{2+} 通道配体抗惊厥药物、三环类抗抑郁药、选择性 5- 羟色胺和去甲肾上腺素再摄取抑制剂、局部麻醉药物利多卡因,二线治疗药物包括阿片类药物和以曲马多为代表的治疗药物,三线治疗药物包括其他抗抑郁药和抗惊厥药、膜稳定药和其他局部药物。多模式综合治疗在 CIPN 的治疗中是最有效的。尽管多种药物被认为具有治疗 CIPN 的作用,但大多数药物仍未达到理想的治疗效果或药物治疗效果未达到临床预期的治疗目标。度洛西丁是唯一被美国临床肿瘤学会临床实践指南推荐用于治疗 CIPN 的药物,有临床实验证明,度洛西丁可以大大降低 CIPN 引发的神经病理性痛的发生率。非伤害性的治疗方法如物理疗法,对 CIPN 患者的感觉功能和运动能力起到改善作用。降低化疗药物使用剂量、使用外周神经毒性低的化疗药物(如依托泊苷、替尼泊苷)、终止化疗药物的使用是目前治疗 CIPN 的主要方法。目前无常规预防药物,目前我们常推荐使用钙剂及维生素 B_{12} 等进行预防。在神经症状影响功能和日常生活之前,早期发现症状是预防残疾的最好方法。在铂类/紫杉醇联合化疗中调整药物剂量甚至剔出紫杉醇可能是必要的。由于神经敏感性减低,患者需穿合适的鞋子,并特别警惕潜在的手足损伤。

(六) 性功能障碍、生育和妊娠

在接受妇科恶性肿瘤治疗的女性中,性功能障碍是一种常见的、令人烦恼的问题。原因是多方面的,包括性欲减低、身体问题(如性交困难和阴道干涩)。虽然性功能障碍主要是由于先前的手术和 / 或放疗引起,化疗也可导致阴道黏膜干涩和表面出血。此外,阴道可发生感染如真菌和疱疹复发。性功能障碍需要积极处理和治疗,包括使用阴道润滑剂、激素替代治疗、阴道扩张和必要的性咨询。对患者的教育也很重要,包括明确告知患者在化疗期间禁止性生活是没有医学根据的。

化疗诱发卵巢早衰和不孕的风险取决于患者的年龄、药物剂量和种类。从 30 岁开始,这种风险逐步增加,超过 40 岁的妇女增加尤为明显,特别是在接受烷化剂药物化疗后。年龄低于 30 岁的女性,接受铂类为主的化疗后通常出现短暂的闭经,但卵巢功能多能恢复。在化疗过程中及化疗结束后至少 1 年患者需有效避孕,这点很重要。未完成生育及有不孕风险的妇女,需与医疗团队讨论生殖细胞保存的选择问题。由于女性生殖能力保存领域的研究进展迅速,生育问题将不再是延迟肿瘤初始治疗的原因。对于已完成性发育的女性患者,促性腺激素释放激素类似物(GnRH-a),例如醋酸曲普瑞林,可通过诱导卵巢功能静止而保护卵巢功能和避免细胞毒性药物对生育功能的影响。一般是在化疗前一周开始使用,如醋酸曲普瑞林,3.75mg 肌注,每 28 天 1 次,直到化疗结束。用药期间如果出现较严重的围绝经期症状,可以使用莉芙敏进行反向添加。如果在肿瘤治疗前有足够的时间和安全的促排卵方案,卵子或胚胎的冷冻保存是可行的。另外冷冻保存卵巢组织用于自体移植和原始卵泡促成熟已经有成功的报道。保留生育功能是近年来进展较快的研究领域,所以推荐有生殖内分泌专家参与到临床决策中。

化疗对胚胎具有潜在的致突变、致畸和致肿瘤作用,其影响大小取决于化疗药物的种类、剂量和孕周。妊娠合并妇科恶性肿瘤的处理是很棘手的问题,需要多学科团队合作处理。母体的预后和胎儿的风险都应考虑到。早孕期间应避免化疗。有选择的用药,如铂类可相对安全地用于中孕和晚孕期,对胎儿的风险并不大。延期到孕 35 周分娩较好。但目前长期的随访资料有限,且无前瞻性研究结果。化疗期间应避免母乳喂养。

(七) 其他不良反应

某些妇科恶性肿瘤化疗药物具有潜在的肾毒性,包括:顺铂、异环磷酰胺、环磷酰胺和甲氨蝶呤。每疗程化疗前需检查肾功能,化疗前后应充分水化,以维持足够的尿量。若有指征,可用甘露醇利尿。认知功能障碍和疲劳感是化疗过程中及化疗后较常见的其他不良反应。

四、化疗管理

医务人员应接受化疗不良反应的评估及处理的教育和培训。对患者及其家属进行关于化疗急性和迟发不良反应的教育也是肿瘤治疗的重要部分。癌症的康复治疗从恶性肿瘤的诊断确立起,就应着手进行。

化疗仅适用于被确诊为恶性疾病和某些特殊类型恶性肿瘤的患者。由于可能合并其他原发肿瘤,肿瘤初次复发的诊断最好有细胞学或组织学证据。初始化疗前应明确治疗的目标。如果治疗目标为治愈(如卵巢生殖细胞肿瘤),并且治愈的可能性很大,再重的化疗不良反应都是可以接受的。如果治疗的目标为减轻肿瘤负荷,缓解症状(姑息治疗),则应选择毒不良反应尽可能小的治疗方案。在这种情况下,患者所承受的不良反应不应该重于其疾病本身引起的症状。在每个疗程化疗开始前,化疗不良反应、患者体重、体力状态的改变和相关的实验室检查结果都应该进行评估和记录。以下是化疗期间需监测的相关检查。

(一)血常规

化疗前评估血常规,满足白细胞总数 $>4.0 \times 10^9/L$,中性绝对值 $>1.5 \times 10^9/L$,血小板 $>80 \times 10^9/L$,血红蛋白 $>80g/L$ 方可化疗。每个化疗疗程结束后,每三天复查血常规,出现白细胞总数 $<4.0 \times 10^9/L$,中性绝对值 $<2.0 \times 10^9/L$ 及时予以升白治疗。若出现血小板 $<100 \times 10^9/L$,血红蛋白 $\leq 100g/L$ 亦需要及时予以纠正,保证下次化疗疗程顺利进行。具体方案参考本篇骨髓抑制内容。

(二)尿常规

异环磷酰胺的最严重不良反应是出血性膀胱炎,化疗期间必须每天检查尿常规(有无血尿)。美司钠可防止用高剂量异环磷酰胺或环磷酰胺进行化疗时,引起的出血性膀胱炎等泌尿系统上皮毒性,作为泌尿系统保护剂。在使用异环磷酰胺给药前 15 分钟、给药后 4 小时和 8 小时给药,剂量为异环磷酰胺使用剂量的 20%。

(三)心脏超声

蒽环类药物(阿霉素 ADM、表阿霉素 EPI)对于心肌有影响,而且这种影响很久不会消失,是剂量限制性毒性反应。阿霉素国际上一般认为其终生剂量为 $400mg/m^2$,表阿霉素国际上一般认为其终生剂量为 $900 \sim 1\,000mg/m^2$。心脏的检测方法主要是超声心动图,其绝对标准是左室射血分数不应该低于 60%。相对标准是和上次化疗相比左室射血分数下降不超过 20%。但患者化疗期间的自我检测也非常重要,必须注意活动后是否表现憋气和心悸,如果有这种现象,应该及时返院行超声心动图检查。

(四) 肺功能

博莱霉素和平阳霉素最严重的化疗不良反应是肺纤维化,是剂量限制性毒性。肺功能测定(主要是 CO_2 弥散功能),是检测肺纤维化最敏感和有效的方法。一般 CO_2 弥散功能不能低于 70%,或者和上次相比较下降不超过 20%。胸片检测肺纤维化不敏感,通常在肺纤维化导致 CO_2 弥散功能下降后 2 个月以上才能表现出来。此外,让患者密切注意化疗间歇时活动后有无憋气和发绀现象,如果有应该立即停药,检测肺功能。博来霉素终生剂量为 $250mg/m^2$,约 300~400mg。

(五) 心电检查

紫杉醇类药物对心脏的传导系统有影响,主要表现房室传导阻滞、心律失常等。检测手段主要为心电图,化疗期间进行心电监测。考虑紫杉醇的心脏毒性,三次疗程后也应及时予以心脏超声检查。

(六) 肾血流图

铂类药物尤其顺铂对于肾脏的影响最大,主要是对于肾小管的损伤,在某种意义上来讲是不可逆的,而且在理论上来讲,无限制应用顺铂会导致肾衰。目前对于铂类的肾毒性没有更好的检测方法,因为没有一种检查手段可以敏感地反映出肾小管受损程度。现在常用的检测手段按参考价值排列分别为是肾血流图、肌酐清除率、血肌酐。但是,由于目前化疗期间不可能很正规地检测肌酐清除率,所以,一般情况下血肌酐水平似乎比肌酐清除率更有参考价值。为了更好地检测肾功能,应该每 3 个月检查一次肾血流图,对于肾脏的功能能够有整体的评价,每个月均应该在化疗前检查血肌酐或肌酐清除率。GFR >60ml / min 可以用顺铂,否则需要减量或更换其他铂类。

(七) 生化检查

肝功能原则上在正常范围(转氨酶 <40U/L)可化疗,

轻度升高(转氨酶 <80U/L),必须评估化疗方案毒性综合决定,化疗同时予以加强护肝治疗,严密监测复查;肾功能:血肌酐 <1.0mg/ml,尿素氮 <20mg/ml。化疗一次疗程结束后,每周复查一次肝肾生化功能检查,若异常,立即予相应治疗,必要时进一步检查,如超声或肾血流图检查。

(八) 肿瘤标志物

每次化疗开始前进行肿瘤标志物复查,以评估化疗疗效。保证对敏感标志物持续追踪。对于满意的肿瘤减灭术后肿瘤患者,一次有效的化疗方案可使肿瘤标志物下降30%,三次有效化疗方案可使肿瘤标志物达到正常范围,反之或化疗过程中出现肿瘤标志物增高,则提示化疗耐药或肿瘤复发可能。

五、妇科恶性肿瘤的化疗方案

妇科肿瘤常用的化疗方案如表 13-3 所示,详细用法及注意事项请参阅《妇科恶性肿瘤化疗手册》。

表 13-3　妇科恶性肿瘤常用化疗方案

肿瘤类型	常用方案
上皮性卵巢癌	TC(紫杉醇/卡铂)经典三周疗
	TC(紫杉醇/卡铂)周疗
	TP(紫杉醇/顺铂)三周疗
	TP(紫杉醇/顺铂)周疗
	腹腔(IP)/静脉化疗(IV)
	多西紫杉醇/卡铂三周疗
	多西紫杉醇/顺铂三周疗
	多西紫杉醇周疗/卡铂三周疗
	白蛋白紫杉醇+铂类三周疗
	顺铂/环磷酰胺(PC)三周疗
	卡铂/环磷酰胺(CC)三周疗

续表

肿瘤类型	常用方案
	吉西他滨／顺铂（GP）三周疗
	吉西他滨／卡铂（GC）三周疗
	5-Fu/ 奥沙利铂 两周疗（胃肠外科常用方案）
	以拓扑替康为基础的化疗
	以脂质体阿霉素为基础的化疗
卵巢生殖细胞肿瘤	BEP 3 周方案（印第安纳大学方案）
	改良 BEP 方案
	VP-16/ 卡铂方案（EC）四周疗
	VP-16/ 顺铂（EP）
	顺铂／长春新碱／博莱霉素（PVB）方案
	TIP（紫杉醇／异环磷酰胺／顺铂）方案
卵巢性索间质肿瘤	卡铂／紫杉醇方案 三周疗（同上皮性癌）
	BEP 方案（印第安纳大学方案）
宫颈癌	紫杉醇／顺铂（TP）三周疗方案
子宫内膜癌	TC 方案（紫杉醇／卡铂）三周疗
	顺铂／多柔比星／紫杉醇 三周疗方案 CAP 方案
	顺铂／多柔比星 三周疗方案 AP 方案
	阿霉素／顺铂 /5- 氟尿嘧啶（APF）方案
子宫肉瘤	顺铂／表阿霉素／环磷酰胺（PEI）方案
	吉西他滨／多西紫杉醇（GD）方案
外阴癌／阴道癌	外阴癌的主要病理类型为鳞癌，可参考宫颈癌的化疗方案。外阴腺癌（如前庭大腺癌）可参考卵巢癌 TC/TP 方案。外阴黑色素瘤参考生殖道黑色素瘤化疗方案
生殖道黑色素瘤化疗方案	达卡巴嗪单药
	顺铂／长春新碱／达卡巴嗪（CVD）方案

续表

肿瘤类型	常用方案
妊娠滋养细胞肿瘤	单药方案(5-FU、KSM) 甲氨蝶呤/放线菌素 D(MTX+KSM)方案 EMA/CO 方案 EMA-EP 方案 "三枪一炮"方案(5-FU+KSM+VCR)

（徐国才　卢淮武　张丙忠）

第十四章

妇科肿瘤放疗原则

手术和放疗是女性下生殖道恶性肿瘤的重要治疗方法。放疗也可以作为外阴、阴道和宫颈恶性肿瘤治疗的首选、辅助或姑息治疗。

放疗是用射线最大限度地杀灭肿瘤细胞,又尽可能减少对周围正常组织的损伤的治疗方法。实体肿瘤组织中含有不同种类的干细胞,可以像正常组织一样分化和增殖,所以要达到临床治愈,必须要根除所有的肿瘤干细胞。为提高治愈率,必须增加放射剂量,其所引起的急性反应有可能在一定程度上被接受,但其所引起的晚期反应的风险,必须要降低到最低程度。放射治疗的不良反应主要表现在对盆腔内的器官如直肠、乙状结肠、膀胱、小肠、股骨头、骨髓等的辐射损伤,了解不同器官的辐射耐受剂量,可以最大限度地减少上述不良反应。

盆腔组织器官对放射线的耐受剂量各不相同,宫颈及子宫对放射线的耐受剂量较高,受量均在 100~200Gy 以上,在该剂量下,发生局部坏死的概率 <1%。直肠、乙状结肠、小肠(主要是回肠)是影响盆腔放疗的主要剂量限制器官,小肠对放射线耐受剂量较低,小肠在 100cm 范围内照射 45Gy,则在 5 年内不到 5% 的患者发生小肠溃疡、狭窄;直肠在 100cm 范围照射 55Gy,则在 5 年内不到 5% 的患者发

生直肠溃疡、狭窄。放射治疗的不良反应及其临床表现主要取决于组织类型(早反应正常组织、晚反应正常组织)及其辐射耐受剂量。早反应组织如皮肤及肠黏膜组织有较高的细胞更新率,在放疗早期(约2~3周)即可出现损伤;相反,晚反应组织如脊髓、直肠、膀胱、肾脏,由于细胞更新缓慢或不增殖,所以可能在放疗后数月或者数年才出现辐射损伤。

第一节 外阴癌的放射治疗

外阴癌约占女性全身恶性肿瘤的1%,占女性生殖道恶性肿瘤的3%~5%,以鳞状细胞癌最常见,占外阴恶性肿瘤的80%~90%。约70%的外阴鳞癌侵及大阴唇或小阴唇,15%~20%侵及阴蒂或会阴。外阴癌的5年生存率约为50%~75%。

目前外阴癌的治疗方法有单纯手术、手术加放疗、单纯放疗、放疗加化疗、同期放化疗、以手术为主的综合治疗等。但主要方法仍是以手术为主、放疗为辅的治疗。放疗是外阴癌综合治疗的重要组成部分,是手术治疗的补充。

根据TNM分期,外阴癌Ⅱ期,尤其是手术切缘距肿瘤<8mm、有血管淋巴间隙受累、肿瘤浸润深度超过5mm和淋巴结有转移时,应行局部辅助放射治疗。对于外阴癌Ⅲ、Ⅳ期,除传统的手术治疗外,多数主张加用外照射治疗,目前的治疗趋势是根据肿瘤的临床及病理情况将手术、放疗及化疗的优势结合而采用综合治疗,如果腹股沟淋巴结阳性,应行盆腔及腹股沟的照射。

一、适应证

外阴癌以手术治疗为主,有下列情况者可考虑放疗:
(一) 根治性放疗或放化疗
根治性放疗适合年老体弱不能耐受手术或有严重手术

禁忌证而不能手术或拒绝手术的患者,部分晚期患者可行姑息放疗,缓解症状、改善生存质量。在患者能够耐受情况下,可以增加同期化疗,但要注意外阴皮肤反应。根治性放疗剂量通常为 59.5Gy/30f 或 64Gy/40f。

(二) 术前放疗或术前放化疗

术前放疗或放化疗适合外阴病灶范围过大不能手术切除者,或者肿瘤侵犯肛门括约肌、耻骨弓甚至侵犯远端尿道。术前放射治疗可缩小病灶范围、保留功能(如保留尿道和肛门)、降低肿瘤细胞活性并增加手术切除率。多数认为,中等剂量(36~54Gy)的放疗后再进行手术,1/2 的患者可以完全切除。

(三) 术中放疗

有报道术中选用 12MeV2β 线放疗可保证从手术创面至其下 4cm 治疗体积剂量分布在 80% 以上,一次剂量 25Gy 按其生物学效应约为常规分割放疗的 50~60Gy。外阴癌术中使用 12MeV-β 线 25Gy 放疗,可缩小外阴切除的范围,而且其下的脂肪组织、淋巴管网、阴道壁切缘则可依靠大剂量放疗得以迅速准确地杀灭可能残存的癌细胞。术中放疗应用于外阴癌能够最大限度地减轻外阴局部放疗带来的痛苦,减少治疗的并发症,同时也能获得比较满意的疗效。

(四) 术后放疗

原发肿瘤切除后合并以下因素需要术后放疗:脉管癌栓浸润,手术切缘未净或手术切缘距肿瘤边缘太近,原发肿瘤较大,浸润深度≥5mm,弥漫性播散样肿瘤。腹股沟淋巴结阳性患者需行腹股沟区放疗,肿瘤浸润深度超过 1mm,仅行外阴切除而未行腹股沟淋巴切除者也需要行腹股沟区放疗。

(五) 组织间插植放疗

^{192}Ir、^{226}Ra 等放射源针插入癌灶组织内进行放疗,可用

于外放射后的残余病灶,或者治疗后复发的病灶,可获得较好的疗效。

二、外阴癌放疗方法

外阴癌的放疗没有标准模式,应按放射部位、放疗性质(术前、术后还是根治性),全面评估病变程度及放疗合并症,制订个体化治疗方案。建议采用 CT 或 MRI 影像基础,制订三维适形或调强放疗计划,最大程度地保护肠管、直肠、膀胱等危及器官。

(一)二维放射治疗

1. **原发灶的放疗** 二维放疗放射野包括全部肿瘤,肿瘤边界外放 2cm,常采用电子线和高能 X 线混合射线,针对外阴部垂直照射,术前放疗剂量:36~54Gy,术后放疗剂量:45~56Gy,根治性放疗剂量:54~64Gy。

2. **腹股沟淋巴结放疗** 腹股沟淋巴结放疗通常采用高能 X 线与电子线混合射线,术后预防照射剂量一般为45~56Gy,切缘阳性或不能切除的淋巴结,应缩野增加放射剂量,剂量要达到 60Gy 以上。

(二)精确放疗

精确放疗需在 CT 图像上勾画外阴和腹股沟淋巴结引流区,大体靶区(gross target volume,GTV)为图像或肉眼可以看到或查体可以触到的病变,临床靶区(clinical target volume,CTV)包括 GTV 及瘤床,瘤床周围皮肤、黏膜和皮下组织,由于外阴淋巴组织丰富,CTV 一般要在 GTV 外扩1~2cm,把大小阴唇包括在内。腹股沟淋巴结区的勾画,外侧界到缝匠肌和股直肌内侧缘,内侧界到耻骨肌或股血管旁 2.5~3cm,后界到股内侧肌前缘,前界到缝匠肌前缘,下界到股骨头小转子顶部。盆腔淋巴结 CTV 需要包括双侧髂内外、闭孔淋巴结,均在血管外侧外扩 7mm。计划靶区(planning target volume,PTV)要根据各单位的误差,一般在 CTV 基础上外扩 7~10mm。精确放疗的剂量一般 GTV 60~70Gy，腹股沟预防照射剂量 45~56Gy，阳性淋巴结一般 60~66Gy。

外阴癌的预后与临床分期密切相关，必须强调早期诊断、早期治疗。研究表明，外阴癌的预后与病灶部位、临床分期、组织学分化及是否累及淋巴结、脉管浸润有关。对于复发性外阴癌则发现肿瘤的数目、生长部位、直径大小以及总的放射剂量是判断预后的主要指标。总之，外阴癌的预后大多和淋巴是否受累及受累程度有关，而淋巴受累情况则和放疗又密不可分。所以，放疗在一定程度上影响着外阴癌的预后。

近年，外阴癌发病有明显的年轻化趋势，这些患者对性生活乃至生育能力的保留有越来越高的要求。为减少术后并发症及提高生存质量，对于部分选择性病例采用保守性手术结合放疗或化疗逐步取代了传统的外阴广泛性切除加双侧腹股沟淋巴结及盆腔淋巴结清除术。目前术前放疗有增多趋势，它可保持原器官的解剖及血供，对手术有利，可用于外阴部较大的病灶或累及尿道口、肛门周围的病变。随着放疗技术的提高，外阴癌患者的生存率及生活质量必将会进一步得到提高。

第二节　阴道癌的放射治疗

阴道癌是一种好发于老年妇女的恶性肿瘤，约占女性生殖系统恶性肿瘤的 2%。治疗方法的选择主要取决于病变部位、病灶大小、期别、各单位医疗条件和医师的经验。原位癌可局部切除或单纯腔内放疗，I 期和少数 II 期早期患者可行手术治疗或单纯放疗，II～IV 期患者行单纯放射治疗或同时进行放射治疗和化疗。

一、单纯放射治疗

阴道癌的放射治疗一般需要联合体外照射与腔内放疗或组织间插植放疗。因解剖上阴道与膀胱或直肠间隔为0.5cm,阴道癌组织易浸润周围的组织器官,行根治术往往要切除邻近器官、改道,患者难以接受,疗效亦不满意。而放射治疗优点为安全,可以保全脏器功能,对于大多数患者可保证治疗后的生活质量,患者较易接受,故绝大多数阴道癌患者都采用放射治疗。

(一)二维放疗

外照射主要补充阴道旁组织及淋巴结转移区的剂量。病灶位于阴道上 1/3 者,盆腔外照射范围基本同宫颈癌,给予盆腔四野照射,野下界为耻骨联合上缘下 3~4cm,外界为真骨盆最宽处外 1~2cm,野大小为 7cm × 14cm 或 8cm × 15cm。如肿瘤侵犯达中 1/3,射野下缘要适当下移,下界要超过肿瘤下缘下 2cm。常规二维照射时,盆腔正中平面剂量 4~5 周给予 40~50Gy。病灶位于或累及阴道下 1/3 处,体外照射野下移包括阴道口,并增加双侧腹股沟区预防照射。常规腹股沟野上、下界平行腹股沟韧带,面积(7~8)cm² × (10~12)cm²的左右 2 个对称野。腹股沟野预防照射剂量一般为 50Gy/5周,如果有转移淋巴结,局部增加 10~15Gy。

(二)精确放疗

三维适形放疗及调强放疗在阴道癌治疗中也有一定优势,可以在图像引导下,对原发病灶的照射范围更精准,尤其对病变侵犯尿道、侵犯整个阴道或侵犯直肠阴道隔的病例有显著优势。盆腔淋巴结的精准放疗同宫颈癌,对正常组织的保护更好,预防剂量一般为 45~50Gy/5 周,阳性淋巴结可以局部加量 10~15Gy。

(三)腔内照射

腔内放疗是阴道癌的重要治疗手段,主要针对阴道局部的肿瘤。可使肿瘤靶区达到相对高的剂量,提高肿瘤的局部控制率。常用的腔内放疗容器有阴道塞、宫腔管及组织间插植针等。病灶位于阴道上 1/3 者,按宫颈癌的放射治疗方式进行,采用宫腔管和阴道塞治疗。病灶位于阴道中、下 1/3 处,如果是巨块局限病灶,可以先行组织间插植治疗使肿瘤缩小,再配合用阴道塞治疗。组织间插植治疗一般要求肿瘤的厚度应 >0.5cm。使用阴道塞治疗时,应注意保护直肠,若不需要照射部分阴道部位(无肿瘤部位),可在相应塞子表面贴敷一个半价层的铅片防护,特别应保护直肠黏膜。腔内治疗参考点,如病变表浅,一般采用阴道黏膜下 0.5cm,如阴道肿瘤突出明显或浸润深,则采用阴道黏膜下 1cm 或插植治疗。Ⅰ期和部分Ⅱ期患者可采用单纯腔内放疗,总剂量 6Gy 共 5~6 次,或 7Gy 共 4~5 次,大的病变需要先行外照射,照射范围包括阴道及盆腔淋巴结,45~50Gy 放疗后再用腔内放疗补量,每次 5~6Gy,共 3~4 次,使总的生物学剂量达到 70Gy,但要注意控制直肠剂量,使直肠剂量不超过 65Gy。图像引导的三维近距离治疗在阴道癌中的应用越来越广泛,尤其 MRI 引导的三维腔内配合插植治疗,使肿瘤剂量分布更适形,对直肠及膀胱的保护更好,三维腔内放疗可以使肿瘤剂量达到 70~85Gy,但目前不是所有的肿瘤中心都能开展。

二、联合治疗

综合治疗已广泛应用于妇科恶性肿瘤,放疗常作为阴道癌综合治疗的一部分,与手术、化疗联合,以期提高阴道癌患者生存率。

(一) 手术加放疗

主要用于局部或部分阴道切除的Ⅰ期阴道癌患者、术后病理切缘阳性和淋巴结转移及脉管癌栓阳性者,以期提高生存率。

（二）放疗加化疗

放射治疗联合化疗是提高晚期阴道癌局部控制率的一条途径，能改善阴道癌局部控制率，提高生存率。研究表明，中晚期阴道癌同期放化疗在提高完全缓解率、5 年生存率，降低近、远期复发率，降低放疗剂量，减少放射性直肠炎、外阴炎、膀胱炎及阴道炎方面有意义。

早期原发性阴道癌治疗失败的原因主要是局部控制失败，有效控制局部复发可以获得好的预后。I 期及部分 II 期患者可选择单纯放射治疗，较晚期患者一般采用体外照射加腔内放疗或组织间插植放疗，少数患者可以选择手术治疗。晚期患者同时控制远处转移是十分必要的，单纯放疗对晚期患者效果不佳，同期放化疗可提高晚期患者生存率。体外放疗与腔内治疗合理配合及提高肿瘤局部放疗剂量是提高阴道癌疗效的关键。因原发性阴道癌少见，一个单位往往需要几十年的时间才能积累较多病例和治疗经验。制订治疗计划时应强调个体化治疗，根据期别、受侵部位、年龄、患者一般情况等因素综合考虑。

第三节　宫颈癌的放射治疗

放射治疗是宫颈癌最重要的治疗方法，各个期别的宫颈癌均可行放射治疗。早期宫颈癌放射治疗和手术治疗效果相当。其中，宫颈癌根治性放疗采用盆腔外照射 + 腔内近距离放疗，外照射靶区包括子宫、阳性的盆腔淋巴结、宫旁组织和盆腔淋巴引流区域，对于有不同高危转移风险者，还应选择性包括髂总动脉旁、腹主动脉旁和 / 或腹股沟淋巴引流区。最终可以使 "A" 点剂量达到 80Gy 以上。

一、放疗方法

(一)放疗计划的制订

1. **根治性放疗**　根治性放疗的患者治疗后可期望获得长期生存,要求照射野足够,且剂量较高,同时保护好周围的敏感组织和器官,一般采用外照射联合腔内放疗,并联合同期化疗。根治性放疗中,肿瘤 GTV 的剂量由外照射和腔内放疗两部分组成,对早期小病灶,"A"点 EQD2 总量需要 75Gy。对非巨块病灶,"A"总量要达到 80Gy;对较大的巨块型病灶,"A"总量要超过 85Gy。

2. **术后放疗**　根据 NCCN 指南,手术后具有任何一个高危因素的患者需行术后外照射 + 顺铂同期化疗 ± 阴道近距离放疗。高危因素包括:切缘阳性,宫旁受累及盆腔淋巴结转移,阴道切缘阳性者,阴道近距离放疗可以增加疗效。对于术后不具备高危因素的患者,要根据是否存在中危因素,行盆腔外照射 ± 顺铂同期化疗。中危因素按照 Sedlis 标准(表 14-1)。

表 14-1　Sedlis 标准

淋巴管间质浸润	浸润深度	肿瘤大小(取决于临床触诊)
+	深 1/3	任何大小
+	中 1/3	最大径≥2cm
+	浅 1/3	最大径≥5cm
–	中或浅 1/3	最大径≥4cm

最新标准中,把宫颈腺癌也作为一个需要补充外照射的因素。术后放疗的剂量一般为 45~50Gy/5~6 周,对残留的阳性淋巴结可以局部增加 10~15Gy。

3. **术前放疗**　术前放疗一般是计划性的,目的为降低癌细胞活力,缩小肿瘤,提高切除率,降低局部复发率等,目前国际报道有采用新辅助腔内放疗和 / 或联合新辅助化疗的方式。

4. **术中放疗**　术中放疗是指在开腹手术时,对存在有残留风险的瘤床或无法切除的孤立性残留病灶进行单次、高聚焦的大剂量放疗。尤其适合放疗后复发病例。术中放疗时,可手动直接将正常组织(如肠管和其他器官)从辐射区中推开,避免了周围正常组织接受不必要的照射。

5. **姑息放疗**　姑息性放疗的目的在于为患者减轻痛苦,延长生存时间,只需较小照射范围,甚至不包括全部肿瘤。

(二) 体外照射

外照射放射治疗应选择患者最少变动的位置上进行治疗,一般采取仰卧位及俯卧位,真空袋或发泡胶固定,俯卧位更好些,因俯卧位时前后径最小,而且小肠向头部方向移动,可减少腹腔脏器的照射损伤。

1. **常规二维照射**　常规治疗计划常采用盆腔大野照射或四野照射,在 X 线引导下进行。射野边界参考骨性标志,盆腔野上界在腰 4~5 间隙或腰 5 骶 1 间隙,下界在耻骨联合下缘或闭孔下缘,或者在阴道病灶最下端下 4cm 处,阴道内可以放置不透 X 线的标志物以标明病灶位置。如果腹主动脉旁淋巴结转移或怀疑微小转移,射野上界应适当延伸。射野侧缘在真骨盆外 1.5~2.0cm。肥胖患者治疗中容易移位,射野应适当扩大,四角遮挡面积也应适当缩小。采用四野照射(前后野及左右侧野)时,两侧野前界在耻骨前 1cm,以充分包括肿瘤及髂外淋巴结,后界在第 3 骶椎,以包括 1、2 骶椎前方的骶前淋巴结和宫骶韧带,用不规则铅挡块在前上方遮挡小肠,在后下方遮挡直肠可以降低肠道晚期不良反应。如果病变侵犯阴道下 1/3,腹股沟淋巴结应包括在射野范围内。常规二维照射剂量一般为 45~50Gy/5 周,每次 1.8~2Gy。

2. **精确放疗**　宫颈癌的精确放疗,是以影像学为基础,精确勾画靶区范围,准确定义靶区,并考虑器官移动和摆位误差及质量控制,使肿瘤更准确地包括在照射范围内,并进一步减少了危及器官的受照射剂量。大体肿瘤体积(GTV)的勾画应结合妇科检查、CT、MRI、PET-CT等多种手段来确定。临床肿瘤体积(CTV)应包括GTV以及显微镜下可见的亚临床肿瘤病变,根治性放疗应包括原发肿瘤区、宫旁区、淋巴结引流区。原发肿瘤区应包括全部宫颈,全部宫体;宫旁区范围:上界至乙状结肠跨过子宫及输卵管处;下界至泌尿生殖隔开始;前界膀胱后壁/髂外血管后缘,如果子宫前倾明显,子宫前界为宫旁前界;后界为宫骶韧带和直肠系膜前缘;内界为子宫宫颈阴道;外界为骨盆壁,不包括肌肉和骨。若宫骶韧带受累,需将整个宫骶韧带包括在内。ⅢB期及以上者应将直肠周淋巴结勾画在内。淋巴结引流区CTV应包括髂总、髂内、髂外淋巴结区,对于宫颈间质受侵的患者,CTV应包括骶前区。阴道范围:如阴道没有病变,勾画阴道上1/2,如上段受侵,包括上2/3阴道,阴道广泛浸润,包括全阴道。

精确放疗还需勾画正常危及器官,2012年Gay等总结了危及器官勾画方法,膀胱:包括全膀胱;直肠:直肠和肛门一起勾画,上界为直肠和乙状结肠交接处,下界位于肛外缘;乙状结肠:下界始于直肠乙状结肠交界处,上界为降结肠起始处;肠管:包括全部的大小肠,排除肛门直肠部分;上下界各外放1cm;上段股骨上界位于股骨头顶端,包括股骨转子,下界位于坐骨结节。其他位于照射野内也需勾画。

NCCN建议外照射使用常规分割,总剂量为45~50Gy/5周。对于可见淋巴结区域可考虑额外高适形下增加10~15Gy。

(三) 腔内近距离放射治疗

腔内近距离放疗是宫颈癌治疗中的重要组成部分。精确放置放射源可以保证治疗剂量覆盖宫颈、阴道上段及宫旁,并避免直肠、膀胱受到过量照射。宫颈癌中,随机试验比较了低剂量率(low dose rate,LDR)及高剂量率(high dose rate,HDR)近距离放疗的疗效,结果表明,两种治疗在局部控制及远期生存方面疗效相近。LDR 放疗需要 15~20 小时,而 HDR 放疗不到 1 小时,临床可根据各医院的设备情况选择其中的一种。近来,越来越多的证据表明,HDR 腔内放疗具有更好的局控率及更少的并发症,所需的技术支持也较少,故目前推荐采用高剂量率近距离放疗。

除少数早期宫颈可以只行腔内放疗,根治性放疗均需外照射联合腔内放疗,"A"点代表宫颈剂量,"B"点代表标宫旁剂量,"A"点剂量主要由腔内放疗贡献,通常"A"剂量一般为 5~7Gy/ 次,每周照射一次,总量 30~40Gy。"B"点剂量主要由外照射贡献,总剂量 45~50Gy。腔内放疗通常在外照射后期进行,或完成外照射后开始。

(四) 以顺铂为基础的同期放化疗

Meta 分析结果表明,同期放化疗组患者无论总生存时间或无进展生存时间均显著延长。尽管这些研究在临床分期、放疗剂量、化疗方案选择及顺铂使用的剂量及方法等方面存在一定差异,但结论一致证明了同期放化疗对提高生存率的显著优势。在最新的 NCCN 指南中,顺铂仍是首选的同期化疗药物。

(五) 术后局部复发的治疗

术后盆腔复发患者,可以采用高姑息放疗或手术治疗。高姑息放疗(加或不加同期化疗)可以治愈相当一部分盆腔孤立复发病灶。放疗尽量采用三维放疗或调强放,在控制危及器官受量前提下,病灶局部剂量可以给 60~70Gy,如果采用顺铂同期化疗,放疗总剂量应适当降低。出现远处转移或放疗后盆腔复发者,可采用姑息化疗以控制症状,通常采用顺铂或卡铂 + 紫杉醇方案,这种患者预期中位生存时间约为 3~7 个月。

(六) 放疗后局部复发

放疗后局部复发的患者,手术是主要治疗方法。对于复发病灶侵犯膀胱、直肠的患者,如果没有腹腔或其他盆腔侵犯,并且沿盆腔侧壁存在无肿瘤侵犯的空间,可行挽救性手术。患者出现单侧下肢水肿、坐骨疼痛及输尿管梗阻三联症时,提示肿瘤已侵犯盆腔侧壁,不能完整切除。挽救性手术仅能在有条件的医院由经验丰富的专家开展,还必须要有经验丰富的团队,以确保术后长期的康复治疗。复发患者中,复发病灶直径 <3cm、无瘤生存时间超过 6 个月及盆壁无侵犯者预后较好。在经过严格筛选患者之后,放疗后复发患者行手术治疗的 5 年生存率大约 30%~60%,手术死亡率不超过 10%。对复发病灶 <2cm 患者,如病变局限在宫颈和宫体,可行根治性子宫切除术。部分病例也可考虑放射治疗,但再次放疗必须更慎重,应根据之前的放疗计划及复发时间,认真评价能否再次行外照射,放疗时间超过 2 年可以再次行外照射,必须更严格地控制危及器官受量,更精确地勾画靶区,对于短时间放疗后复发的患者,可以考虑图像引导的三维后装插植放疗,国内一些医院已尝试经过精细插植后,剂量分布理想,疗效显著。也可考虑局部放射粒子植入。

(七) ⅣB 期及复发转移患者的全身化疗

远处转移患者可采用姑息化疗、姑息放疗或单用对症支持治疗。局部姑息放疗可以改善远处转移患者的局部症状,可以针对腹主动脉旁、锁骨上淋巴结及脑转移灶进行姑息治疗,也可用于骨转移导致疼痛等的治疗。姑息放疗一般采用三维精确放疗,也可以考虑体部立体定向放射治疗(stereotactic body radiation therapy, SBRT)放疗,对转移病灶进行大分割、短疗程放疗,迅速缓解患者症状,单次大剂量放疗可使用 8~12Gy,共 3~5 次。

二、放疗新技术

在过去的 10~15 年中,科技和影像技术的发展极大地促进了放疗技术的进步。在宫颈癌的放疗中,已开始使用新的放疗技术如图像引导的放射治疗(image-guided radiotherapy, IGRT)、PET-CT 引导的放射治疗、SBRT 等,精确放疗等新技术较二维放疗明显降低了正常组织副作用发生率,提高了局部控制,长期的优势尚待进一步观察。

调 强 适 形 放 射 治 疗(intensity modulated radiation therapy, IMRT)比常规二维放疗有以下优点:

(一) 更好地保护正常组织

这一点尤其重要,且随着将来大强度治疗的常规化,这一点会越来越重要。

(二) IMRT 重要的应用

是在理论上可以递增肿瘤中心或其他任何地方的单次剂量及总剂量。宫颈癌放疗中,近距离放疗几乎完全占据了这一优势,但如果残留病灶因为体积或形状不适合近距离放疗时,可采用 IMRT。

(三) IMRT

可以在放疗中同时推高某一特定靶区的剂量,这些靶区可以包括盆腔或主动脉旁淋巴结或 1/3 的宫旁。

(四) 用于淋巴结的预防照射

随着临床分期的提高,腹主动脉旁淋巴结转移概率增大,需要行预防照射,常规二维放疗因增加骨髓及肠道反应而受到质疑,IMRT 可以安全地给予腹主动脉旁淋巴结 50Gy 的预防照射。

(五) 腹主动脉旁淋巴结根治性放疗

IMRT 可以对腹腔转移淋巴结行 60~66Gy 的局部照射并同期化疗,取得了较好的局部控制,毒性反应可以耐受。

三、宫颈癌腔内放疗进展

在过去的二十多年里,在外照射和腔内放射治疗中,B超、CT、MRI 和 PET-CT 等多种影像学方法被用来精确勾画肿瘤靶区,其中 MRI 应用越来越普遍。MRI 可以显示施源器周围的肿瘤和正常组织,使得图像引导的近距离放射治疗(IGBT)成为可能。

2005 年 GEC-ESTRO 推荐三维近距离放疗引入了 GTV、CTV 等概念,推荐应用 MRI 图像勾画靶区。并将 CTV 分为高危 CTV(high risk CTV,HR-CTV),包括宫颈和近距离治疗时肿瘤浸润范围;中危 CTV(intermediate risk CTV, IR-CTV)包括外照射开始前的肿瘤范围;低危 CTV(low risk CTV,LR-CTV)一般手术或外照射处理。GEC-ESTRO 也建议以 D90、D100(Dx 为覆盖 x% 靶区体积的剂量值)评估 GTV、HR-CTV 和 IR-CTV 的剂量,以 V_{150}、V_{200}(Vx 为覆盖 x% 处方剂量的靶区百分体积)评估高剂量体积;以 $D_{0.1CC}$、D_{1CC}、D_{2CC} 或 D_{5CC}、D_{100CC}(Dxcc 为覆盖 x 立方厘米危及器官体积的剂量值)评估危及器官受量。在三维近距离放疗中,A 点剂量常与剂量体积直方图(dose-volume histograms, DVH)参数一起报告,便于与传统的二维近距离放疗相比较;传统的膀胱计量点并不能代表膀胱的最高受量,通常膀胱接受最高剂量的点位于参考点上方 2cm 左右,直肠参考点剂量尚能基本代表直肠的最高受量,可沿用。近距离放疗中,因剂量梯度陡峭,需对可能产生系统误差的布源和施源器重建进行控制,建议重建过程中选择合适的 MRI 序列,建议采用 T_2WI 序列,施源器重建和靶区勾画在同一影像序列上进行,以减少融合的误差。Kang 等的研究中发现,对于肿瘤直径 >4cm 的患者,三维近距离放疗相较于二维常规近距离放疗可使局控率由 81% 提高到 98%,并且可明显降低膀胱及肠道等严重毒副作用。

同时,在实施三维近距离放疗过程中,以下几点需引起注意:首先,剂量偏差不容忽视,需选择合适的影像学方法、加强人员培训等方式降低剂量偏差;其次,要实现精确的三维近距离放疗,需改变剂量线覆盖的靶区形状,从而对施源器和布源设计要求更高;第三,治疗过程中因肿瘤消退和器官形变调整计划,对于影像方式的选择尤为重要;最后,体外照射野腔内治疗的剂量叠加问题对靶区和危及器官的影响也不容忽视。

第四节　子宫内膜癌的放射治疗

放射治疗是治疗子宫内膜癌的重要治疗方法,是对手术病理分期后具有高危因素患者的重要辅助治疗,或作为手术范围不足的补充。当今约有 60%~70% 的子宫内膜癌患者的治疗与放疗有关。与手术相结合的综合治疗是当今治疗子宫内膜癌常用的基本方法,对于某些不适于手术的病例,单纯放疗也可达到很高的治愈率。

一、单纯放疗

适用于各期子宫内膜癌的治疗,目前临床上主要用于晚期或有严重内科疾患、高龄和无法手术的患者,可按临床分期进行放疗。子宫内膜癌单纯放疗包括外照射放疗和腔内放疗两部分。外照射主要负责蔓延和转移病灶的治疗,照射单位除了盆腔淋巴引流区外,部分应包括髂总动脉旁淋巴引流区和腹主动脉旁淋巴引流区。腔内照射(后装)高剂量率一般采用如下剂量:A 点及 F 点总剂量为 45~50Gy,每周 1 次,分 6~7 次完成。为使子宫肌层剂量达到 50Gy 以上,有的单位采用每次 10Gy,分 4~5 次进行。随着三维近距离照射的推广,采用以影像为基础的治疗计划,NCCN 指南建议,治疗靶区包括全部宫体、宫颈和阴道上段。2Gy 分次放射等效剂量相当于常规 2Gy 分次放射的"等效生物剂量"（equivalent dose in 2Gy/f, EQD2）。单纯放疗通常外照射加腔内放疗，体外照射剂量：45~50Gy/5~6 周，加近距离放疗后，GTV 区 EQD2 总剂量应达到 80~90Gy，CTV 区 EQD2 总剂量应达 48~70Gy。危及器官限量：直肠 D2cc 不超过 75Gy，膀胱 D2cc：80~100Gy。

二、术前放疗

术前放疗的主要目的是为了控制、缩小癌灶创造手术机会或缩小肿瘤范围，提高手术切除率。Ⅰ、Ⅱ期的子宫内膜癌术前给半量腔内照射，2 周后手术；Ⅲ、Ⅳa 期则应以放疗为主，全量的腔内及体外照射，放疗后 8~10 周仍有肿瘤残留并有手术机会者，争取根治切除或减瘤手术。主要方法如下：

（一）全剂量照射

腔内加体外照射同单纯放疗。

（二）腔内照射

腔内照射 45~50Gy，完成照射后 8~10 周手术；部分行腔内术前放疗：A 点及 F 点总剂量不低于 20Gy，分 2~3 次完成，每周 1 次，放疗后 10~14 天切除子宫及双侧附件。

（三）术前体外照射

不适合腔内照射者（如子宫 >10~12 周，或有宫腔以外播散者），盆腔外照射剂量 45~50Gy，5 周完成，术后 6~8 周再行手术探查。

三、术后放疗

术后放疗是对手术病理分期后具有高危因素患者补充治疗的重要辅助治疗，或作为手术范围不足的补充。NCCN 指南建议子宫内膜癌术后辅助放疗的治疗原则见第七章"子宫内膜癌"。

对于Ⅳ期患者,行以化疗为主的姑息治疗 ± 姑息放疗。

(一) 外照射 + 腔内放疗

术后放疗尽量采用三维适形放疗或调强放疗,术后外照射总剂量 45~50Gy,5~6 周完成,可结合 2~3 次的高剂量率腔内照射使总剂量达到 75~80Gy,一般剂量为 4~6Gy×2~3F。术后放疗在阴道残端愈合就可近距离放疗,最好在术后 12 周内进行。术后外照射是否联合腹主动脉旁淋巴引流区目前尚存争议。照射前行肾扫描定位,并加以保护,若术前已行体外放疗,应减少术后照射剂量。

(二) 术后单纯腔内放疗

通常方案为 7Gy×3F 或 5.5Gy×4F(黏膜下 0.5cm),或 6Gy×5F(黏膜表面)。

总之,放疗与手术相结合的综合治疗方法是目前子宫内膜癌治疗的主要方法。在制订治疗方案时,应对放疗、手术治疗等进行综合考虑,尽量避免治疗过度或不足,对放疗方法、剂量及手术范围作出适当的选择。在放射治疗时,放射剂量的合理分布是取得良好疗效的保证。特别是腔内治疗时,应进行准确的宫腔深度探测,宫腔源位置与宫腔深度的认真核对,使放疗剂量既要充足又要分布较为合理,这样才有望获得较好的疗效。

第五节　卵巢癌的放射治疗

卵巢恶性肿瘤占妇科恶性肿瘤的第 3 位,呈逐年上升趋势。大部分患者(60%~70%)就诊时已属晚期,5 年生存率仅为 25%~30%。因此,在女性生殖系统癌瘤中,卵巢癌是死亡率最高的恶性肿瘤。

放疗在卵巢癌患者中应用较少,原因主要是卵巢癌常常复发,需反复手术和化疗。局部复发病灶,手术通常可以切净,是最合理、有效的治疗;远处或全身的转移采用化疗是最佳选择。因卵巢癌一般病变较广泛,常伴有大网膜、腹膜腔广泛播散,并且腹腔内有肝、肾、肠等重要器官,全腹腔、盆腔放疗难以达到根治剂量,故现在卵巢癌的全腹腔放疗已明显减少,术后放疗也较少应用。随着放疗技术的进步,尤其调强放疗技术的应用,使放疗副作用明显减轻。一些研究表明,谨慎的应用盆腹腔放疗,选择性针对卵巢癌患者经过多疗程化疗后,局部仍有残留的患者,放射治疗也不失为一种有效的治疗方法。

一、放疗适应证

1. 用于部分患者术后的辅助治疗。

2. 晚期、复发患者的姑息治疗。

3. 盆腔、全腹、腹主动脉旁、局限性复发和转移灶的放疗。

二、放疗方法

(一)盆腔外照射

在过去几十年中,盆腔外照射是卵巢癌术后治疗的主要方法。目前多和腹部照射和/或化疗综合应用。二维放疗盆腔外照射范围:上界第4~5腰椎,下界盆底,前后野对穿照射,放疗剂量40~50GY,6~8周完成。

(二)全腹加盆腔外照射

卵巢癌无论病期早晚,术后放疗方法推荐采用全腹加盆腔外照射,其原因有:

1. 卵巢癌患者多有盆、腹腔内广泛种植和/或腹水,部分肿瘤细胞是游离的。

2. 即使Ⅰ和Ⅱ期患者上腹也可能有潜在的播散,或腹膜后淋巴结转移。

3. 卵巢原发肿瘤在盆腔,盆腔可能有潜在的,或较多的肿瘤残存,尤其是晚期患者。

全腹加盆腔外照射多用于早期患者的术后预防治疗,或有小的残存肿瘤(<2cm,甚至 <0.5cm)中晚期患者的术后治疗。全腹照射上始于膈上 1cm,下至盆腔闭孔下缘,包括腹膜在内的盆腹腔。照射技术现均采用全腹开放大野照射,曾一度应用的腹部移动条形野技术,后经临床随机分组研究比较,全腹开放大野较移动条形野有较低的并发症,且肿瘤的控制率相同,因此,目前全腹部照射已被开放大野照射代替。照射剂量为:一般全腹照射的肿瘤剂量为 22~28Gy/6~8 周,前后对穿照射。为减少肾损伤,从后方挡肾,剂量限于 15~18Gy。盆腔野照射剂量增至 45~50Gy。

全腹加盆腔外照射的疗效受诸多因素影响,为取得较好的疗效,对选择盆腹腔放射治疗为术后唯一辅助治疗的患者,应遵循以下原则:

1. 上腹部无肉眼可见肿瘤,且盆腔肿瘤直径 <2cm,或无肉眼见肿瘤。

2. 整个腹腔必须包括在照射野内,放射治疗前模拟定位。

3. 肝脏不予遮挡(防护),但上腹部剂量因此限制在 25~28GY,每日量 100~120cGy。

4. 肾脏采用部分遮挡保护,使其受量不超过 1 800~2 000cGy。

5. 盆腔野每日照射量 1.8~2.0Gy,总量达 45Gy。

6. 前、后野对穿照射,确保前、后野剂量相差不超过 5%。

7. 照射野必须在髂嵴外。

8. 照射野必须达腹膜外。

9. 上缘应在呼气时横膈上 1~2cm。

(三)腹腔内放射性核素的应用

腹腔内灌注放射性核素胶体金 -198(^{198}Au)治疗卵巢癌已有 30 余年的历史。因放射性物质在腹腔内常分布不均,可引起严重的肠道并发症,并对腹膜后淋巴结无作用,目前多被腹腔化疗代替。

三、联合治疗

对于卵巢癌患者也可考虑手术联合放疗的方法提高疗效。

(一) 术前放射治疗

可使肿瘤缩小、粘连松解,提高手术切除率。随着化疗的不断进展,目前术前放射治疗多被化疗代替,但仍可用于孤立的、限于盆腔手术切除困难的肿瘤,特别是不宜化疗的患者。术前放射治疗肿瘤剂量若为20Gy,休息两周可手术;如给40Gy,应等放射治疗反应过后,即休息6~8周后再手术。

(二) 术后放射治疗

是临床经常应用的治疗方法。可用于初次手术无残存肿瘤,或盆腔镜下残存瘤<2cm腹腔无残存肿瘤的患者,或二探阴性患者的术后巩固治疗和二探阳性患者的术后挽救治疗,其目的是继续杀灭残存肿瘤。术后放射治疗一般始于术后7~10天。有研究针对术后及化疗后完全缓解的患者,给以总量30Gy,每次1.5Gy的全腹调强放疗,有效性和安全性尚在评估中。

四、特殊情况的放疗

有几种特殊情况可考虑采用放疗:

(一) 复发卵巢癌的放射治疗

主要应用于初次手术、足够的化疗及二次探查术阳性患者的挽救治疗;及术后化疗后局部肿瘤进展或复发化疗耐药患者的姑息治疗,对局部复发病灶可以采用放射治疗,通常采用高适形度的调强放疗,对多个复发部位同时照射,通常采用30Gy/10次,或者52.5Gy/20次,部分也取得较好效果。

(二)卵巢无性细胞瘤的放疗

无性细胞瘤对放疗高度敏感,常采用手术及术后放疗,疗效好,生存率达 83%。放射治疗的方法和剂量基本同上皮性卵巢癌。一般有术后单纯盆腔放疗或全腹盆放疗等,单纯盆腔放疗剂量 40~50Gy,全腹照射 22~26Gy,然后盆腔加至 40~50Gy。放射治疗只是一种局部治疗,对病变广泛的晚期和复发患者疗效不佳。且由于无性细胞瘤发病年龄较年轻,多数患者未生育,而放疗可造成患者生育功能的永久性损伤。又因为无性细胞瘤对顺铂为基础的联合化疗高度敏感,在晚期和复发的患者中,取得了高的治愈率。因此,目前临床上无性细胞瘤术后首选 BEP 或 EP 方案化疗。对化疗耐药者,才通过手术和放疗治愈。

(三)晚期卵巢癌

高剂量单次分割照射治疗,可取得姑息疗效。

五、影响放疗效果的因素

卵巢癌的放疗效果受多种因素的影响,较为复杂,肿瘤的病变范围、组织学分类、术后残存肿瘤的大小及肿瘤分级等均会影响放疗效果。

(一)病变范围(分期)对放射治疗疗效的影响

Ⅰ~Ⅱ期患者术后辅助放射治疗的疗效相对较好。其主要原因是Ⅰ~Ⅱ期肿瘤主要限于盆腔,盆腔脏器对放射治疗的耐受量较高,故能达到一定的治疗剂量。Ⅲ期患者的全腹照射受放疗敏感器官耐受量的限制,特别是肝肾区常需防护,而这些部位又常是肿瘤转移的好发部位,不易达到治疗剂量,故Ⅲ期辅助放射治疗疗效较差。

(二)术后残存肿瘤对疗效的影响

以前将卵巢癌归于低度放射敏感肿瘤,近年来多认为是中度放射敏感肿瘤,因此渴望高剂量照射能获得较好的疗效。但由于照射面积大,并包括腹腔内的敏感器官如小肠、肝、肾等,故照射前肿瘤的体积成为影响疗效的主要因素。

有研究指出,上皮性卵巢癌的放射致死量:<1cm 直径的原发肿瘤为 50Gy,<5mm 的转移灶需 45~50Gy,1mm 转移灶为 25Gy。一般认为残存肿瘤 >2cm 时,放射治疗后很少患者能长期生存。残存肿瘤的大小是影响晚期患者放射治疗疗效的主要因素。

(三)肿瘤组织学分类对放疗的影响

1. 对放疗高度敏感肿瘤　卵巢无性细胞瘤(单纯型)。

2. 对放疗中、高度敏感肿瘤　卵巢颗粒细胞瘤。

3. 对放疗中度敏感肿瘤　上皮性卵巢癌。

4. 对放疗不敏感肿瘤　卵巢卵黄囊瘤、未成熟畸胎瘤等。

(四)肿瘤组织的分级对放疗的影响

一般认为组织分化越差对放射治疗越敏感,但因分化差的肿瘤恶性程度高,总体预后不佳。

第六节　放射治疗的不良反应

外阴对放射线较为敏感,很易出现放射反应。外阴皮肤对放射线的耐受量低,在放射剂量达到 30~40Gy 时即可出现充血、肿胀、糜烂、疼痛等不良反应,还可以导致外阴晚期纤维化、萎缩、坏死等并发症。经验治疗指出,如果治疗得当,外阴部位剂量可达 60Gy 以上;相反,若治疗不当,剂量不到 40Gy,外阴就会因反应严重而导致放疗不能进行。控制总剂量可将并发症控制在最低范围内。此外,为降低不良反应的发生率,照射面积不能过大,而且外阴放射期间应注意外阴护理,尽量在放疗后暴露外阴,保持外阴干燥。

盆腔放射治疗后,多数患者会出现不同程度的放疗并发症。并发症按时间先后可分为急性反应及慢性反应,急性放疗反应是在放疗过程中及放疗后 3 个月内出现的反应,慢性放疗反应是在放疗后 3 个月后出现。宫颈癌患者在放射治疗初期,部分患者在放疗后可出现恶心、呕吐等急性胃肠道反应,随着放疗次数的增加,胃肠道对小剂量放疗逐渐适应,恶心、呕吐症状可逐渐减轻。但仍有部分患者在整个放疗期间均出现明显的恶心、呕吐,此时,需要确保患者胃肠道剂量是否超量,并积极给予对症处理。

急性放射性直肠炎盆腔放疗的主要急性反应,超过 75% 接受盆腔放疗的患者会发生急性放射性肠炎,主要表现为腹泻、大便次数多、里急后重,甚至黏液血便,常在放疗中后期出现。较严重的放射性直肠炎可通过止血、止泻、灌肠、外科手术及高压氧等手段进行对症治疗。慢性反射性肠炎在宫颈癌放疗患者尤其后装放疗剂量较大的患者中最常发生,对患者生活质量影响较大,部分严重并发症会给患者带来巨大痛苦,临床需高度重视。保守估计,慢性放射性肠炎发生率约 1%~5%,常见于放疗结束后 6~18 个月内,也可在放疗结束数年至数十年出现。便血是患者的主要症状,常合并下坠感、大便次数增多、腹痛、黏液便、便秘、里急后重和肛门疼痛等,严重患者出现直肠狭窄、穿孔、瘘管形成和肛门失禁。慢性放射性肠炎一旦发生,就需要做内镜、影像学、病理学等检查,评估病变严重程度,然后再根据病变程度进行分级治疗,对于 1 或 2 级患者,给以抗炎、抗氧化剂、硫糖铝、短链脂肪酸、高压氧等治疗,局部配合灌肠治疗,3 级病变患者在以上治疗基础上,可以试用甲醛凝固治疗,这种治疗存在一定风险,需在有经验的专科医院或肛肠专科麻醉下治疗。对于 4 级患者出现狭窄或直肠阴道瘘的患者,需根据具体情况考虑手术治疗,可以先做肠造瘘,对出现肠管坏死、中毒出血、瘘管形成的可考虑行病变肠管切除。目前,严重的放射性直肠炎尚无特别好的治疗方法,一且出现,严重影响患者的生活质量,故强调重在预防,调强放疗及三维后装的应用,会大大降低放射性直肠炎的发生,并且在治疗计划设计尤其后装计划设计时,严格限制直肠照射体积及剂量,避免大剂量照射才是避免放射性直肠炎发生的根本。

急性放射性膀胱炎发生于 3%~20% 的盆腔放疗患者中,轻者表现为一过性血尿,中度表现为持续性或反复血尿,伴尿频、尿急、尿痛等泌尿系感染症状,慢性放射性膀胱炎发生率不高,常出现血尿、尿频等症状,重者患者会出现膀胱挛缩、膀胱阴道瘘等。轻者一般无需处理,中度以上者则需进行消炎止血、膀胱导尿管引流、膀胱灌注等,严重并发症需行手术治疗。

放疗结束后还可出现阴道狭窄、粘连、阴道瘘、卵巢功能丧失等慢性放疗毒副作用,一旦出现,则较难逆转。因此,避免此类放疗毒副作用以预防为主,在放疗期间和放疗结束后 2 年内坚持阴道冲洗、及时恢复性生活、扩张阴道防止粘连和局部用药都是预防阴道狭窄的有效手段。而放疗前腹腔镜下卵巢移位手术可保留卵巢功能,积极补充外源性雌孕激素也不失为替代卵巢功能的有效手段。

(陈志辽　白守民)

第十五章

妇科肿瘤的靶向治疗

近年来,分子医学在肿瘤学的领域得到了充分的发展,分子靶向药物是癌症治疗的一个新方向,分子靶向治疗以肿瘤组织或细胞的某一个特异性结构分子作为靶点,利用某些能与这些靶向分子特异性结合的抗体或其他药物,达到直接治疗或导向治疗的目的。在妇科肿瘤领域,分子靶向治疗药物逐渐成为研究的热点,在卵巢癌、宫颈癌和内膜癌中都取得不错的治疗效果。此章节将重点介绍分子靶向药物的分类及其在妇科恶性肿瘤中的应用。

一、血管生成抑制剂

肿瘤中,血管上皮生长因子(VEGF)过度表达促进肿瘤血管形成。巨大瘤体往往具有独立的脉管系统供养。肿瘤生成的 VEGF 主要结合受体 VEGFR-2,后者被激活并磷酸化,此时血管形成通路被激活,下游基因功能增强,促进血管内皮细胞的生存、迁移、增殖和通透性增加,从而起到促进血管生成机制。其主要不良反应有:高血压、胃肠穿孔、手足综合征、蛋白尿、肝功能异常、出血、疲乏、腹泻、恶心、呕吐、体重下降、疼痛、毛发颜色改变、头痛、味觉改变。

（一）贝伐单抗

抗血管内皮生长因子抗体，通过直接阻断 VEGF 所有亚型发挥作用。ICON-7/GOG218 临床试验结果提示，贝伐单抗（bevacizumab）用于卵巢癌维持治疗可提高 PFS 约 4 个月。

根据 NCCN 指南推荐，贝伐珠单抗适用于：①Ⅱ~Ⅳ期上皮性卵巢癌（包括卵巢少见病理类型肿瘤）/ 输卵管癌 / 原发性腹膜癌初始治疗；②以上类别肿瘤的复发治疗；③以上肿瘤患者既往接受过含贝伐珠单抗方案治疗的，初始或复发患者，达到部分或完全临床缓解，可继续使用贝伐珠单抗作为单药维持治疗；④卵巢恶性性索间质肿瘤的复发治疗，单药；⑤复发性或转移性宫颈癌的一线联合治疗或二线单药治疗；⑥高危、复发或转移性子宫内膜癌的单药治疗。

用法：卵巢癌中，在紫杉醇 + 卡铂 3 周疗法基础上，静脉滴注贝伐珠单抗 7.5mg/kg，维持 30~90 分钟，随 TC 方案完成 5~6 疗程后，继续使用贝伐珠单抗 12 疗程；或自 TC 方案第二疗程开始静脉滴注贝伐珠单抗 15mg/kg，直到完成 22 疗程（此方案中 TC 应使用 6 疗程）。

若使用含贝伐珠单抗方案作为新辅助化疗，则至少在术前 6 周停用贝伐珠单抗。卡铂 + 吉西他滨 + 贝伐珠单抗、紫杉醇 + 卡铂 + 贝伐珠单抗方案用于铂敏感复发患者；脂质体阿霉素 + 贝伐珠单抗、紫杉醇周疗 + 贝伐珠单抗、拓扑替康 + 贝伐珠单抗用于铂耐药复发患者。

（二）帕唑帕尼

泛血管内皮生长因子受体酪氨酸激酶抑制剂，体内实验表明：其抑制 VEGFR-2 的磷酸化。根据 AGO-OVAR16 临床试验，其用于卵巢癌维持治疗可延长 PFS 5.6 个月。而在子宫平滑肌肉瘤领域中，几项试验结果存在争议，PALETTE 试验提示帕唑帕尼（pazoparib）组患者 OS 与安慰剂组无统计学差异,但中位 PFS 分别为 4.6 个月 *vs.* 1.6 个月,反应率仅 9%。韩国进行的试验提示其单药治疗肉瘤反应率可达 30%,延长 PFS 5.8 个月。

NCCN 指南推荐其用于:①上皮性卵巢癌(包括卵巢少见病理类型肿瘤)/ 输卵管癌 / 原发性腹膜癌患者的复发治疗,但认为其为潜在有效药物,推荐级别 2B;②以上肿瘤,既往未使用过贝伐单抗,经一线治疗后完全缓解后的维持治疗,但由于获益不明显,2019 版 NCCN 指南已不推荐帕唑帕尼用于维持治疗;③平滑肌肉瘤和脂肪肉瘤的单药姑息治疗。

用法:800mg,口服,每日 1 次,不应和食物一起服药,用药时间选择在进餐前至少 1 小时或进餐后 2 小时。严重肝损伤患者不建议使用。该药有肝脏损伤的潜在危险,有可能为致命性损伤,因此,需要监测患者的肝功能,如果转氨酶升高至上限的 3 倍且伴有高胆红素血症(总胆红素 >上限的 2 倍且直接胆红素所占比例 >35%)则需要停药。其他需要停药的指征包括过敏、转氨酶升高至上限的 8 倍无论有无胆红素水平变化。

(三)西地尼布

泛血管内皮生长因子受体酪氨酸激酶抑制剂,作用于胞内,靶向结合 VEGFR1-3,可抑制 VEGF 作用于血管和淋巴管,从而发挥抑制肿瘤及抗血管的作用。ICON6 纳入了铂敏感性复发的卵巢癌患者,患者分为安慰剂组、西地尼布(cediranib)同步治疗组(化疗期间使用西地尼布,化疗后使用安慰剂)和同步 + 维持组(化疗期间和化疗结束后均使用西地尼布),结果表明:中位 PFS 分别为 8.7 个月、9.9 个月和 11.0 个月;OS 数据尚不成熟,计算得中位 OS 为 21 个月、25 个月、26.3 个月,结果无统计学差异,期待最终 OS 数据。其中同步 + 维持治疗组副作用率较高,主要为甲减、腹泻与声音改变。一项发表在 *Lancet Oncology* 杂志中的临床Ⅱ期随机对照试验结果证实:西地尼布联合奥拉帕利较奥拉帕利单药可显著延长晚期、复发性、无 BRCA 基因突变卵巢癌患者的 PFS(16.5 个月 *vs.* 5.7 个月);而对于具有 BRCA 突变患者来说,PFS 延长不明显(19.4 个月 *vs.* 16.5 个月);但是联合用药组副作用显著提高。用法:20mg,口服,每日 1 次。

(四)阿帕替尼(艾坦)

小分子抗血管生成药物,高度选择性结合 VEGFR-2 位点,是我国原研药。中国学者开展的临床研究评价了该药在耐药性复发性卵巢癌患者中的疗效,结果发表于 *Lancent Oncology*,并于 2018 年 ESMO 大会进行学术展示。该研究为单臂、临床Ⅱ期研究,其结果表明 VP16 联合阿帕替尼患者的 PFS 为 8.1 个月,较既往文献报道的 VP16 单药化疗中位时间 3.4 个月显著延长,联合用药的 ORR 可高达 54.3%。

用法:500mg,po,qd,在此基础上联合 VP16 50mg,口服,每日 1 次,d1~d14,每 21 天为一个疗程,VP16 最多给药 6 疗程,后阿帕替尼单药维持治疗。使用时如发生 3 度及以上骨髓毒性、高血压、手足综合征、蛋白尿,可减量至 250mg,每日 1 次。为了避免发生较高级别的毒性反应,研究者推荐,对于中国患者,可以考虑如下用法:阿帕替尼 500mg 单日、250mg 双日持续使用;VP16 50mg 每天一次,d1~d10 使用,d11~d21 停用,然后开始下个疗程,最多 6 疗程。

以上后 3 种药物是新型口服、强力抗血管生成药物,正在试用于晚期和复发性肿瘤患者。

二、PARP 抑制剂

PARP 具有 DNA 损伤应答、调控细胞凋亡、维持基因组稳定等作用。PARP 抑制剂通过影响 PARP 功能从而阻碍 DNA 修复过程,使同源重组修复缺失的细胞死亡。其主要不良反应有:恶心、乏力、呕吐、贫血、腹泻、便秘、味觉障碍、关节疼痛、粒细胞减少。

(一) 奥拉帕利

首个被用于妇科恶性肿瘤的 PARP 抑制剂,验证奥拉帕利(olaparib)效果的标志性临床研究简称 SOLO-2 及 SOLO-1。SOLO-2 肯定了奥拉帕利在 >2 线治疗的卵巢癌患者中维持治疗的疗效。在 2018 年 10 月召开的 ESMO 大会发布 SOLO-1 试验结果,同日相关论文在 *New England* 杂志刊出,根据试验结果,对于初诊的、BRCA 突变、初次手术后含铂化疗 CR/PR 的卵巢癌患者,奥拉帕利作为维持治疗预计可延长 PFS 约 3 年,延长无化疗间期 36.7 个月,且停药后患者仍能获得明显受益。该研究提示:对于新诊断的 BRCA 突变晚期卵巢癌患者,该药应考虑成为铂类化疗后的标准治疗。

根据 NCCN 指南推荐,奥拉帕利用于上皮性卵巢癌(包括卵巢少见病理类型肿瘤)/ 输卵管癌 / 原发性腹膜癌:①初治后缓解,胚系或体系 *BRCA1/2* 突变患者的维持治疗;②≥2 线含铂化疗后 CR 或 PR 的所有患者维持治疗;③≥3 线化疗,胚系 *BRCA* 突变的患者的复发治疗;奥拉帕利有胶囊和片剂两种剂型,两种剂型之间的剂量没有确切的换算关系,且两者导致的不良反应显著不同,片剂使用后不良反应的发生率显著低于胶囊。该药 2018 年 8 月份在国内上市,上市制剂为片剂,每片 150mg。用法:化疗期间:200mg,口服,每日 2 次。维持治疗:300~400mg,每日 2 次。

(二) 雷卡帕尼

验证雷卡帕尼(rucaparib)效果的Ⅲ期随机双盲对照临床研究简称 ARIEL3,试验结果提示其可延长 PFS 约 11.2 个月。对于已接受大于 2 线化疗,且胚系和体系 BRCA+ 的晚期复发性卵巢癌,不论是否铂敏感。

根据 NCCN 指南推荐,雷卡帕尼用于上皮性卵巢癌(包括卵巢少见病理类型肿瘤)/ 输卵管癌 / 原发性腹膜癌:

①≥2 线化疗,胚系和体系 BRCA 突变患者的治疗,不论是否铂敏感。②≥2 线含铂化疗后 CR 或 PR 的所有患者的维持治疗。用法:600mg,口服,每日 2 次,患者无法耐受 600mg 每天两次的剂量时,可减量,每次减量幅度为 120mg。

(三)尼拉帕利

验证尼拉帕利(niraparib)效果的临床研究简称 NOVA,NOVA 入组患者均为铂敏感性复发的卵巢癌患者,且均处于对末次含铂方案缓解的状态中,结果显示使用尼拉帕利进行维持治疗可延长患者 PFS 约 10.5 个月,无论有无 BRCA 胚系突变,患者都可获益。

根据 NCCN 指南推荐,尼拉帕利用于上皮性卵巢癌(包括卵巢少见病类型肿瘤)/ 输卵管癌 / 原发性腹膜癌,≥2 线含铂化疗 CR 或 PR 所有患者的维持治疗。用法:300mg,口服,每日 1 次。

三、PD-1/PD-L1 阻断剂

淋巴细胞表面的 PD-1 与肿瘤细胞表面的 PD-L1 结合,阻断淋巴细胞免疫激活,而帕姆单抗阻断这一过程,使肿瘤细胞失去免疫逃逸的功能。MSI-H/dMMR 肿瘤是指微卫星不稳定和人类错配修复基因缺陷。其中 MS(microsatellite)指微卫星,是 1881 年 Miesfeld 从人类基因文库中发现的一段 2~10 核苷酸片段。MSI(microsatellite instability)指微卫星不稳定性,在肿瘤的发生、发展中发挥重要作用。分 MSI-H(高度微卫星不稳定)、MSI-L(低度微卫星不稳定)和 MSS(微卫星稳定)。只有 MSI-H(高度微卫星不稳定)才是使用抗 PD-1 和 PD-L1 抗体的适应证。FDA 批准用于治疗 MSI-H/dMMR 的所有实体瘤患者。其不良反应有:自身免疫性心包炎、自身免疫性胰腺炎等多器官自身免疫反应,腹泻、疲乏、瘙痒、发热、食欲减退。

（一）帕姆单抗

KEYNOTE-028（NCT02054806）研究是一个多中心、单臂的Ib期研究,评估帕姆单抗（pembrolizumab）用于 20 多种 PD-L1 表达阳性的晚期实体瘤的疗效。其分为宫颈癌、子宫内膜癌、卵巢癌、黑色素瘤及外阴癌队列,结果均提示其具有显著疗效。据此,NCCN 根据 FDA 的批示,推荐其用于：①所有病理类型的,含有 MSI-H/dMMR 的复发性卵巢癌 / 输卵管癌 / 原发性腹膜癌患者；② MSI-H/dMMR 或 PD-L1 阳性者的晚期、复发及耐药宫颈癌患者；③ MSI-H/dMMR 的高危、复发或转移性子宫内膜肿瘤的治疗；④ MSI-H/dMMR 的晚期、复发及转移性外阴癌患者的二线治疗；⑤晚期皮肤恶性黑色素瘤。用法：2mg/kg 或总量 200mg 静脉注射（30min）每 3 周 1 次。

（二）纳武单抗

多项临床研究表明,单用纳武单抗（nivolumab）能够显著提高之前未接受过其他治疗、无 BAFR 突变的晚期黑色素瘤患者的一年生存率、无进展生存率及客观缓解率。近期一项发布在 JAMA 杂志上的随机、双盲、对照Ⅲ期临床研究表明：对于无法手术切除、之前未接受过其他治疗、无 BARF 突变的晚期黑色素瘤患者,不论 PD-1 表达量情况,纳武单抗单药与达卡巴嗪组中位生存期分别为 37.5 个月和 11.2 个月,3 年 OS 分别为 51.2% 和 21.6%,3 年无进展生存率分别为 32.2% 和 2.9%,3/4 级不良反应发生率分别为 15.0% 和 17.6%。2017 年关于纳武单抗用于子宫平滑肌瘤的研究也已发表,但研究表明其并不能使肉瘤患者获益。

NCCN 推荐其为Ⅲ~Ⅳ期恶性黑色素瘤或转移复发患者治疗的一线用药,治疗恶性黑色素瘤时不要求具有高度微卫星不稳定（MSI-H）或错配修复缺失（dMMR）。用法：方案 A：2 周疗程,单次纳武单抗 240mg,静脉滴注,静脉维持 60 分钟。方案 B:4 周疗程,单次纳武单抗 480mg,静脉滴注,静脉维持 60 分钟。

(三) 伊匹单抗

虽然相关研究仍未计算出 OS,但已有很多研究发现伊匹单抗(ipilimumab)在晚期黑色素瘤的辅助治疗中占有重要地位,因此 NCCN 推荐其为黑色素瘤治疗的一线辅助治疗方案,使用中需注意监测肝功并根据转氨酶调节用药量。用法:转移性黑色素瘤:3mg/kg,静脉滴注,90 分钟,每 3 周 1 次,给予 4 疗程;皮肤恶性黑色素瘤:10mg/kg,静脉滴注,90 分钟,每 3 周 1 次 ×4,后改为每 12 周 1 次,共 3 年。

四、病毒制剂

(一) 人类呼肠孤病毒

2015 年 FDA 批准人类呼肠孤病毒(reolysin)用于卵巢癌治疗,但 GOG 研究未见 PFS 延长及总有效率改善,作用有待商榷。

(二) AXAL 疫苗

针对人乳头瘤病毒 E7 蛋白的靶向药物,通过作用于 HPV 感染并转化的肿瘤细胞,破坏免疫逃逸。GOG/NRG-0265 研究已初步证实其疗效,目前在二阶段临床试验中,结果尚未发布。

主要不良反应有:低血压、恶心、寒战、发热、疲劳、呕吐、流感、腹痛、低血压。

五、EGFR 和 HER-2 抑制剂

表皮生长因子受体(EGFR)是癌症一个重要的药物治疗靶点,在绝大多数肿瘤中都过表达。EGFR 信号途径通过磷酸化激活,并参与控制细胞的存活、增殖、血管生成、细胞运动、细胞的入侵及转移等。HER-2/neu(c-erbB-2)属于人类表皮生长因子受体(HER)家族的一员。可能通过促

进肿瘤、转移、抑制凋亡和加速细胞周期形成促肿瘤发展的功能。

主要不良反应有：皮疹、瘙痒、角膜炎、出血、皮肤干燥、肺毒性、心肌缺血、腹泻、恶心、呕吐、乏力。

（一）曲妥珠单抗（赫赛汀）

抗 HER-2 单克隆抗体。研究表明，其可使患者 PFS 延长 4.6 个月，在初治和复发患者中均观察到效果。因此 NCCN 指南推荐 HER-2/neu 阳性的晚期或复发性子宫内膜浆液性癌患者使用赫赛汀 + 紫杉醇 + 卡铂 3 周治疗方案。

用法：6mg/kg，静脉滴注，每 3 周 1 次。TC 方案结束后继续使用赫赛汀单药维持直到肿瘤进展。其心肌毒性较重，使用中应注意定期检测 LVEF、心电图。如患者既往曾接受多柔比星治疗，则使用该药时应要求多柔比星累积剂量不得超过 320mg/m^2，且 LVEF≥45%。

（二）西妥昔单抗

为抗 EGFR 抗体。

（三）吉非替尼（厄洛替尼，erlotinib）

抗 EGF 酪氨酸激酶抑制剂，抑制 EGFR 自身磷酸化和信号转导。NCCN 指南（2018.2）推荐其为晚期、复发及转移性外阴癌的单药治疗。用法：厄洛替尼 150mg，口服，每日 1 次。

（四）拉帕替尼

抗 HER-2 药物，为 HER-2 单克隆重组抗体，通过阻断上述机制发挥抗癌作用。

六、PDGFR-α 阻断剂

能结合血小板直接生长因子受体 α，并阻断 PDGF-AA 和 -BB 配体诱发的受体激活和 PDGFR-α 下游信号。主要不良反应有：低血压、发热、寒战、皮疹、恶心、疲劳、白细胞减少、肌肉骨骼痛、黏膜炎症、脱发、呕吐、腹泻、食欲下降、腹痛、神经损伤(神经病)及头痛。

代表药物:olaratumab,发表于 *Lancent* 的试验结果表明:多柔比星联合 olaratumab 较多柔比星单药治疗子宫肉瘤可延长 OS 11.8 个月,由于该试验对照组未引入安慰剂,新的随机前瞻性试验将引入安慰剂,最终结果将于 2019 年 1 月进行收集和统计。2018 年 NCCN 指南推荐其为子宫肉瘤的一线联合治疗方案。用法:15mg/kg 于每周期(21 天)的第 2 和 8 天滴注,60 分钟以上,前 8 个周期应配合多柔比星联合治疗。

七、环氧化酶 -2 抑制剂

环氧合酶(cyclooxygenase,COX)是花生四烯酸转化为前列腺素(prostaglandins,PGs)的限速酶,以 COX-1 和 COX-2 两种形式存在。COX-1 在许多组织之中参与机体生理功能的调节;COX-2 在大多数组织中无法测出,在细胞受到各种诱导因子刺激时表达上调。因此,COX-2 表达提示炎症或肿瘤的存在。COX-2 抑制剂抗肿瘤机制是通过不可逆的乙酰化和竞争性抑制作用抑制 COX-2 而减少肿瘤的发生和发展。一方面,其减少了 PGs 生成或使其前体氨基酸浓度增加,刺激神经鞘脂转化为促进细胞凋亡的神经酰胺;另一方面,通过非 COX 途径,如影响核内受体转化为 DNA 而抑制肿瘤基因的激活,或抑制 NF-κB 活性等。2018 NCCN 指南目前推荐此类药物用于纤维肉瘤辅助治疗。第一代药物:塞来昔布、美洛昔康、罗非昔布;第二代药物:伐地昔布、帕瑞昔布、依托考昔。主要不良反应有:心血管事件、腹痛、恶心、呕吐、胃灼热、消化道出血、穿孔、过敏性鼻炎、过敏症、哮喘、皮疹、疱疹、偏头痛等。

八、信号转导阻滞剂

mTOR 抑制剂:PI3K/AKT/mTOR 信号通路在调节肿瘤

增殖、细胞周期、凋亡和血管生成方面具有重要作用。正常情况下，*PTEN* 为上述信号通路的抑制基因，当 *PTEN* 基因失活后，PI3K/AKT/mTOR 通路激活，mTOR 可促进肿瘤生长和血管生成。

不良反应：口腔炎、皮疹、乏力、甲沟炎、促进感染、肾功能异常。

（一）雷帕霉素

一项临床Ⅱ期试验表明，对于复发或局部晚期子宫内膜腺癌及腺鳞癌患者，无论是否已接受过化疗，使用雷帕霉素［又称西罗莫司（temsirolimus）］单药治疗后，部分患者能够获得 PR 或保持 SD，即使浆乳癌都能获得一定疗效，且其临床疗效和 *PTEN* 基因突变状态无关，值得注意的是，已接受化疗的患者疾病进展比例较未使用化疗者高，原因尚不明确。虽然疾病反应率还不够理想，但此研究首次在内膜癌中使用 mTOR 抑制剂并获得一定疗效。据此，NCCN 指南推荐其为高危、复发或转移性子宫内膜癌的单药治疗。用法：25mg 静滴，每周 1 次，4 周 / 疗程。

（二）依维莫司

为雷帕霉素的衍生物，为水溶性物质。2015 年发表的一项临床Ⅱ期试验表明：对于无法治愈的复发性内膜癌患者，依维莫司（everolimus）＋ 来曲唑联合治疗的临床收益率（CR+PR+SD）达 40%，6 个月 PFS 率为 43%（近年来 GOG 多项针对复发性内膜癌的药物临床试验最高 6 个月 PFS 率为 40%，即 GOG 229-E，贝伐单抗），有效率达 32%（近年来 GOG 多项针对复发性内膜癌的药物临床试验最高有效率仅为 25%，即 GOG 129-C，紫杉醇单药）。其中病理为浆液性癌的患者对此治疗无反应，而存在 PTEN 或 PI3K 突变的腺癌患者获益最大。2017 年发表在 *Gynecology Oncology* 杂志上的一篇临床Ⅱ期将此方案用于复发性 ER+ 高级别卵巢癌患者中，发现 47% 的患者获得了 1 年的 PFS。

2018 年 NCCN 指南推荐晚期或复发性子宫内膜样腺癌患者可使用此方案。用法：依维莫司 10mg，口服，每日 1次 + 来曲唑 2.5mg，口服，每日 1 次，4 周 / 疗程。

九、AP 激酶信号（MAPK）转导通路抑制剂

该通路包含多条信号转导链，是信号从细胞表面转导到细胞核内部的重要传递者，调节着细胞的生长、分化、对环境的应激适应、炎症反应等多种重要的细胞生理 / 病理过程。其成员包括：*Ras*、*Raf*、*MEK*、*ERK*、*JNK*、*BRAF* 是人类最重要的原癌基因之一，*BRAF* 绝大部分发生 V600E 突变，从而导致了下游 MEK/ERK 信号通路的持续激活。V600E发生突变对肿瘤的生长增殖和侵袭转移至关重要。

（一）达拉非尼

BRAF（Raf 的亚型之一）抑制剂。2015 年，一项针对既往未接受过治疗的 BRAF V600E 或 V600K 突变晚期黑色素瘤患者的Ⅲ期多中心双盲临床试验发现：达拉非尼 + 曲美他尼组 *vs.* 达拉非尼单药组患者无论在 OS 还是在 PFS上都能够显著获益，此项研究奠定了联合用药的基础。接着，2017 年发表在 *New England* 杂志中的双盲、安慰剂对照Ⅲ期临床试验表明：达拉非尼 + 曲美他尼用于完整切除后的、合并 BRAF V600E 或 V600K 突变的晚期黑色素瘤患者，显著降低复发风险，并不增加毒性反应发生。其 3 年PFS 为 58%，而安慰剂组为 39%；其 3 年 OS 为 86%，安慰剂组为 77%。

据此，NCCN 推荐其结合曲美他尼作为具有 BRAFV600 突变的恶性黑色素瘤的一线辅助治疗方案。用法：达拉非尼 150mg，口服，每日 2 次 + 曲美他尼 2mg，口服，每日1 次。该方案可导致致死性出血反应，用药时需要注意消化道症状并监测血常规。

（二）曲美他尼

MEK 抑制剂。用法：达拉非尼 150mg，口服，每日 2 次 + 曲美他尼 2mg，口服，每日 1 次。

（刘昀昀）

第十六章

腹腔热灌注化疗在妇科恶性肿瘤中的应用

腹腔热灌注化疗(hyperthermic intraperitoneal chemotherapy，HIPEC)是一种治疗腹腔内肿瘤的手段，自1980年被 Spratt 等首次报道后，一直用于消化道肿瘤发生腹膜腔转移的患者。目前已有I级证据证实 HIPEC 在治疗和预防胃癌、结直肠癌、腹膜假黏液瘤、腹膜间皮瘤等恶性肿瘤的腹膜种植方面具有良好的效果，特别对于腹膜假黏液瘤和恶性腹水的控制，HIPEC 具有独特的优势。

妇科肿瘤治疗中使用 HIPEC 技术最早见于 20 世纪初，1986 年起有学者开始研究卵巢癌的腹腔内热灌注化疗，1999 年首次报道其联合手术治疗卵巢癌。晚期妇科恶性肿瘤多伴有腹腔转移和腹水，这一特点和消化道肿瘤相似，借鉴 HIPEC 在消化道肿瘤治疗中的经验来预防和治疗妇科恶性肿瘤的腹腔转移，已得到了越来越多的关注，其安全性和有效性也逐步得到证实。

2017 年中国妇科肿瘤专家遵循循证医学原则，对应用 HIPEC 治疗妇科肿瘤的证据进行了总结，并以此为依据制定了我国首部《妇科肿瘤腹腔热灌注治疗临床应用专家共识》。在共识的指导下，HIPEC 技术在国内得到了稳步推广。2017 年后，国内外多项针对 HIPEC 治疗妇科肿瘤的临床研究相继公布了结果,不少区域组织针对 HIPEC 制定了综合管理规范。这些进展和管理规范为进一步推动 HIPEC 技术的合理运用提供了临床应用证据,为解决 HIPEC 临床应用中的一系列问题提供了指导。根据 HIPEC 技术的最新进展和已获得的临床经验,专家组在 2019 年对共识进行了更新,旨在总结 HIPEC 在妇科肿瘤治疗中的意义、患者获益以及 HIPEC 技术应用中存在的问题,为进一步总结国内经验、推动开展多中心研究、使更多中国妇科肿瘤患者从 HIPEC 治疗中获益奠定基础。

一、HIPEC 的作用机制

腹膜由单层间皮细胞、基底膜和 5 层纤维结缔组织组成,厚度约 $90\mu m$。腹膜腔是晚期妇科恶性肿瘤发生种植转移的主要位置。HIPEC 预防和治疗肿瘤腹膜腔转移的可能机制包括:①恶性肿瘤在 43℃持续 1 小时即可出现不可逆损害,而正常组织可耐受 47℃持续 1 小时。因此,通过合适的温度,HIPEC 可直接通过热效应杀死肿瘤细胞。此外,HIPEC 可直接抑制 DNA 的复制、转录和修复,在组织水平导致肿瘤血管血栓形成。②HIPEC 治疗过程中的液体流动产生剪切力可直接导致肿瘤细胞死亡,冲刷组织导致肿瘤细胞发生失巢凋亡。③高温可导致肿瘤细胞膜、肿瘤血管通透性发生变化,减少肿瘤细胞对化疗药物的排泄率,增加肿瘤细胞中化疗药物的浓度。④HIPEC 通过腹腔给药可增加腹腔内肿瘤病灶局部药物的作用浓度。⑤热效应可通过激活热休克蛋白的方式诱发自身免疫系统产生抗肿瘤效应,阻断血管新生,导致肿瘤细胞蛋白质变性。⑥体外实验发现热效应可逆转肿瘤细胞对铂类药物的耐药性,还可导致肿瘤组织中 BRCA-2 蛋白表达水平显著下调,因此,可能进一步提高 PARPi 治疗卵巢癌的有效率。⑦热效应可通过干扰肿瘤细胞的代谢、激活溶酶体直接杀死 S 期和

M期细胞,而化疗药物主要作用于代谢活跃的M期细胞,由此,HIPEC联合化疗可以产生协同效应。⑧HIPEC的最大组织穿透深度为5mm,而普通化疗药物的组织穿透深度<3mm,HIPEC可增加某些药物在肿瘤深部的药物浓度,由此与化疗产生协同效应。

二、HIPEC技术在妇科肿瘤应用的临床依据

HIPEC的本质是在精准恒温、循环灌注、充盈腹腔的基础上给予腹腔化疗。因此,HIPEC的效果建立在腹腔化疗有效的基础上。目前,在妇科肿瘤的治疗中,腹腔化疗主要用于晚期卵巢癌。已有充分的证据显示,腹腔化疗可改善卵巢癌患者的预后(Ⅰ级证据)。特别在美国妇科肿瘤组(GOG)172以及GOG 172试验的二次分析中,研究者发现腹腔化疗给卵巢癌患者带来的生存益处可持续至少10年;每增加1次腹腔化疗,卵巢癌患者的死亡风险可减少12%,对于接受满意细胞减灭术的患者,这一益处尤其显著。

由于可显著改善患者的预后,NCCN、FIGO、欧洲肿瘤内科学会(ESMO)均已将腹腔化疗作为满意肿瘤细胞减灭术后的晚期卵巢癌的一线治疗方式之一。

HIPEC目前已逐渐应用于妇科恶性肿瘤,特别是晚期卵巢癌的辅助治疗中。目前已有确切的证据显示,HIPEC用于妇科肿瘤的治疗是有效的。2018年1月18日出版的《新英格兰医学杂志》报道了首个HIPEC治疗晚期卵巢癌的多中心随机对照临床试验(Ⅰ级证据)。研究者发现对于接受新辅助化疗和满意间歇性细胞减灭术的患者,与手术后常规静脉化疗组相比,术后常规静脉化疗加1次HIPEC组患者的中位无复发生存时间和中位总生存时间分别延长了3.5个月和11.8个月。两组治疗相关不良反应和生活质量差异无统计学意义,均有90%以上的患者完成了整个治疗过程。Spiliotis等开展的RCT(Ⅱ级证据)报道对于初治

后发生复发的晚期卵巢癌患者,与传统静脉化疗相比,腹腔热灌注化疗可显著延长患者的中位生存时间,这一获益在铂敏感性复发患者中尤为显著。Huo 等通过 Meta 分析对 37 项临床研究的结果进行了综合评估,结果显示:①与肿瘤细胞减灭术 + 化疗相比,肿瘤细胞减灭术 +HIPEC 可显著改善卵巢癌患者的 1 年生存率,且这种益处可持续 8 年。②HIPEC 并不显著增加并发症的发生率。③对于初治和复发患者,与肿瘤细胞减灭术 + 化疗相比,肿瘤细胞减灭术 +HIPEC 可提高患者 1 年、3 年和 5 年生存率。现有回顾性研究结果显示,初治时接受 HIPEC 的晚期卵巢癌患者,无复发生存时间为 12~24 个月、总生存时间为 42~57 个月。复发时接受 HIPEC 治疗的卵巢癌患者,无复发生存时间为 11~27 个月、总生存时间为 28~63 个月。但现有回顾性研究存在样本量小、混杂因素多、缺少对照、HIPEC 治疗温度和药物差异显著等问题。多数研究提示,对于初治卵巢癌患者,初治时联合 HIPEC 可改善预后,特别对于接受满意细胞减灭术的卵巢癌患者,这一益处更为显著。对于复发性卵巢癌,HIPEC 带来的益处可能在铂敏感性复发患者中较为明显。2018 年国际腹膜肿瘤学会(Peritoneal Surface Oncology Group International)报道了一项评价少见类型卵巢恶性肿瘤患者接受 HIPEC 治疗的研究结果。患者的肿瘤类型包括卵巢黏液性癌、恶性性索间质肿瘤、恶性生殖细胞肿瘤、小细胞癌等,该研究结果提示使用 HIPEC 对存在腹膜播散的少见类型卵巢恶性肿瘤进行治疗是可行的,并可能改善患者的预后,但这一益处需要进一步评估(Ⅱ级证据)。

近年来,HIPEC 已得到越来越多研究者的关注,意大利已制定了针对卵巢癌患者的 HIPEC 临床应用指南。截至目前为止,ClinicalTrials.gov 在线登记的前瞻性随机对照研究中(RCT、Ⅰ~Ⅱ级证据),在卵巢癌患者中评价 HIPEC 疗效的 RCT 已达 8 项(NCT 01539785、02124421、01628380、

02328716、00426257、01539785、01767675 和 01376752）。《2018 FIGO 癌症报告》卵巢癌诊治指南中引用了 Van Driel 等发表于《新英格兰医学杂志》的研究，提出值得进一步关注 HIPEC 的应用和研究。

满意的肿瘤细胞减灭术联合静脉化疗是改善晚期和复发性子宫内膜癌患者预后的重要方法。腹膜腔病灶是影响患者预后的主要因素，已有数项研究探讨了应用 HIPEC 改善这些患者预后的可行性和效果。这些研究均为回顾性，且样本量有限，虽然现有临床研究结果提示，HIPEC 治疗晚期和复发性子宫内膜癌是可行的，但这一方法是否可改善患者的预后尚无明确答案。

对于宫颈癌、子宫肉瘤，特别是存在腹膜转移和使用子宫粉碎器后发现的子宫肉瘤，使用 HIPEC 进行治疗已见诸报道。其中样本量最大的是 2017 年报道的一项国际多中心研究。36 例存在腹膜转移的子宫肉瘤患者(8 例曾接受子宫粉碎器碎瘤)接受细胞减灭术联合 HIPEC 后，中位无复发生存时间为 15 个月、中位总生存时间为 37 个月。选择已有的样本量最大和时间最临近的研究作为对照，此报道的生存结果均具有显著优势。

卵巢良性和交界性黏液性肿瘤，如果术前或术中发生了肿瘤破裂，导致黏液性囊液污染盆腹腔，可以借鉴 HIPEC 应用于腹膜假黏液瘤的经验，鼓励患者参与临床研究，通过前瞻性随机对照研究得出证据。

三、HIPEC 治疗妇科肿瘤的适应证和禁忌证

(一) 适应证

HIPEC 主要用于预防和治疗妇科肿瘤的腹膜腔种植转移，包括(除非特别说明，均为Ⅲ级证据)以下几方面：

1. 卵巢癌(包括少见类型的卵巢肿瘤)的初治治疗　包括初治肿瘤细胞减灭术后的 HIPEC、用于新辅助化疗及间

歇性细胞减灭术后(I级证据)的再次 HIPEC。尤其适用于晚期特别是合并大量腹水、胸腔积液患者。

2. **复发性卵巢癌** 包括所有铂敏感性复发、特别是接受二次肿瘤细胞减灭术达到肉眼未见残留病灶(R0)的铂敏感性复发患者(II级证据)。对于铂耐药性复发患者,HIPEC 仅用来控制恶性胸、腹水。

3. **腹膜假性黏液瘤(I级证据)** HIPEC 是腹膜假性黏液瘤手术后的首选治疗方式。

4. **伴有腹水或播散性腹膜腔转移的其他妇科恶性肿瘤** 包括宫颈癌、子宫内膜癌、子宫肉瘤、外阴癌和阴道癌患者等。

5. **妇科恶性肿瘤引起的难治性胸腔积液、腹水的姑息性治疗** 此类证据为II级证据。

6. **预防** 可尝试使用并推荐开展预防妇科恶性肿瘤术后腹膜腔种植转移的临床试验,包括以下方面:

(1)使用碎瘤器或碎宫器后发现的子宫肉瘤:包括癌肉瘤、平滑肌肉瘤和子宫内膜间质肉瘤。

(2)卵巢黏液性肿瘤术前或者术中破裂、大量黏液溢出污染腹腔者:其中黏液性癌推荐 HIPEC,交界性和良性肿瘤推荐用单纯腹腔热灌注治疗。

(二)禁忌证

肠梗阻;腹膜腔内广泛粘连;腹腔有明显炎症;可能存在术后吻合口愈合不良的高危因素,包括吻合口组织水肿、缺血、张力明显、严重低蛋白血症等;心脏、肾脏、肝脏和脑等主要器官功能障碍;严重凝血功能障碍;胆汁阻塞及输尿管梗阻;年龄≥75 岁为相对禁忌证。

四、HIPEC 治疗妇科恶性肿瘤的并发症和不良反应

HIPEC 治疗不增加并发症的发生率(I级证据)。治

疗后近期最常见的并发症为腹痛（Ⅱ级证据），其他与HIPEC相关的并发症及不良反应有：①热损伤：如温度过高（>45℃）可引起热损伤，并可能导致腹腔粘连，稳定控温是避免这一并发症的主要手段；②腹腔感染：术中无菌操作不严格等可引起；③治疗过程中血氧饱和度下降：为腹腔压力增高、影响呼吸所致；④拔管困难或断裂。

卵巢癌初治中使用 HIPEC 后，严重并发症的发生率为31.3%（极值：1.8%~55.6%），在复发性卵巢癌的治疗中使用HIPEC 后，发生率为 26.2%（极值：1.8%~55.6%）。目前尚无确切的证据显示，与单用肿瘤细胞减灭术相比，肿瘤细胞减灭术 +HIPEC 会增加术后并发症的发生率（Ⅱ级证据）。患者年龄 >75 岁时，HIPEC 后并发症的发生风险会明显增加（Ⅱ级证据），但根据国内经验，HIPEC 的临床应用也包括年龄 >75 岁甚至达 80 岁的人群，因此，建议在年龄≥75 岁患者中慎用 HIPEC，治疗期间给予全面评估和严密监测，治疗时降低灌注总容量和灌注流速，根据患者的反应和监测指标变化随时对治疗进行调整。

肠吻合术并非 HIPEC 的禁忌证。由有经验的妇科肿瘤医生或外科专科医生判断肠吻术后可否给予 HIPEC，有助于降低术后吻合口并发症的发生率（Ⅱ级证据）。卵巢癌新辅助化疗中选择 HIPEC 时，HIPEC 诱导肿瘤肿胀、坏死，导致肿瘤体积增加，由此可加重患者的腹胀症状，部分患者可出现肠梗阻（常见于患者腹腔内肿瘤负荷较大时）。通过保守处理（禁食、胃肠减压、必要时使用糖皮质激素），多数患者的症状可在 1 周内缓解。

五、HIPEC 用于妇科肿瘤治疗时的术前评估

（一）肿瘤负荷评估

肿瘤负荷是影响 HIPEC 疗效的重要因素，特别对于接受肿瘤细胞减灭术的卵巢癌患者，R0 切除可显著提高

HIPEC 的疗效（Ⅱ级证据）。此外，规范化评估 HIPEC 前的肿瘤负荷，也是评价 HIPEC 治疗妇科肿瘤疗效的重要指标，这对于提供高质量的临床证据具有重要意义。术前有效的肿瘤负荷评估方式主要为影像学，包括超声、CT（增强）、MRI 和正电子发射计算机断层显像（PET-CT）。与其他方法相比，PET-CT 对于评价有无腹膜腔外转移具有更高的敏感性和特异性（特别对于非黏液性肿瘤），有助于指导临床医生判断有无必要选择 HIPEC（Ⅱ级证据）。腹膜癌指数（peritoneal cancer index，PCI）是腹膜癌术中常用的分期方法，可以借鉴应用。该评分方法将腹部分为 13 个区，计算每个区的肿瘤负荷评分总和。

（二）患者耐受性评估

可耐受肿瘤细胞减灭术的患者，多数对于 HIPEC 具有良好的耐受性。患者术中情况及术前的一般状态可辅助评估患者对 HIPEC 的耐受性。肺功能、心脏功能评价（心脏彩超）对于评估 HIPEC 的安全性有一定的帮助（Ⅲ级证据）。此外，腹腔容积也是影响患者对 HIPEC 耐受程度的重要因素，术中（开腹或腔镜）充分分离粘连，增加腹腔容积有助于减少 HIPEC 治疗中腹胀、腹痛的发生率，由此可提高患者对 HIPEC 的耐受程度。

六、HIPEC 治疗时的注意事项

（一）治疗开始时机

原发肿瘤切除 24 小时后，残留肿瘤增殖速度一般在 1 周后恢复到术前；与原发肿瘤相比，再生肿瘤的生物学行为也会发生改变，表现为肿瘤的侵袭性和耐药性增强（Ⅱ级证据）。因此，手术后的 HIPEC 应尽早开始，尽量在 1 周内完成（Ⅱ级证据）。

（二）灌注管放置和管理

1. **置管方式** 可选择开腹手术关腹前置管，也可选择腹腔镜或超声引导置管。腹腔镜置管具有视野清晰、创伤小、术后恢复快、效果确定的优势，临床实用性强（Ⅱ级证据）。虽然有研究显示，超声穿刺具有创伤小、费用低廉的特点，但其操作受医师经验、超声机器分辨率、患者既往手术史的影响。妇科恶性肿瘤患者尤其是既往有手术史的患者，腹腔内多有粘连，超声置管风险较大（Ⅱ级证据）。

2. **置管位置（Ⅲ级证据）和数量**　置管位置可根据医师经验决定，通常管口放置在肝肾隐窝、肝脾隐窝和盆底。一般置4根管，2根为入水管，2根为出水管。从上腹部皮肤引出的2根管其腹腔内的管头端放置于盆底，从下腹部皮肤引出的2根管其腹腔内的管头端放置于肝肾隐窝和肝脾隐窝。为方便堵管时操作，置管时留入腹腔内管道长度应≥25cm，可使用褥式缝合闭合引流口，减少术后引流口渗液的发生率。此外，灌注管不要直接放在大网膜表面，以防大网膜组织被吸附于灌注管内。

3. **灌注管堵管时的处理（Ⅲ级证据）**　灌注管阻塞是导致 HIPEC 治疗失败、患者腹痛的重要因素。导致堵管的原因主要有纤维蛋白凝结形成管道阻塞、大网膜包裹和嵌顿、肿瘤组织堵塞。灌注管堵管重在预防，其中尽早开始治疗尤为关键。堵管时处理方法包括：灌注出入口调换位置、将被堵管道作为出水口增加灌注速度；调整灌注管朝向；使用生理盐水冲管同时旋转管道；上述方法均失败时可在充分消毒后，拔出部分管道至侧孔，在重新调整管道方向后再将管道还纳入腹腔。

（三）HIPEC 麻醉、监护和护理（Ⅲ级证据）

1. **麻醉**　可选择在初治手术结束后利用手术麻醉尚未结束时马上给予 HIPEC；也可选择盐酸异丙嗪（非那根）、盐酸曲马多肌内注射或丙泊酚静脉麻醉或一氧化二氮（笑气）吸入；如果暂时无条件给予上述麻醉处理，可给予半量"冬眠合剂"（冬眠合剂组成：氯丙嗪 50mg、哌替啶 50mg、异丙嗪 50mg),治疗过程中,如果患者仍然诉有疼痛,可补充哌替啶至总量 100mg。

2. **监护** 全程监测生命体征,计算 24 小时出入量;随时调整灌注的入量和出量,治疗全程保持灌注液体循环通畅,注意治疗场所环境消毒。HIPEC 治疗期间患者可出现轻度体温升高,一般不超过 38℃。

3. **护理** 非麻醉状态下,患者接受 HIPEC 时,出现的不适感主要包括腹痛和腹胀。积极给予心理疏导对于缓解患者的紧张情绪、增加患者对 HIPEC 的耐受性具有重要作用。

(四) HIPEC 治疗温度、灌注容量、灌注液、治疗维持时间

1. **温度** 设定于 43℃,此外,灌注全程要求温度稳定(Ⅰ级证据),这是保证 HIPEC 疗效和安全性的重要因素。为了达到这一标准,需要实现精确控温,要求 HIPEC 控温精度≤±0.5℃、测温精度≤±0.1℃。

2. **灌注容量** 容量选择遵循腹腔充分充盈、患者耐受、循环通畅的原则,灌注液体总量 3 000~5 000ml,流速 300~600ml/min(Ⅲ级证据)。

3. **灌注液** 生理盐水、林格液、葡萄糖、蒸馏水均可作为灌注液体。灌注液体的选择主要取决于液体的脱水效果、肿瘤类型和药物。理论上,灌注液的脱水效果越好,导致肿瘤脱水死亡的可能性越大,治疗效果也越好。从这一角度出发,蒸馏水是最佳选择。但蒸馏水在导致肿瘤脱水的同时也会导致正常组织脱水,患者可因此出现高钠血症、高钾血症。临床实践中极少有患者能够耐受蒸馏水灌注治疗时产生的脱水效应,因此,其使用率不高(Ⅱ级证据)。即便选择蒸馏水时,也宜与其他液体,如生理盐水、葡萄糖交替使用。治疗黏液性肿瘤时,宜选择葡萄糖,治疗腹膜假黏液瘤时选择 10% 以上的葡萄糖液可达到更好的效果。从实用性和安全性出发,在临床实践中可将生理盐水作为首选(Ⅲ

级证据)。

4. 治疗维持时间、治疗次数和给药方案　建议 60~90 分钟,必要时可以适当调整。目前,针对 HIPEC 的高质量临床研究中(包括消化道肿瘤治疗相关研究),HIPEC 治疗均为单次给药,结合妇科肿瘤细胞(滋养细胞肿瘤除外)的生物学特点,推荐单次足量用药,不建议分次用药灌注。多次治疗时,为避免堵管,推荐间隔时间 <24 小时(Ⅱ级证据)。灌注次数主要取决于患者病情,对于腹膜假黏液瘤的患者,灌注 3~5 次后黏液性成分才可以充分溶解并排出,可使用 10% 及以上高糖溶液灌注 5 次及以上。对于非腹膜假黏液瘤,在使用药物灌注化疗前可使用生理盐水或葡萄糖进行灌注治疗。国内常用的部分灌注方案如下:①第 1~3 天使用生理盐水进行灌注治疗,第 4 天使用多烯紫杉醇或紫杉醇进行灌注化疗,第 5 天使用顺铂进行灌注化疗;②第 1 天使用生理盐水进行灌注治疗,第 2 天使用多烯紫杉醇或紫杉醇进行灌注化疗,第 3 天使用顺铂进行灌注化疗;③第 1 天使用生理盐水进行灌注治疗,第 2 天在静脉使用紫杉烷类药物后使用顺铂进行灌注化疗。

5. HIPEC 治疗的血糖管理　HIPEC 治疗会诱发血糖升高,原因包括应激、使用糖皮质激素、灌注液中含有葡萄糖等(Ⅱ级证据)。腹膜假黏液瘤患者接受 HIPEC 时,灌注液推荐选择浓度 10% 以上的葡萄糖,血糖升高会更加明显。对于非糖尿病患者,HIPEC 诱导的高血糖会在灌注治疗 2 小时后消失,不会对患者造成不良影响。因此,不建议对这些患者(包括接受高糖进行灌注)常规监测血糖。对于合并糖尿病的患者,HIPEC 诱导的高血糖会增加并发症的发生率,推荐常规监测血糖并根据血糖情况临时使用短效胰岛素。此外,HIPEC 中使用浓度≥10% 的葡萄糖会导致渗透性利尿,建议常规静脉补液以缓解由此导致的脱水(Ⅱ级证据)。

(五) 终止 HIPEC 治疗的指征

HIPEC 时常见的不良反应有大汗淋漓、心率 >100 次 / min 等症状。出现这些临床表现时,首先需要排除血容量不足。可以通过中心静脉管监测中心静脉压评估血容量(Ⅰ级证据)。此外,部分患者可能出现呼吸、血氧异常,这时需要注意麻醉情况和灌注量。灌注管阻塞导致灌注液体排出不畅时,可发生膈肌抬高,这是诱发患者出现上述不适的重要原因。在降低灌注入量的基础上,解决相关原因后,如果患者仍有上述临床表现或其他严重不适,可终止 HIPEC(Ⅲ级证据)治疗。

七、HIPEC 治疗妇科恶性肿瘤时药物的选择

HIPEC 的药物选择取决于患者既往病史、疾病种类和药物特性。宜选择单药治疗对肿瘤有效、肿瘤组织穿透性高、分子质量相对大、腹膜吸收率低、与热效应有协同作用、腹膜刺激性小的药物。HIPEC 中化疗药物剂量尚无明确计算方式,原则上按照静脉用量标准。目前文献报道的用于妇科肿瘤治疗中使用的 HIPEC 药物及剂量如下:顺铂($50\sim150\text{mg/m}^2$)、卡铂(AUC 6 或 $200\sim800\text{mg/m}^2$)、奈达铂($80\sim100\text{mg/m}^2$)、洛铂(50mg/m^2)、奥沙利铂($85\sim460\text{mg/m}^2$)、紫杉醇($20\sim175\text{mg/m}^2$)、多烯紫杉醇(有报道单次总量 40mg 和 60mg/m^2)、吉西他滨($50\sim1\,000\text{mg/m}^2$)、丝裂霉素($15\sim35\text{mg/m}^2$)。

HIPEC 联合静脉化疗时,HIPEC 剂量应包括在全身总治疗剂量中。热效应可增强顺铂、卡铂、奥沙利铂、丝裂霉素、紫杉烷类的细胞毒性(Ⅱ级证据),应用时需要注意相应毒性反应,必要时调整用药剂量。

铂类药物是目前妇科恶性肿瘤治疗中最常用的腹腔化疗药物,顺铂的使用率最高,也是目前 HIPEC 中应用最为广泛的药物,其安全性和疗效最肯定。使用顺铂进行

HIPEC 时需要水化。43℃下进行 HIPEC 治疗,顺铂使用剂量为 70mg/m^2、治疗持续 1 小时,顺铂实际使用量可达到给药量的 78%。Gouy 等报道 HIPEC 中顺铂使用剂量达到 80mg/m^2 时(42℃、治疗 1 小时),出现限制性毒性反应,特别是肾毒性发生率显著增加。考虑到肾脏毒性反应具有迟发性,该研究推荐 HIPEC 中顺铂使用剂量不应超过 70mg/m^2(Ⅱ级证据)。据报道亚洲人群接受 HIPEC 时,顺铂使用剂量达到 90mg/m^2 时(40℃、治疗 1 小时),急性肾损伤的发生率可达到 40%,其中 37% 可发展为慢性肾损伤。热效应会增强顺铂的细胞毒性,结合现有证据,我们建议中国妇科肿瘤患者接受顺铂进行 HIPEC 时(43℃、治疗 1 小时),给药剂量不宜超过 80mg/m^2。硫代硫酸钠可缓解顺铂的肾脏毒性,可酌情用于已存在肾功能不全的患者(Ⅱ级证据)。

卡铂和奥沙利铂用生理盐水配伍会导致药效改变,宜选用 5% 葡萄糖液作为灌注液体。此外,奥沙利铂具有神经毒性,还有增加内脏出血风险的报道。由于 HIPEC 可增加奥沙利铂的毒性作用,选择该药需慎重(Ⅱ级证据)。

紫杉烷类药物是铂类以外在妇科肿瘤治疗中最常用的药物。紫杉烷类药物的分子质量显著大于顺铂,腹腔内用药时极少通过腹膜屏障,因此,腹腔使用紫杉烷类药物的毒性反应显著小于静脉给药。使用紫杉烷类药物进行 HIPEC 治疗妇科肿瘤的安全性和有效性已在临床研究中得到验证,且相关研究几乎均未报道超敏反应。多烯紫杉醇具有温热效应,更适用于 HIPEC。需要注意的是,HIPEC 用药时仍需要预处理,具体方法与静脉用药相同(Ⅰ级证据)。

八、HIPEC 疗效及不良反应监测

(一) 肿瘤治疗疗效监测

包括肿瘤标志物和影像学检查等,具体项目取决于患者的疾病情况。

(二) 不良反应监测

HIPEC 的不良反应为综合因素,来自手术、药物和 HIPEC 本身的相互影响。从现有证据来看,HIPEC 并不增加并发症的发生率。由于 HIPEC 可增强化疗药物的细胞毒性作用,因此,治疗后应加强骨髓、肾脏毒性反应的监测(Ⅲ级)。此外,N-端脑钠肽有助于评价 HIPEC 治疗后发生心肺功能不全的风险,可结合临床实际使用(Ⅱ级)。

腹腔内肿瘤种植、转移是影响妇科恶性肿瘤患者预后的主要因素,借鉴 HIPEC 在治疗消化道肿瘤腹腔转移方面的经验,为 HIPEC 应用于妇科肿瘤的治疗和预防奠定了基础。HIPEC 在妇科肿瘤治疗中的应用已得到越来越多的证据支持,有可能成为妇科恶性肿瘤治疗中的另一种重要方式。更新共识的初衷在于总结证据,进一步合理推动 HIPEC 的临床应用。规范化应用是保证 HIPEC 安全性的基础,开展多中心协作研究、提供高质量循证医学证据是进一步明确 HIPEC 疗效、解决临床相关问题的根本途径。

(李晶 林仲秋)

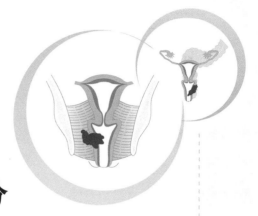

第三部分

围术期篇

第十七章

妇科肿瘤患者术前相关检查

多数妇科肿瘤患者需要接受手术治疗。对于需要接受手术治疗的患者,除了严格掌握手术的适应证、禁忌证和选择合适的手术时机外,全面详细的术前评估也非常重要。

第一节　一般检查项目

以下项目为妇科肿瘤患者术前通用检查项目:

1. 详细病史,重视妇产科相关病史、婚育史及家族的肿瘤病史。

2. 全身检查,重视妇科盆腔检查、尤其是三合诊检查;重视浅表淋巴结检查。

3. 血型(包括 Rh 血型)。

4. 血、尿常规。

5. 凝血功能检查　包括血浆凝血酶原时间测定(PT),活化部分凝血活酶时间测定(aPTT),血浆纤维蛋白原测定,凝血酶时间测定(TT),血浆 D- 二聚体测定(D-dimer)等。

6. 血生化检查　包括血清总蛋白、白蛋白、前白蛋白、转铁白蛋白,超敏 C 反应蛋白,葡萄糖,总胆固醇、甘油三酯、高密度脂蛋白胆固醇、低密度脂蛋白胆固醇、载脂蛋白 AI、载脂蛋白 B,β- 羟基丁酸、游离脂肪酸,钾、钠、氯、钙、磷、镁、铁,总铁结合力,碳酸氢盐(HCO_3),总胆红素、直接胆红素、总胆汁酸,丙氨酸氨基转移酶、天门冬氨酸氨基转移酶、γ-谷氨酰基转移酶,碱性磷酸酶、胆碱酯酶、α-L-岩藻糖苷酶、腺苷脱氨酶、肌酸激酶、肌酸激酶-MB同工酶,乳酸脱氢酶、尿素、肌酐、尿酸,超氧化物歧化酶(SOD),胱抑素(cystatin C),淀粉酶、脂肪酶等;尤其应注意血D-二聚体、转氨酶、肌酐、尿素、葡萄糖、白蛋白和电解质等的结果。

7. 乙型肝炎病毒检查　包括乙型肝炎DNA测定,乙型肝炎表面抗原(HBsAg),乙型肝炎表面抗体(Anti-HBs),乙型肝炎e抗原(HBeAg),乙型肝炎e抗体(Anti-HBe),乙型肝炎核心抗体(Anti-HBc),乙型肝炎病毒外膜蛋白前S1抗原等。

8. 性传染疾病检查　包括人免疫缺陷病毒抗体(Anti-HIV),梅毒螺旋体特异抗体,快速血浆反应素试验(RPR)等。

9. 其他肝炎病毒检查　包括甲型肝炎抗体(Anti-HAV),乙型肝炎核心抗体IgM(Anti-HBc IgM),丙型肝炎抗体(Anti-HCV),丁型肝炎抗体(Anti-HDV),戊型肝炎抗体(Anti-HEV IgG和IgM),庚型肝炎IgG抗体(Anti-HGV IgG)等。

10. 肿瘤标志物　包括鳞状细胞癌抗原(SCCA)、糖类抗原125(CA125)、糖类抗原19-9(CA19-9)、糖类抗原72-4(CA72-4)、人附睾蛋白4(HE4)、神经元特异烯醇化酶(NSE)、甲胎蛋白(AFP)、癌胚抗原(CEA)、人绒毛膜促性腺激素(hCG)、乳酸脱氢酶(LDH)等。

11. 心电图　年龄大者(>60岁)或有心脏病者行彩色超声心动图或心功能测定,并且注意左室射血分数。

12. 胸片　年龄大者(>60岁)、伴胸水者需要检查肺功能,并注意排除肿瘤的胸腔转移。

13. 盆腔、腹部及双肾B型超声。

14. 电子计算机X射线断层扫描技术(CT)、磁共振成像(MRI)、正电子发射计算机断层显像(PET-CT)等检查;妇科恶性肿瘤患者的术前影像学检查越来越受到重视,可以辅助判断疾病分期,指导治疗方式,特别在指导具体的手术范围方面意义重大。举例来说,对于卵巢恶性肿瘤患者或者肿瘤复发的患者,妇科肿瘤医师一般有把握将盆腔的病灶彻底切除(即使需要肠道、尿道改道),但是难点在于中上腹的病灶和可疑转移的淋巴结怎样完全切除;而中上腹的增强 CT 或其他影像学检查可以帮助医师术前判断这一点,与外科医师、影像学医师术前会诊,并做好手术规划。而PET-CT 在可疑远处转移、肿瘤复发或者排除远处转移的患者中的应用越来越受到重视。

15. 术前开好病理单,必要时与病理科联系,进行术中冷冻病理检查。

第二节　各肿瘤特殊检查项目

生殖道各部位均可发生肿瘤,不同部位的肿瘤既有通用的检查项目,也有特殊的检查项目。下面按生殖道的解剖部位从外向里分述各肿瘤的特殊检查项目。

一、外阴癌

外阴癌常规和可选择的检查项目如下:

1. 治疗前必须有组织病理学证据。

2. 如宫颈存在,需行宫颈癌筛查(如细胞学检查、HPV 等)。

3. 由于鳞状上皮病变通常累及生殖道其他部位,阴道镜检查时需要仔细检查宫颈和阴道。

4. 盆腔和腹股沟区 CT 或 MRI 扫描有助于检测相应部位增大的淋巴结。

5. 除了发现很早并且病变多年没有变化之外,任何外阴色素性病变首次诊疗时都应该选择完整的切除,而非活检,以排除黑色素瘤(活检可能增加黑色素瘤血液转移的风险)。

6. 活组织检查　对任何可疑病变,应作多点活组织检查。对于直径 <2cm 的赘生物,应采用局麻下切除活检,活检取材时除了切取肿瘤组织外,还应包括肿瘤周边正常皮肤和皮下组织,或者用 Keyes 活检笔取材,以了解肿瘤的浸润深度,以指导手术方式(如是否需要进行腹股沟淋巴结切除术。图 17-1~ 图 17-4 示意正确的和不正确的活检方法)。

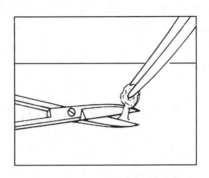

图 17-1　正确的活检方法

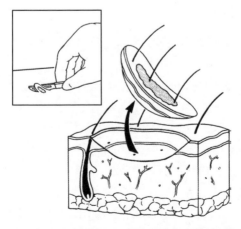

图 17-2　不正确的活检方法(取材没有包括真皮层下方组织)

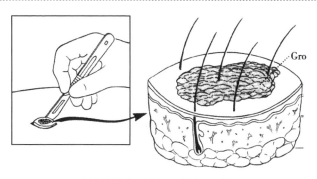

图 17-3　正确的活检方法（取材包括了真皮层下方组织）

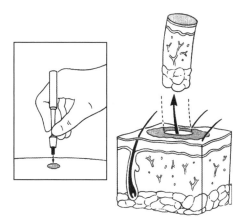

图 17-4　正确的活检方法（用 Keyes 活检笔取材，取材包括了真皮层下方组织）

为提高取材时的准确性，对肉眼病灶不明显者，可先用 1% 甲苯胺蓝涂抹局部，待其干后，再用 1% 醋酸擦洗脱色，在仍有蓝染的部位做活检；或在阴道镜检查下取活检。

7. 放疗前应进行 CT 或 MRI 成像技术，进行高质量的三维剂量设计。

二、阴道癌

阴道癌常规和可选择的检查项目如下：

1. 原发性阴道癌并不常见,诊断前应先排除宫颈癌的阴道扩散和转移性恶性阴道结节。

2. 治疗前必须有组织病理学证据。

3. 大多数阴道癌患者以无痛性阴道流血和排液为主诉就诊,需要进行组织病理活检以确诊。

4. 应该详细检查宫颈,排除宫颈癌累及阴道的情况(如ⅡA期和ⅢA期宫颈癌)。如果宫颈和阴道同时存在病灶,而且病理组织类型相同,不管阴道病灶大小是否超过宫颈病灶,都应该诊断为宫颈癌阴道扩散。如果外阴和阴道同时存在病理组织类型相同的病灶,应该诊断为外阴癌。

5. 对于细胞学检查异常但无肉眼病变的患者,需要进一步行阴道镜检查。必要时在麻醉后于阴道镜辅助下切除异常的阴道壁。应该特别注意阴道穹窿,因为超过28%的阴道鳞状上皮内瘤变(VAIN)患者在该处发现隐匿性阴道癌。

三、宫颈癌

(一) 常规及可选择的检查项目

1. 必须进行全面的盆腔检查,治疗前必须有组织病理学证据。

2. 宫颈刮片细胞学检查 是宫颈癌筛查的主要方法,应在宫颈转化区取材。

3. 高危型人乳头状瘤病毒DNA(HPV-DNA)检测 是宫颈癌筛查的主要方法。可用于25岁以上女性的初筛。临床上也用于对细胞学为AS-CUS(意义未明的不典型鳞状细胞)的患者进行分流。若高危型HPV-DNA阳性,进行阴道镜检查。若高危型HPV-DNA阴性,12个月后再行宫颈刮片细胞学检查。

4. 宫颈碘试验(Schiller试验) 正常宫颈阴道部鳞状上皮含丰富糖原,碘溶液涂染后呈棕色或深褐色,不染色区说明该处上皮缺乏糖原,可能有病变。在碘不染色区取材活检,可提高诊断率。

5. 宫颈和宫颈管活组织检查　为确诊宫颈癌及宫颈癌前病变的最可靠依据。如果宫颈有肉眼可见病灶,可直接在病灶上取材活检,不需要再进行细胞学和阴道镜检查。宫颈刮片阳性,但宫颈光滑或宫颈活检阴性,应用小刮匙搔刮宫颈管(endocervical curettage,ECC),刮出物送病理检查。

6. 阴道镜　在阴道镜和醋白试验辅助下取材,以提高确诊率。如果宫颈无明显病变时,也可在转化区 3、6、9、12 点 4 处取材或在碘试验(Schiller 试验)不染色区域取材,并进行宫颈等搔刮。

7. 宫颈锥切术　适用于细胞学检查多次阳性而活检阴性者;需要治疗的宫颈癌前病变以及宫颈活检为原位癌需确诊者。可采用冷刀切除、高频电波刀(LEEP)环形切除或冷凝电刀切除,切除组织应作连续病理切片(24~36 张)检查。切除组织应该包括整个转化区的宫颈组织,这对于无肉眼病灶的ⅠA1 期和部分ⅠB1 期、ⅠA2 期(分期依赖于显微镜下浸润深度)患者的诊断极为重要。病理报告必须包括病理组织类型、病灶浸润的深度、有无淋巴脉管间隙浸润、单个病灶或多个病灶等。

8. 生物标志物 p16 和 Ki67 的免疫组化检测有助于对活检为 CIN Ⅱ患者进行分流,避免过度治疗。

9. 帮助分期的项目　视诊、触诊、阴道镜、宫颈管搔刮、宫腔镜、膀胱镜、直肠镜、静脉尿路造影以及肺和骨骼的 X 线检查。怀疑宫旁有浸润者需评估是否有肾盂积水,检查可选用肾脏超声、静脉尿路造影、CT 或 MRI。任何可疑膀胱或直肠受累(初步诊断为ⅣA 期)的患者,必须进行膀胱镜 / 直肠镜检查,以行活检和组织学检查证实。

10. 为了避免手术后出现意外发现的宫颈癌,对那些因为子宫良性病变拟行单纯全子宫切除术的患者,术前应常规行宫颈细胞学检查和 / 或 HPV 检查,如高度怀疑宫颈病变,应进行详细的宫颈检查。如单纯全子宫切除的标本意外发现了宫颈浸润癌,则尽可能行正电子发射计算机断层扫描(PET-CT)扫描,或盆腔和腹部 CT 或 MRI 扫描以及胸部影像学检查,评价并了解肿瘤可能扩散的范围,然后制订合适的补充治疗方案。

11. 宫颈癌合并妊娠较少见。妊娠期出现阴道流血,除了考虑产科因素引起的出血,需要做详细的妇科检查,对宫颈可疑病变作宫颈刮片、阴道镜检查,必要时在阴道镜下行宫颈活检以明确诊断。因宫颈锥切可能引起出血、流产和早产,只是在细胞学和组织学提示为浸润癌时,才做宫颈锥切活检。应注意:①妊娠时宫颈鳞 - 柱交接部受高雌激素影响外移,基底细胞增生活跃,病理学可出现类似原位癌的改变,但在产后 6 周即可恢复正常;②宫颈上皮基底细胞增生活跃,其脱落细胞可有核增大、深染等表现,细胞学检查易误诊。

(二) 各项检查的临床意义

1. **高危型 HPV 检测** 高危型 HPV 感染是宫颈癌的主要危险因素。99% 以上宫颈癌伴有高危型 HPV 感染,目前已知 HPV 有 200 多种亚型。其中 6、11、42、43、44 等亚型属于低危型,一般不诱发癌变;16、18、31、33、35、39、45、51、52、56 或 58 等亚型属于高危型,与宫颈癌发病密切相关。高危型 HPV 亚型产生 E6 和 E7 癌蛋白(oncoprotein),与宿主细胞的抑癌基因 $p53$ 和 Rb 相结合,导致细胞周期控制失常而发生癌变。此外,单纯疱疹病毒Ⅱ型及人巨细胞病毒等,也可能与宫颈癌发生有一定关系。

2. **影像学检查** 宫颈癌治疗前后评估的影像学检查包括 B 超、CT、MRI 和 PET-CT,对主动脉旁淋巴结病灶的评估,手术切除比影像学评估更准确。但如果影像学检查提示盆腔和 / 或腹主动脉旁淋巴结转移,则术后应复查这些检查,以评估淋巴结是否完全切除。

（1）CT：有较高的空间分辨率，较少受肠蠕动及肥胖等因素的影响，能清楚显示盆腔肿块大小、数目和密度，且形态直观，已广泛应用于宫颈癌的诊断和治疗计划的制订。宫颈肿瘤与正常宫颈组织对比，呈低强化或等强化密度，CT扫描可为假阴性，故CT对宫颈癌，尤其是早期宫颈癌原发灶的显示具有局限性。阴道浸润是宫颈癌分期的重要因素，由于CT是横断面扫描，盆腔局部解剖复杂，子宫颈管与阴道纵轴成角而不是直角，加之部分体积效应等的影响，其诊断可靠性低，常高估或低估阴道病变。宫旁浸润也是宫颈癌分期的重要因素，是区别ⅡA和ⅡB期的标准，更是选择治疗方法的重要依据。CT检查对宫旁浸润缺乏特异性，而且宫颈癌患者合并宫旁炎症时可干扰CT结果。由于CT扫描常将宫旁血管或炎症误认为宫旁浸润，常会导致高估病变。CT对宫旁浸润的诊断准确率仅为30%~50%，增强扫描、薄层扫描以及螺旋CT可减少误诊，使得CT对宫旁浸润判断的准确率明显提高。由于盆腔结构复杂，CT平扫对于宫颈癌转移淋巴结的敏感性较差，但随着CT技术的发展，多排螺旋CT扫描为淋巴结转移的评价提供了更好的分辨条件。CT对于肿瘤复发及放化疗疗效的监测也广泛应用于临床。但因其对于软组织分辨能力有限，尤其是放化疗后宫旁组织纤维化，且对患者有电离辐射损害，一定程度上限制了CT在这方面的应用。

（2）MRI：对软组织分辨率高是其最大的优点，直接多断面扫描可以清晰显示宫颈、宫体、阴道及其邻近结构，比CT单纯横断面扫描优越。研究表明，MRI在宫颈癌的诊断和分期方面明显优于超声及CT检查，具有很高的敏感性、特异性和准确性，是目前宫颈癌诊断及分期的最佳辅助手段，MRI对诊断宫颈管内病变有帮助。另外，弥散加权成像磁共振扫描具有分辨宫颈正常组织和肿瘤的能力，这更有助于MRI对早期宫颈癌的诊断。所以，MRI对宫颈癌宫旁组织的诊断准确性、敏感性和特异性明显高于 CT。MRI 对于宫颈癌淋巴结转移诊断的准确率各家报道不一,敏感性在 28%~83%,特异性在 71.5%~100%。MRI 多断面扫描有助于显示盆腔,特别是阴道残端、膀胱、直肠的复发肿瘤,也可以显示盆壁复发的肿瘤。

（3）PET-CT:从代谢角度进行诊断,从而对肿瘤的诊断、淋巴结转移、周围浸润等方面有着更高的优越性,但其本身空间分辨率低、解剖结构显示欠佳,主要适用于预测宫颈癌复发及淋巴结转移,目前多结合 CT 应用。与 CT 和 MRI 相比,PET-CT 能更精确地探测到直径超过 10mm 的淋巴结转移。对 PET 检测到的孤立的、临床难以解释的病灶,如有可能,应进一步行组织学检查,以证实或排除远处转移的存在。在美国,ⅠB1 期以上患者在治疗前几乎常规进行 PET-CT 检查。PET-CT 兼顾了解剖学特点与功能学特点,两种图像共同分析,对盆腔淋巴结是否有转移有较大参考价值,对宫颈癌具有较高的诊断率。是一种较好的无创性检查方法。但由于其价格昂贵,限制了该检查的广泛开展。

（4）静脉肾盂输尿管造影(IVP):主要用于了解有无泌尿系的梗阻。因双侧输尿管由子宫动脉的下方穿过而进入膀胱,与宫旁组织关系密切。宫颈癌向两侧宫旁蔓延时,可能会累及双侧输尿管,导致输尿管下段的梗阻,引起中上段输尿管扩张和肾盂积水,因此,对于局部晚期的宫颈癌患者,推荐行 IVP 检查,以了解有无泌尿系梗阻的存在以及输尿管的形态。

四、子宫内膜癌

子宫内膜癌常规和可选择的检查项目如下:

1. 治疗前必须有组织病理学证据。

2. 对于盆腔检查不满意者,可以用阴道或腹部超声来排除伴随的附件病变。

3. B 型超声检查是首选的检查方法。经阴道超声检查更重要,可了解子宫大小、宫腔形状、宫腔内有无赘生物、子宫内膜厚度、肌层有无浸润及浸润深度。当子宫内膜厚度少于 5mm 时,其阴性预测价值较高。

4. 可采用分段诊刮(fractional curettage)和 / 或宫腔镜下活检以确诊。分段诊刮的优点是能鉴别子宫内膜癌和宫颈管腺癌,也对了解子宫内膜癌是否累及宫颈管有帮助,但分段诊刮有较高的假阳性和假阴性;宫腔镜检查可直接观察宫腔及宫颈管,减少对早期子宫内膜癌的漏诊,明确是否有宫颈管黏膜受累,但仍然不能判断宫颈间质是否受累(子宫内膜癌Ⅰ期和Ⅱ期的关键区分,并且决定了手术方式是单纯全子宫切除还是广泛子宫切除)。尽管宫腔镜检查能否用于子宫内膜癌的治疗前诊断仍有争议,会不会增加腹水或腹腔冲洗液细胞学阳性率尚无定论,但目前的主流观点是宫腔镜可用于早期子宫内膜癌的诊断和宫颈管状态评估。

5. 组织病理学确诊后,常规用影像学[CT、MRI 和 / 或 PET-CT]进行术前分期,影像学检查可协助诊断有无盆腔及腹主动脉旁淋巴结转移、判断宫腔病灶是否侵入肌层和宫颈管、了解盆腔和腹腔内病灶的扩散范围。已知或怀疑子宫外病变者,可根据转移的症状和体征选择 MRI、CT 或 PET 检查。长期以来,MRI 被认为是较为理想的子宫内膜癌影像学检查方法,较之传统的 B 超、CT 更易识别深肌层侵犯、宫颈间质侵犯、局部或远处转移。MRI 和术中冷冻病理检查也是评估肌层浸润深度和宫颈累及的最准确检查手段。在评估淋巴结转移方面,CT 和 MRI 的作用是相同的,但是两者均不能替代手术提供的组织学标本来确诊。PET-CT 可以增加判断宫外转移及淋巴结转移的敏感性。

6. 怀疑或有肉眼可见宫颈侵犯时,需要进行宫颈活检或 MRI 检查。对肝功能异常、临床发现宫旁或阴道侵犯的病例,应进行转移的相关评估。

7. 怀疑有子宫外肿瘤播散者,可查肿瘤标志物如糖类抗原 125(CA125)、糖类抗原 19-9(CA19-9)和人附睾蛋白 4(HE4)等血清肿瘤标志物。

8. 怀疑有膀胱或直肠转移的病例,应行膀胱镜和 / 或直肠镜检查。

9. 年龄 <50 岁且有明显的子宫内膜癌和 / 或结直肠癌家族史,可考虑进行遗传学咨询和基因诊断。I 型子宫内膜癌与肥胖、高雌激素相关,与原癌基因 *KRAS* 和抑癌基因 *PTEN* 的突变相关;II 型子宫内膜癌与 *CDKN2A*、*TP53*、*ERBB2* 基因改变以及 Lynch、ARID1 遗传性突变相关。

五、子宫肉瘤

子宫肉瘤常规和可选择的检查项目如下:

1. 子宫肉瘤往往在手术后才被发现,经病理组织学确诊。

2. 如果是子宫内膜间质肉瘤,发现宫腔内有病变时,可参照子宫内膜癌的诊断方法,选用相应的辅助检查,术前最好有组织病理学证据。

六、卵巢癌、输卵管癌和腹膜癌

(一) 常规及可选择的检查项目

1. 全面了解病史,特别是胃肠道、乳腺疾病史及家族史。

2. 体格检查应特别注意乳腺、腹部(肝、脾、腹水、肿块)、直肠及腹股沟、锁骨上淋巴结。

3. 行宫颈细胞学检查,以排除宫颈病变。

4. 发现附件实性包块时,建议检测血雌二醇(E_2)、孕激素(P)、雄激素(T)等性激素项目。

5. 根据患者年龄、肿块的性质及临床情况,选择相应的血清肿瘤标志物检查。上皮性肿瘤患者需要检查包括CA125、CA19-9、癌胚抗原（CEA）、HE4 等在内的肿瘤标志物,生殖细胞肿瘤患者建议检查甲胎蛋白（AFP）、人绒毛膜促性腺激素(hCG)、乳酸脱氢酶(LDH)等在内的肿瘤标志物。

6. CA19-9、CEA 升高者和高度怀疑胃肠道转移或不能除外消化道肿瘤的患者,需要进行全面的胃肠系统检查,首选胃镜及纤维结肠镜检查,必要时选用钡餐、钡灌肠等检查,以了解消化道是否受累、受累的部位和程度,排除原发于消化道的恶性肿瘤。

7. 选择盆腹腔 B 超、CT/MRI/PET-CT 等影像学检查。

8. 有大量腹水和 / 或胸水的患者,或者临床怀疑为进展期卵巢癌、盆腔肿块巨大固定的患者,如果评估手术切除有难度,或首次手术不能做到满意的肿瘤细胞减灭术。目前建议更合适的做法是,抽取腹水和 / 或胸腔积液送细胞学检查,或者腹腔镜下评估及活检,在获得肿瘤细胞学或组织学证据后,先进行 2~4 疗程的新辅助化疗,随后再行肿瘤细胞减灭术。对于实性肿块者,也可经腹或经阴道行细针穿刺,取组织病理学检查。

9. 术前行肾血流图检查,为术后化疗提供参考。包块固定于盆壁,疑输尿管受压时,可行静脉肾盂造影检查。

10. 对某些有家族性卵巢癌或者乳腺癌的患者,可考虑进行染色体分析及 *BRCA* 基因检测。

11. 妊娠和附件包块的评估　随着妊娠子宫的逐步增大,卵巢可能随着孕周而上升于盆腔外,双合诊和三合诊检查有其局限性。除阴道超声外,应根据孕周结合经腹部超声进行诊断。MRI 是一个很好的检查手段,对胎儿无放射线损伤。妊娠本身可引起血清 CA125 升高,在早孕期达到高峰,CA125 水平波动在 7~251U/ml,此后逐步下降。所以,孕期低水平的 CA125 升高并不预示着恶性肿瘤。应结合CA125、HE4 和影像学检查结果进行鉴别诊断。

12. 绝经后妇女附件包块的评估　评估手段主要为阴道超声和血 CA125 水平。除了阴道超声提示单纯囊肿外，大多数有附件包块的绝经后妇女需要手术治疗。卵巢是子宫、结肠、乳腺、胃等多处恶性肿瘤的常见转移部位。对于所有绝经后出现附件包块的妇女，若近 12 个月未做乳房 X 线片检查，均应进行乳腺检查和直肠指诊。阴道超声提示子宫内膜厚或有阴道流血的妇女应该行子宫内膜活检。若患者贫血，大便隐血实验阳性，年龄在 50 岁以上，则应该进行全胃肠道检查以除外原发性胃癌或结肠癌。

(二)各项检查的临床意义

1. 肿瘤标志物

(1) CA125：是一种糖蛋白性肿瘤相关抗原，存在于成人体腔上皮衍生而来的一些组织如胸膜、心包膜、腹膜间皮和米勒管上皮如输卵管、子宫内膜和宫颈管。肺、乳腺、结膜、胎儿中除了体腔上皮外还存在于羊膜组织中。正常婴儿和成人卵巢表面的上皮细胞不表达，半衰期为 6 天。80% 卵巢上皮癌患者血清 CA125 水平升高；90% 以上患者 CA125 水平与病情缓解或恶化相关，故可用于术前诊断和术后病情监测。

CA125 的敏感性较高，但特异性较差。血清 CA125 水平对肿瘤分期没有帮助，但有助于评估肿瘤对化疗的反应。CA125 的特异性和阳性预测价值在绝经前妇女低于绝经后妇女；绝经前妇女在某些良性疾患时轻度升高，显著升高则应高度怀疑恶性。在因盆腔包块就诊患者中，引起 CA125 升高的最常见病因是子宫内膜异位症。因此，在绝经前女性，CA125 升高超过 200U/ml 时对肿瘤的诊断才有意义。绝经后女性，CA125 升高更应引起警惕，采用 20U/ml 作为上限更合适。子宫切除术后女性采用 26U/ml 作为上限。

子宫内膜异位症 CA125 升高的特点：①多见于绝经前；

②一般 <200U/ml;③复查时有数值波动;④对症治疗后会下降。

卵巢癌 CA125 升高的特点:①卵巢浆液性癌、子宫内膜样癌和透明细胞癌明显升高,黏液性癌不高;②浆液性交界性肿瘤中度升高;③Ⅰ期卵巢癌只有 50% 升高,Ⅲ~Ⅳ期患者有 90% 升高;④术前 CA125 高低与卵巢癌预后无关。

(2) CA19-9:分布于正常胎儿胰腺、胆囊、肝、肠和正常成年人胰腺、胆管上皮、支气管、唾液腺、乳腺等处。是胰腺癌的首选肿瘤标志物,目前的证据显示仅对胰腺癌有早期诊断价值;与 CEA 联用时对胃癌的诊断符合率可达到 85%;妇科肿瘤的诊疗方面,主要用于 Krukenberg 瘤的监测;对于 CA125 明显升高的卵巢肿瘤,增加监测 CA19-9 无临床意义;对于成熟性囊性畸胎瘤有一定价值,升高提示肿瘤为双侧,数值可超过 1 000U/ml;CA125 联合 CA19-9、CEA 在宫颈腺癌的诊断和随访方面具有一定的价值。

(3) CEA:早期胎儿的胃肠道及某些组织中均有合成 CEA 的能力,妊娠 6 个月起开始下降。CEA 为广谱肿瘤标志物,特异性低,其升高主要见于胃癌、结肠癌等消化道肿瘤。在卵巢肿瘤中可能升高,现有报道中以畸胎瘤为主,但临床意义不大。在怀疑卵巢癌的患者中检测 CEA 的目的是为了排除原发于消化道的恶性肿瘤。患者 CA19-9 和 CEA 升高是该患者术前必须做胃镜和肠镜检查的指征。

(4) HE4:于 1991 年由 Kirchhoff 等人从附睾中克隆出 cDNA,基因定位在染色体 20q12-q13.1,全长为 12kb 左右,由 5 个外显子和 4 个内含子组成,编码的蛋白质与细胞外蛋白酶抑制剂有很高的同源性,是一种酸性蛋白质。1999 年,Schummer 等发现 HE4 mRNA 在卵巢癌组织中高表达,而在癌旁组织中不表达。HE4 在恶性肿瘤中的高表达多见于卵巢癌、子宫内膜癌,少见于肺腺癌及间皮瘤。在卵巢恶性肿瘤中,HE4 在浆液性癌、子宫内膜样癌、透明细胞癌中高表达,在黏液性癌、生殖细胞和线索间质肿瘤中不表达。在子宫内膜异位症中,HE4 不升高。

因此,HE4 联合 CA125 可作为子宫内膜异位囊肿和卵巢癌的鉴别诊断。对超声显示有盆腔包块的患者,HE4 和 CA125 水平同时升高提示卵巢癌可能;CA125 升高、HE4 无明显升高提示卵巢子宫内膜异位可能。

对卵巢交界性肿瘤,HE4 的敏感性为 78%,特异性为 86%。

HE4 通过肾脏排泄,其数值受年龄、肾功能不全和妊娠等因素的影响,西方健康女性的 HE4 水平在 140pmol/L 以下。由于人种的不同,我国暂定的 HE4 正常值是:绝经前 92.1pmol/L;绝经后 121pmol/L。HE4 的水平与血清肌酐水平的高低密切相关,在分析 HE4 临床意义时,需参考患者的血清肌酐水平和肾功能指标。

(5) AFP:AFP 是胎儿早期由肝脏和卵黄囊合成的一种血清糖蛋白,出生后合成被抑制。当肝细胞和生殖腺胚胎组织出现恶性病变时,原来已丧失合成能力的细胞又重新开始合成 AFP,从而导致 AFP 水平升高。AFP 升高主要见于原发性肝癌,在胃癌、胰腺癌和结肠癌也可见升高。在妇科恶性肿瘤患者中,AFP 异常升高常见于卵黄囊瘤(100%)、未成熟畸胎瘤(61.9%)、无性细胞瘤(11.6%)和胚胎瘤。AFP 变化与卵黄囊瘤治疗效果及复发成正相关,AFP > 10 000ng/ml 是生殖细胞肿瘤预后不良的独立因素。故 AFP 可用于卵黄囊瘤治疗后的随访。AFP 也可准确预测混合型生殖细胞肿瘤中是否含有卵黄囊成分。

(6) hCG:由妊娠期合体滋养细胞合成,48 小时倍增 66%,血清半衰期为 36~48 小时。一个滋养叶细胞每天合成 105~106U 的 hCG,每 24 小时尿中若能收集 1U 的 hCG,则可推算出大约 10 万个滋养细胞在活动。因此,hCG 能很好地反映出机体内滋养细胞的数量。hCG 主要用于滋养细胞肿瘤的诊断和治疗效果的监测和随访。对原发性卵巢绒癌也有特异性。在怀疑卵巢恶性肿瘤的患者,当出现 hCG 异常升高时,在排除与妊娠有关的疾病和妊娠滋养细胞肿瘤后,应考虑原发性卵巢绒癌的可能。

(7) LDH:乳酸脱氢酶(LDH)广泛存在于机体的各种组织中,共有 5 种同工酶,女性生殖细胞肿瘤主要表达 LDH1 和 LDH2;在肿瘤患者,LDH 敏感性高但特异性差;肿瘤引起的 LDH 升高与肿瘤细胞的厌氧代谢活跃及细胞坏死明显相关,肿瘤细胞的生长速度与 LDH 增高程度有一定的相关性。在淋巴瘤、肺癌、卵巢癌等可出现升高。卵巢生殖细胞肿瘤为导致 LDH 阳性表达的最常见原因,尤其在无性细胞瘤和卵黄囊瘤中;95% 无性细胞瘤会表达 LDH,NCCN 指南中已将其作为监测无性细胞瘤的肿瘤标志物;LDH 水平与无性细胞瘤的大小、分期、疗效、复发紧密联系。

(8) 性激素:颗粒细胞瘤、卵泡膜细胞瘤产生较高水平雌激素。浆液性、黏液性囊腺瘤或勃勒纳瘤有时也可分泌一定量雌激素。

2. **影像学检查**　虽然影像学检查可以大致明确腹腔内肿瘤的播散范围,但是,即使病变局限在盆腹腔内,影像学检查也不能替代开腹手术分期。

B 型超声检查的临床诊断卵巢恶性肿瘤的符合率 >90%,但不易测出直径 <1cm 的实性肿瘤,B 型超声可了解肿块的部位、大小、形态,囊性或实性,囊内有无乳头。彩色多普勒超声扫描可测定卵巢及其新生组织血流变化,对诊断有帮助。腹部 X 线摄片可显示卵巢畸胎瘤的牙齿、骨质及钙化囊壁。CT、MRI、PET 检查可显示肿块及肿块与周围的关系,肝、肺有无结节及腹膜后淋巴结有无转移。良性肿瘤囊壁薄,光滑,囊内均匀;恶性肿瘤轮廓不规则,向周围浸润或伴腹水。

伴有盆腔包块的无症状的妇女,经阴道超声是常规的影像学检查,其主要的局限性在于对癌症缺乏特异性和较低的阳性预测值。需观察包块的大小和性质(囊性、实性或混合性),单侧或者双侧,有无分隔形成,囊内壁有无结节,有无乳头状赘生物和盆腔有无腹水进行描述。对于绝经前妇女,应联合使用经腹部超声和经阴道超声。彩色多普勒超声可以测定包块周围的血流情况,可提高二维灰度超声的特异性,其主要争议在于血流测定值(如阻力指数、搏动指数、最大收缩期血流速度等)在判断良恶性肿瘤时有一定的重叠。单房的、壁薄、透声好的囊肿,表面光滑,边界清楚,不论是否绝经和囊肿大小,恶性肿瘤的可能性约为 0~1%。超声发现直径超过 10cm 的单纯性囊肿几乎都是良性肿瘤。

不推荐 CT、MRI、PET 作为附件包块的首选检查。在有限的资料中,MRI 较超声对恶性包块性质的判断可能有更好的优势。MRI 对于鉴别盆腔包块是否来源于附件有帮助。对于经阴道超声和 / 或血清 CA125 升高等怀疑恶性肿瘤的患者,可用 CT 检测腹腔是否有转移。

3. **腹水检查** 如患者合并多量腹水,平卧时腹部两侧突出如蛙腹,叩诊腹部中间鼓音,腹部两侧浊音,移动性浊音阳性;B 型超声检查见不规则液性暗区,液平面随体位改变,其间有肠曲光团浮动。巨大卵巢囊肿平卧时腹部中间隆起,叩诊浊音,腹部两侧鼓音,无移动性浊音,边界清楚;B 型超声检查见圆球形液性暗区,边界整齐光滑,液平面不随体位移动。

恶性卵巢肿瘤常伴有腹水,对于腹水的辅助检查,B 型超声、MRI 等影像学检查均有特征性征象,诊断不难。对存在明显腹水、疑卵巢恶性肿瘤的患者,抽取腹水送细胞学检查找恶性细胞应列为治疗前常规检查项目,特别是对于确定是否行新辅助化疗的患者,当不能获得病理组织学证据时,腹水细胞学阳性也可以作为确定化疗的一个指征。

抽取腹水的途径可经腹或经阴道后穹窿穿刺,也可在

B 型超声的引导下进行穿刺获得。

4. **遗传学咨询和基因检测** 有家族史或年轻时即诊断有高级别浆液性或高级别子宫内膜样癌的女性,她们可能在配子阶段已携带乳腺癌易感基因(*BRCA*)的突变基因,这些女性应接受遗传咨询并进行遗传诊断。无乳腺癌/卵巢癌家族史的女性也可能存在 *BRCA* 突变。这一人群在配子阶段已有 *BRCA1* 和 *BRCA2* 突变,她们发生卵巢、输卵管及腹膜癌变的风险显著升高,其中 *BRCA1* 突变携带者癌变的发生率为 20%~50%,而 *BRCA2* 突变携带者的癌变发生率为 10%~20%。与散发肿瘤患者相比,这类患者的年龄较小,尤其是 *BRCA1* 突变携带者,诊断时中位年龄为 45 岁。

携带与 Lynch Ⅱ型综合征相关的遗传性突变的女性,发生结肠癌、子宫内膜癌和卵巢癌等多种肿瘤的风险增加。若发生卵巢癌,病理类型通常为子宫内膜样癌或透明细胞癌,常为Ⅰ期。

对于这些有家族史的女性,有条件者应进行遗传咨询和基因检测,必要时给予预防性干预措施。

七、妊娠滋养细胞疾病(GTT)

(一) 常规及可选择的检查项目

1. 包括神经系统、眼底和测血压在内的临床体格检查(注意有无阴道转移灶)。

2. 连续每周测血 hCG 一次。

3. 经阴道彩色多普勒超声检查,了解生殖系统病变情况及异常妊娠情况。

4. 如有子宫出血,应行诊刮,从可获得组织的部位取活检。但活检部位有严重出血的危险。

5. 若有清宫,术后组织物必须送病理。

6. 腹部及盆腔 MRI 和 CT 等有助于明确病变程度。

7. 胸部 X 线片了解肺转移,显示欠明确、疑有肺栓塞或肺转移的患者,需做血氧、血气分析和肺部 CT 检查,发现肺转移者,宜行全身 CT 扫描。

8. 怀疑有脑转移者,行颅脑 MRI(或 CT)检查。

9. 怀疑有肝转移者,行肝脏 CT 检查。

10. 必要时可查流式细胞仪测定,完全性葡萄胎的染色体核型为二倍体,部分性葡萄胎为三倍体。

11. 妊娠滋养细胞肿瘤如果出现顽固性化疗耐药,可将抗 hCG 抗体结合到具有放射活性的碘或铟上进行选择性扫描。

(二)各项检查的临床意义

1. **人绒毛膜促性腺激素(hCG)测定**　正常妊娠时,受精卵着床后数天形成滋养细胞并开始分泌 hCG。随孕周增加,血清 hCG 滴度逐渐升高,于妊娠 8~10 周达高峰,血清 hCG 滴度持续 1~2 周后逐渐下降。葡萄胎时,滋养细胞高度增生,产生大量 hCG,血清 hCG 滴度通常高于相应孕周的正常妊娠值,而且在停经 8~10 周以后,随着子宫增大仍继续持续上升。但也有少数葡萄胎患者,尤其是部分性葡萄胎患者因绒毛退行性变,hCG 升高不明显。

常用的 hCG 测定方法是血 β-hCG 放射免疫测定和尿 hCG 酶联免疫吸附试验。葡萄胎时血 hCG 多在 100 000U/L 以上,最高可达 1 000 000 万 U/L,且持续不降。但在正常妊娠血 β-hCG 处于峰值时较难鉴别,可根据动态变化或结合超声检查作出诊断。

hCG 分子在体内经各种代谢途径生成各种 hCG 相关分子,包括糖基化 hCG、缺刻 hCG、游离 α 亚单位、游离缺刻 β 亚单位和 β 核心片段等。正常妊娠时,血液中的主要分子为完整 hCG,尿液中为 β 核心片段,而葡萄胎及妊娠滋养细胞肿瘤产生更多的 hCG 相关分子。可靠的总 hCG 测定对妊娠滋养细胞疾病的治疗至关重要。应测定 hCG 分子的所有部分,特别是游离的 β-hCG 亚单位、缺刻 hCG、高糖基化 hCG 及 C 端缺如的 hCG,妊娠滋养细胞肿瘤中这些 hCG 成分较总 hCG 中更为多见。一些商业性试剂盒并不能测出游离的 β-hCG 亚单位、缺刻 hCG 或高糖基化 hCG 亚型。临床医师治疗滋养细胞疾病时,必须确保化验结果的准确性,出现假阴性会导致不恰当的处理。如果血清 hCG 测定阳性但事实上既没有滋养细胞疾病也没有妊娠相关疾病的患者,其血清内可能含有一种能与试剂盒内抗体起反应的嗜异性抗体,造成假阳性结果,这就是所谓的错觉 hCG。这类患者不需治疗。稀释后的血清若能成比例检测到相应的 hCG 或血和尿中同时检测到 hCG 的相同片段,就能容易地鉴别出是否为真性 hCG,排除错觉 hCG。但是,若尿中 hCG 浓度 <50mU/ml 时,检测结果是不准确的。

静止期妊娠滋养细胞疾病:葡萄胎患者治疗后血 hCG 轻度升高,通常波动于 50~100mU/ml,且此 hCG 为真性 hCG,而非错觉 hCG。除此之外没有其他阳性的临床表现,影像学检查也阴性,化疗或手术治疗后患者 hCG 水平仍然没有明显变化。持续数周至数年后 20% 左右患者的血 hCG 水平再次升高,出现病灶。在静止期,患者血中测不到高糖基化 hCG,但是一旦血 hCG 水平升高,高糖基化 hCG 则占有相当高的比例,此现象多发生在 GTN 病灶出现以前。

2. **流式细胞仪检查和病理组织学检查** 病理组织学诊断完全性和部分性葡萄胎较为简单,若两者鉴别有困难时,可采用目前技术已较成熟的流式细胞仪检查予以鉴别。目前从孕 4~8 周的组织中辨认出葡萄胎仍有一定难度。需引起注意的是,葡萄胎患者的特征不一定都很典型,有时可见胎膜和胎儿有核红细胞。在子宫肌层内或子宫外转移灶中,见到绒毛结构或退化的绒毛阴影,诊断为侵蚀性葡萄胎;仅见成片滋养细胞浸润及坏死出血,未见绒毛结构,诊断为绒癌。原发灶和转移灶诊断不一致,只要在任一组织切片中见有绒毛结构,均诊断为侵蚀性葡萄胎。但组织学证据对于妊娠滋养细胞肿瘤的诊断并不是必需的。

3. B 型超声检查　完全性葡萄胎的典型超声表现为子宫明显大于相应孕周,无妊娠囊或胎心搏动,宫腔内充满不均质密集状或短条状回声,呈"落雪状",若水泡较大而形成大小不等的回声区,呈"蜂窝状"。子宫壁薄,但回声连续,无局灶性透声区。常可测到两侧或一侧卵巢囊肿,多房,囊壁薄,内见部分纤细分隔。彩色多普勒超声检查见子宫动脉血流丰富,但子宫肌层内无血流或仅为稀疏"星点状"血流信号。部分性葡萄胎宫腔内可见由水泡状胎块所引起的超声图像改变及胎儿或羊膜腔,胎儿常合并畸形。近年发现部分性葡萄胎在声像图上,可出现胎盘组织中有局灶性囊性结构和妊娠囊横径增加的改变。

侵蚀性葡萄胎或者绒癌的超声表现为子宫正常大小或不同程度增大,肌层内可见高回声团块,边界清但无包膜;或肌层内有回声不均区域或团块,边界不清且无包膜;也可表现为整个子宫呈弥漫性增高回声,内部伴不规则低回声或无回声。彩色多普勒超声主要显示丰富的血流信号和低阻力型血流频谱。

八、胎盘部位滋养细胞肿瘤(PSTT)

胎盘部位滋养细胞肿瘤应与葡萄胎和绒癌等妊娠滋养细胞疾病区别对待。其区别主要在于,PSTT 血清的游离 β-hCG 含量高,而绒癌的高糖基化 hCG 含量高;此外,PSTT 的免疫组化检查可见人胎盘生乳素(HPL)表达,而血清中罕见 HPL 表达。血清 hCG 与肿瘤负荷不成比例,不能反映疾病的严重程度。PSTT 的确诊需要病理学证据,仅靠诊刮标本诊断 PSTT 有一定的困难。

PSTT 可选择的检查项目如下:

1. 血 β-hCG 测定　多为阴性或轻度升高。

2. 血 HPL 测定　多为轻度升高或阴性。

3. B 型超声检查缺乏特异性,可见类似于子宫肌瘤或其他妊娠滋养细胞肿瘤的声像图,彩色多普勒超声检查显示子宫和病灶血流丰富,舒张期成分占优势的低阻抗血流频谱。

4. 部分肿瘤突向宫腔者,刮宫可行组织学检查,多数需要依靠手术切除的子宫标本进行病理学诊断。

妇科肿瘤常见检查的正常值及异常升高考虑的疾病见表 17-1。

表 17-1　妇科肿瘤常见检查的正常值及异常升高考虑的疾病

常用项目	参考值	异常升高考虑的疾病
D- 二聚体	0.00~0.55mg/L	血栓形成;弥散性血管内凝血(DIC)
葡萄糖	3.9~5.6mmol/L	糖尿病;紫杉醇化疗大量地塞米松预处理后
肌酐	44~133μmol/L	原发性或化疗相关的肾功能异常
p16	阴性	协助诊断低级别宫颈鳞状上皮内病变(CIN1)和高级别病变(CIN2/3)
Ki67	阴性	p16/Ki-67 检测双阳性强烈提示高级别病变,可作为更合理的 LSIL 分流手段
人乳头状瘤病毒(HPV)	阴性	阳性需要排除宫颈、阴道、外阴鳞状上皮 / 腺上皮内瘤变
糖类抗原 125(CA125)	≤35U/ml	卵巢上皮性肿瘤,特别是浆液性囊腺癌;肿瘤复发;其他恶性肿瘤;肝硬化等

续表

常用项目	参考值	异常升高考虑的疾病
糖类抗原 19-9（CA19-9）	≤34U/ml	卵巢黏液性肿瘤或消化道肿瘤等
糖类抗原 72-4（CA72-4）	≤7U/ml	胃肠道肿瘤；卵巢肿瘤；乳腺癌等
癌胚抗原（CEA）	≤5ng/ml	消化道肿瘤等
人附睾蛋白 4（HE4）	0.00~140.00pmol/L	对卵巢癌具有高度灵敏性，联合 CA-125 有利于判断肿瘤性质
人绒毛膜促性腺激素（hCG）	0.00U/L	妊娠；妊娠滋养细胞疾病等
神经元特异性烯醇化酶（NSE）	≤16.3ng/ml	宫颈神经内分泌癌；神经母细胞瘤；小细胞肺癌等
甲胎蛋白（AFP）	≤25ng/ml	卵巢生殖细胞肿瘤；肝癌；妊娠等
人胎盘生乳素（HPL）	0.00μg/ml	胎盘部位滋养细胞肿瘤；妊娠
鳞状细胞癌相关抗原（SCCA）	0.000~2.500ng/ml	鳞癌，如宫颈、头颈部、食管和肛管等部位来源的鳞癌
乳酸脱氢酶（LDH）	108~252U/L	卵巢无性细胞瘤、卵黄囊瘤；淋巴瘤、肺癌；心肌梗死、感染、恶性贫血等

（梁金晓　林荣春　卢淮武）

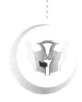

第十八章

妇科肿瘤患者围术期处理

手术是妇科恶性肿瘤患者治疗的一个主要方法。初始手术一般需要行子宫切除（包括Ⅰ型，Ⅱ型，Ⅲ型）、附件切除、淋巴结切除术、外阴局部或广泛切除术、阑尾切除术、大网膜切除术或肠管、膀胱等有病灶侵犯的器官切除。肿瘤复发可能侵犯膀胱、输尿管、肠管、肝、脾等器官，需要更广范围的切除。妇科肿瘤特别是恶性肿瘤患者较多为中老年女性，可能存在各种的基础疾病，需要内科等相关科室配合诊治。本章简要介绍患者从入院到出院的常用医嘱以及妇科肿瘤患者常见合并症的诊疗原则。

第一节　妇科肿瘤患者常用医嘱

一、入院医嘱

【长期医嘱】

- 按妇科入院常规护理。
- Ⅱ级护理。
- 普通饮食。
- 阴道或外阴抹洗 bid（外阴癌患者建议术前 3 天安尔碘溶液冲洗阴道 bid）。

- 如需肠道准备者详见"卵巢癌分期手术或细胞减灭术,术前肠道准备医嘱"。

【临时医嘱】

- 血型。
- 血常规。
- 尿常规。
- 大便常规。
- 白带常规。
- 入院生化(血清丙氨酸氨基转移酶、血清天门冬氨酰基转移酶、血清 γ- 谷氨酰基转移酶、血清碱性磷酸酶、血清总蛋白、血清白蛋白、球蛋白、血清总胆红素、直接胆红素、间接胆红素、前白蛋白、总胆固醇、甘油三酯、高密度脂蛋白胆固醇、低密度脂蛋白胆固醇、载脂蛋白 A1、载脂蛋白 B、载脂蛋白 α、尿素、肌酐、尿酸、碳酸氢盐、乳酸脱氢酶、肌酸激酶、肌酸激酶 -MB 同工酶活性、α- 羟基丁酸脱氢酶、钾、钠、氯、钙、镁、葡萄糖等)。
- 乙肝三对(乙型肝炎病毒表面抗原、乙型肝炎病毒表面抗体、乙型肝炎病毒 e 抗原、乙型肝炎病毒 e 抗体、乙型肝炎病毒核心抗体、乙型肝炎病毒前 S1 抗体)。
- 肝炎系列(甲型肝炎病毒抗体、乙型肝炎病毒抗体、丙型肝炎病毒抗原、丙型肝炎病毒抗体、丁型肝炎病毒抗体、戊型肝炎病毒抗体、庚型肝炎病毒抗体等)。
- 凝血常规包括:血浆凝血酶原时间(PT),凝血酶时间(TT),部分活化凝血活酶时间(aPTT),血浆纤维蛋白原(Fib),D- 二聚体(D-dimer)。
- 性病三项(梅毒抗体血清试验、梅毒螺旋体凝集试验,血清人免疫缺陷病毒抗体)。
- 妇科肿瘤系列(CEA,AFP,CA125,CA19-9,HE4),考虑绒癌患者需检查 hCG,考虑颗粒细胞瘤患者需检查抑制素(inhibin)、抗米勒管激素(AMH),考虑无性细胞瘤患者检查乳酸脱氢酶（LDH），考虑外阴黑色素瘤患者需检查神经元特异性烯醇化酶（NSE），考虑宫颈鳞癌患者需检查 SCCA（鳞状细胞癌抗原）、HPV。

- 胸片（正位）。
- 盆腔 B 超（经阴道，无性生活经直肠或经腹）。
- 肝胆胰脾肾 B 超。
- 妇科检查 1 次。
- 心脏彩超（年龄 >60 岁需检查心功能）。
- 肺功能检查（年龄 >60 岁需检查肺功能）。
- PET-CT（怀疑肿瘤可能转移的患者）。
- 骨扫描（怀疑肿瘤可能转移的患者）。
- 胃镜（考虑卵巢上皮癌患者，特别是 CEA、CA19-9 升高者必查项目，以排除胃肠道肿瘤转移至生殖系统患者）。
- 肠镜（考虑卵巢上皮癌患者，特别是 CEA、CA19-9 升高者必查项目，以排除胃肠道肿瘤转移至生殖系统患者，以及不排除 Lynch 综合征患者的子宫内膜癌患者）。
- OGTT 及相应时段胰岛素（子宫内膜癌患者）。
- 雌激素、孕激素（怀疑子宫内膜癌患者，性索间质细胞肿瘤患者）。

二、术前医嘱

（一）腹式全宫、次全宫切除术
【临时医嘱】
- 明日上午 8 时（或接台）在气管内麻 / 腰硬联合麻下行腹式全宫 / 次全宫 / 次广泛全宫切除术。
- 备皮。
- 普鲁卡因皮试。
- 配血。
- 复方聚乙二醇电解质散 137.15g/ 袋配成 2L 溶液以每 1 小时约 1L 的速度口服或 20% 甘露醇 200ml+5%GNS

1 000ml 术前日下午 2 时口服(糖尿病患者禁用 GNS,可用番泻叶 10g,上午 10 时焗服)。

- 0.2% 肥皂水灌肠,下午 8 时,必要时。
- 地西泮 5mg 睡前口服,术前晚。
- 术晨安尔碘溶液冲洗阴道,Ⅲ型安尔碘原液消毒宫颈管。
- 术前 30 分使用抗生素(一代或二代头孢类抗生素及硝基咪唑类联合用药,如头孢呋辛钠 0.5g,静脉滴注;甲硝唑 100ml,静脉滴注)。
- 接台手术根据接台时间开术前补液。

(二) 次广泛全宫 / 广泛全宫 / 盆腔淋巴结切除术

【临时医嘱】

- 明日上午 8 时(或接台)在气管内麻下行广泛全宫 / 盆腔淋巴结切除术。
- 备皮。
- 普鲁卡因皮试。
- 配血。
- 复方聚乙二醇电解质散 137.15g/ 袋配成 2L 溶液以每 1 小时约 1L 的速度口服或 20% 甘露醇 200ml+5%GNS 1 000ml 术前日下午 2 时口服(糖尿病患者禁用 GNS,可用番泻叶 10g,上午 10 时焗服)。
- 0.2% 肥皂水灌肠,下午 8 时,必要时。
- 地西泮 5mg 睡前口服,术前晚。
- 术晨安尔碘溶液冲洗阴道,Ⅲ型安尔碘原液消毒宫颈管。
- 术前阴道塞纱。
- 术前停留尿管。
- 术前 30 分使用抗生素(一代或二代头孢类抗生素及硝基咪唑类联合用药,如头孢呋辛钠 0.5g,静脉滴注;甲硝唑 100ml,静脉滴注)。

- 接台手术根据接台时间开术前补液。

（三）卵巢癌分期手术或细胞减灭术

【术前肠道准备医嘱】

- 术前 3 天口服肠道不吸收抗生素(可选用奥硝唑 250mg,每日 3 次,口服)。

- 术前 3 天半流饮食。

- 术前 2 天全流饮食、补液。

- 术前 1 天禁食、补液、口服泻药[复方聚乙二醇电解质散 137.15g/袋配成 2L 溶液以每 1 小时约 1L 的速度口服;或 20% 甘露醇 200ml+5%GNS 1 000ml 术前日下午 2 时口服(糖尿病患者禁用 GNS,可用番泻叶 10g 上午 10 时焗服)]。

- 0.2% 肥皂水灌肠清洁灌肠术前晚及术晨。

【术前临时医嘱】

- 明日上午 8 时(或接台)在气管内麻下行卵巢癌分期手术 / 细胞减灭术。

- 备皮。

- 普鲁卡因皮试。

- 配血。

- 复方聚乙二醇电解质散 137.15g/袋配成 2L 溶液以每 1 小时约 1L 的速度口服或 20% 甘露醇 200ml+5%GNS 1 000ml 术前日下午 2 时口服(糖尿病患者禁用 GNS,可用番泻叶 10g,上午 10 时焗服)。

- 0.2% 肥皂水灌肠清洁灌肠术前晚及术晨。

- 地西泮 5mg 睡前口服,术前晚。

- 术晨安尔碘溶液冲洗阴道,Ⅲ型安尔碘原液消毒宫颈管。

- 术前 30 分钟使用抗生素(一代或二代头孢类抗生素及硝基咪唑类联合用药,如头孢呋辛钠 0.5g,静脉滴注;甲硝唑 100ml,静脉滴注)。

- 接台手术根据接台时间开术前补液。

(四)腹腔镜全子宫切除及阴式全宫切除术

【临时医嘱】

● 明日上午 8 时(或接台)在气管内麻下行腹腔镜全子宫切除/腹腔镜辅助阴式全宫切除术。

● 备皮(注意脐部清洁)。

● 配血。

● 复方聚乙二醇电解质散 137.15g/ 袋配成 2L 溶液以每 1 小时约 1L 的速度口服或 20% 甘露醇 200ml+5%GNS 1 000ml 术前日下午 2 时口服(糖尿病患者禁用 GNS,可番泻叶 10g,上午 10 时焗服)。

● 0.2% 肥皂水灌肠,下午 8 时,必要时。

● 地西泮 5mg 睡前口服,术前晚。

● 术晨安尔碘溶液冲洗阴道,Ⅲ型安尔碘原液消毒宫颈管。

● 术前 30 分钟使用抗生素(一代或二代头孢类抗生素及硝基咪唑类联合用药,如头孢呋辛钠 0.5g,静脉滴注;甲硝唑 100ml,静脉滴注)。

● 接台手术根据接台时间开术前补液。

(五)外阴广泛切除及腹股沟淋巴结切除术

【临时医嘱】

● 明日上午 8 时(或接台)在硬外麻下行外阴广泛切除及腹股沟淋巴结切除术。

● 备皮。

● 普鲁卡因皮试。

● 配血。

● 复方聚乙二醇电解质散 137.15g/ 袋配成 2L 溶液以每 1 小时约 1L 的速度口服或 20% 甘露醇 200ml+5%GNS 1 000ml 术前日下午 2 时口服(糖尿病患者禁用 GNS,可番泻叶 10g,上午 10 时焗服)。

● 0.2% 肥皂水灌肠,下午 8 时,必要时,如病灶累及肛门周围,行肠造瘘可能性大则须术前晚和术晨各 1 次清洁灌肠。

- 地西泮 5mg 睡前口服,术前晚。
- 术晨安尔碘溶液冲洗阴道。
- 术前 30 分钟使用抗生素(一代或二代头孢类抗生素及硝基咪唑类联合用药,如头孢呋辛钠 0.5g,静脉滴注;甲硝唑 100ml,静脉滴注)。
- 接台手术根据接台时间开术前补液。

三、术后医嘱

(一) 腹式全宫、次全宫切除术
【长期医嘱】

- 按腹式全宫、次全宫术后常规护理。
- I级护理。
- 禁食(排气后改半流饮食)。
- 停留尿管。
- 会阴抹洗,每日 2 次。
- 维生素 B_1 100mg,肌内注射,每日 1 次。
- 抗生素(一代或二代头孢类抗生素及硝基咪唑类联合用药,如头孢呋辛钠 0.5g,静脉滴注;甲硝唑 100ml,静脉滴注)。
- 其他补液 1 000~2 000ml。

【临时医嘱】

- 低流量吸氧 2 小时。
- 血压、脉搏、呼吸、SPO_2 监测 2 小时。
- 林格液 500ml,静脉滴注(根据长嘱与具体情况选择)。
- 血常规。
- 急诊生化。

(二) 次广泛全宫切除术 / 广泛全宫 / 盆腔淋巴结切除术
【长期医嘱】

- I级护理。

● 禁食(排气后改全流或半流饮食)。

● 停留尿管(根据是否行保留神经手术决定拔尿管时间)。

● 换尿袋,每 3 日 1 次。

● 停留腹腔引流管计量(如 72 小时后引流液不红,可予拔除)。

● 会阴抹洗,每日 2 次。

● 维生素 B_1 100mg,肌内注射,每日 1 次。

● 抗生素(一代或二代头孢类抗生素及硝基咪唑类联合用药)。

● 其他补液 1 000~2 000ml。

【临时医嘱】

● 低流量吸氧 2 小时。

● 血压、脉搏、呼吸、SPO_2 监测 2 小时。

● 林格液 500ml,静脉滴注(根据长嘱与具体情况选择)。

● 血常规。

● 急诊生化。

(三) 卵巢癌分期手术或细胞减灭术

【长期医嘱】

● I级护理。

● 禁食(如无肠道手术,排气后改全流或半流饮食,如有肠道手术则禁食 3~5 天,根据情况改全流或半流饮食)。

● 停留尿管(根据是否行有膀胱手术决定拔尿管时间,如有膀胱修补,尿管停留 7~10 天)。

● 换尿袋,每 3 日 1 次。

● 停留腹腔引流管计量(如切除部分肠管,建议至少一周后拔除)。

● 会阴抹洗,每日 2 次。

● 维生素 B_1 100mg,肌内注射,每日 1 次。

● 抗生素(一代或二代头孢类抗生素及硝基咪唑类联

合用药,如头孢呋辛钠 0.5g,静脉滴注;甲硝唑 100ml,静脉滴注)。

- 补液 1 000~2 000ml(如切除部分肠管,需禁食患者需严格按照生理需要量予补液治疗)。

【临时医嘱】

- 低流量吸氧 2 小时。
- 血压、脉搏、呼吸、SPO_2 监测 2 小时。
- 林格液 500ml,静脉滴注(根据长嘱与具体情况选择)。
- 血常规。
- 急诊生化。
- 妇科肿瘤系列(可在出院前复查)。

(四) 外阴广泛切除及腹股沟淋巴结切除术

【长期医嘱】

- I级护理。
- 禁食(排气后改半流饮食)。
- 停留尿管。
- 换尿袋,每 3 日 1 次。
- 停留腹股沟淋巴结引流管计量,引流液 <10ml 时可拔除引流管。
- 会阴抹洗,每日 2 次。
- 维生素 B_1 100mg,肌内注射,每日 1 次。
- 抗生素(一代或二代头孢类抗生素及硝基咪唑类联合用药,如头孢呋辛钠 0.5g,静脉滴注;甲硝唑 100ml,静脉滴注)。
- 补液 1 000~2 000ml。

【临时医嘱】

- 低流量吸氧 2 小时。
- 血压、脉搏、呼吸、SPO_2 监测 2 小时。
- 林格液 500ml,静脉滴注(根据长嘱与具体情况选择)。
- 血常规。

● 急诊生化。

以上虽然列举了大部分妇科肿瘤手术的入院、术前和术后医嘱,但是患者病情千变万化,需在不违背原则的前提下进行个体化调整,及时观察、及时调整,根据具体情况更改医嘱。

第二节　妇科肿瘤患者常见合并症的围术期处理

一、糖尿病患者的围术期处理

糖尿病已成为危害患者健康的常见疾病,约有 50% 的患者一生中由于各种原因需行手术治疗。接受外科手术的中老年患者中,其中 10%~15% 为糖尿病患者。糖尿病患者围术期并发症较非糖尿病患者高 5 倍左右。糖尿病并非手术的禁忌证,但由于患者存在代谢紊乱,尤其是老年糖尿病不仅患病率高,临床症状不明显,而且心、脑血管等合并症多,血糖达标率低,抵抗力下降,对手术的耐受性差,手术的复杂性和危险性相应增大。所以,调整好糖尿病患者围术期的血糖水平和确定合适的手术时机对于手术的成败有着十分重要的影响。

(一)手术对糖尿病的影响

手术时由于患者处于应激状态,手术损伤的范围和程度与胰岛素分泌抑制、应激激素增加、分解代谢加强等密切相关。因此,大手术可能加重糖代谢紊乱,甚至诱发酮症酸中毒,也可能诱发低血糖,使病情复杂化。

(二)术前处理

1. 详细询问糖尿病病史、治疗过程、治疗效果及全身体检,术前检查血糖(空腹和餐后 2 小时)、糖化血红蛋白、尿酮体、电解质等,再行全套生化检查,心肺功能评估等。

2. 多学科会诊 需要手术医师与麻醉医师、内分泌科医师协同会诊，根据患者的年龄、健康状况、病情、治疗情况、实验室检查结果、手术类别(基本上妇科肿瘤患者进行的都是中、大型手术)、麻醉方式等制订合理治疗方案(术前、术中和术后)。

3. 血糖的控制目标 ①择期手术：空腹血糖控制在 8mmol/L 以下(5~8mmol/L)，餐后 2 小时血糖控制在 10mmol/L 以下。空腹血糖超过 8mmol/L，建议内科就诊，尽快控制血糖后再行手术治疗。②急诊手术：必须纠正酮症酸中毒和非酮症性高渗性昏迷，待生命体征稳定后手术；血糖最好控制在 14mmol/L 以下再施行手术。

4. 降糖药的选择 ①口服降糖药(适用于小型手术，病程短、轻，无糖尿病急、慢性并发症、血糖控制良好的 2 型糖尿病患者)。②胰岛素治疗：大多数妇科肿瘤手术患者需要使用胰岛素控制血糖。包块：手术类别为中、大型手术(妇科肿瘤手术绝大部分属于此类)；1 型糖尿病；2 型糖尿病，病程长，病情重，有急、慢性并发症；血糖控制不佳者。

5. 口服降糖药的使用 术前 3 天停用长效口服降糖药(如格列苯脲)；改用短效或中效的口服降糖药(如格列齐特、格列吡嗪等)，但需每天监测 4 段或 7 段指尖血糖达标。

6. 胰岛素的使用 胰岛素治疗须配合糖尿病饮食进行。老年人、心肺肝肾功能不全患者、有严重慢性并发症患者在调整胰岛素时必须慢、每次少量，以避免低血糖。监测血糖方法可分为 4 段指尖血糖和 7 段指尖血糖。4 段为三餐前、睡前；7 段为三餐前后和睡前。起始量：每天每千克体重 0.4~0.6U 起。在起始使用胰岛素时，一般基础胰岛素(睡前长效胰岛素类似物)占胰岛素总量 1/2，三餐时速效胰岛素类似占 1/2。以后再根据血糖调整胰岛素剂量。

7. 胰岛素剂量的调节 剂量调节原则上每天增加量不超过总量的 1/3，每个点增加量为 1~4U，先调白天量再调睡前量,2~3天调整一次。具体的调节方法:餐前血糖高调整前一餐前的胰岛素用量,餐后血糖高应调整本次餐前的胰岛素用量,睡前血糖高应增加晚餐前的用量。特别需要注意避免低血糖,餐前和睡前血糖低于4.4mmol/L,餐后2小时低于5.6mmol/L,应立即减胰岛素剂量。不明原因低血糖时减少胰岛素剂量的速度和幅度应比控制高血糖时更加果断和及时。空腹高血糖除胰岛素剂量不足外,应注意黎明现象及苏木杰(Somogyi)现象,必要时测夜间血糖(1Am,3Am,5Am)。

(三) 术中处理

1. 口服降糖药患者 手术当日清晨停服降糖药及早餐,待手术后第一次进餐时同时恢复降糖药的治疗。适用于小手术,且血糖入院前就控制良好患者。

2. 胰岛素使用患者 血糖宜控制在6.0~10mmol/L,不宜低于4.4mmol/L或超过14.0mmol/L。静脉内葡萄糖滴注者应按比例静脉给短效胰岛素。术中血糖监测每1~2小时1次。

(四) 术后处理

1. 小手术术后 控制血糖,空腹血糖6.0~8.0mmol/L,餐后2小时血糖5.5~10.0mmol/L,必要时加用胰岛素,注意病情变化和伤口情况。

2. 中、大手术术后 监测血糖、尿酮体,术后约每2~4小时监测一次,后渐减少次数。控制血糖,空腹血糖6.0~8.0mmol/L,餐后2小时血糖5.5~10.0mmol/L,必要时加用胰岛素,注意病情变化和伤口情况。维持水、电解质平衡,保证足够营养。每天糖类(碳水化合物)摄入量不少于200g。轻度高血糖患者葡萄糖与胰岛素之比为4:1~6:1,重度高血糖患者葡萄糖与胰岛素之比约为2:1~3:1,例如轻度血糖升高患者需要静脉输液5%GS 500ml,则其中有500ml × 5%=25g葡萄糖,相应应该加入25/4=5.8到

25/6=4.16 的胰岛素,即 4~6U 胰岛素左右(根据患者基础血糖水平调整)。

3. 术后血糖严重异常的禁食者可考虑 24 小时持续静脉滴注,直至能进食改为皮下注射。

4. 伤口完全愈合后,再视情况决定继续胰岛素或改口服降糖药。

5. 由于糖尿病患者血栓风险增加,必须早作肢体活动,对血栓高危患者可适当应用抗血小板凝聚药物或低分子肝素等。

二、高血压患者的围术期处理

过去 50 年,根据大规模调查的数据,我国高血压患病率呈明显上升趋势。与糖尿病相似,患妇科肿瘤的患者多为中老年女性,子宫内膜癌的高危因素里面就包括高血压、糖尿病,所以妇科肿瘤患者中有很多的高血压患者。而高血压,特别是围术期的高血压可增加手术和术后出血量,诱发或加重心肌缺血、心功能不全、肾功能不全,增加手术并发症发生率和围术期死亡率。所以处理好围术期的高血压也是在临床工作中经常碰到的问题。

围术期高血压是指手术前、手术中、手术后所出现的高血压。可见于术前无高血压病者或高血压患者血压已控制及未控制者。高血压患者平时血压未控制者围术期血压可更高。它发生的可能原因是:①手术前紧张、焦虑、失眠、停用口服降压药等;②术中疼痛、麻醉诱导期、应激反应;③术后疼痛、停用口服降压药、补液过多或尿量太少等。

(一) 高血压的类型

1. **术前高血压** 至少 25% 的非心脏手术患者术前患有高血压。妇科肿瘤患者一般年纪较长,所以高血压的比例相当高。慢性高血压患者舒张压≥110mmhg 是围术期心血管并发症发生的术前标识,术前高血压伴有术中心动过缓、心动过速、高血压是正常血压术后死亡的 3.8 倍,如有此类患者,手术前必须与患者及家属详细沟通说明病情及手术的高风险和并发症发生的高概率。

2. 术中高血压　术中血压急性上升 20% 是高血压紧急情况。术中高血压易发生于颈总动脉手术、腹主动脉、外周血管手术、腹膜内、胸腔内脏器手术时。

3. 术后高血压　急性术后高血压的定义为:术后连续监测 2 次,血压收缩压 >190mmHg 和 / 或舒张压 >100mmHg,发生于术后 20 分钟,持续约 3 小时。若不处理,术后高血压可能引起心肌缺血、心肌梗死、心律失常、充血性心衰、肺水肿、脑缺血、出血性脑卒中、缺血缺氧性脑病、增加手术切口的出血风险。亦可引起已有左室收缩功能不全的患者发生肺水肿。

(二)围术期高血压的治疗

目前,欧美和我国的高血压治疗指南均将利尿药、肾上腺素(β 受体)阻滞剂、钙通道拮抗剂、血管紧张肽转换酶抑制剂(ACEI)、血管紧张素Ⅱ受体拮抗剂(AT Ⅱ)、肾上腺素 α 受体阻滞剂同作为第一线降压药物。但围术期降压药物选择与一般高血压治疗时降压药物选择有一定的差异。

1. 降压目标　普通高血压患者降至 140/90mmHg 以下,老年患者(≥65 岁)收缩压降至 150mmHg,伴肾脏疾病、糖尿病或冠心病患者,血压降至 130/80mmHg 以下,脑卒中后血压目标 140/90mmHg。冠心病患者血压不能过低,舒张压低于 60mmHg 时,应马上减低药量。

2. 消除可能引起术后高血压的可逆因素　药物降压开始之前,需要分析是否存在诱发术后高血压的因素,例如疼痛、低氧血症、高碳酸血症、精神焦虑、膀胱过度充盈、血容量增加等。同时需要评估血容量,血容量不足可引起交感神经兴奋和血管收缩,形成高血压。如高血压患者原来有服用降压药,则入院后继续服用原来的降压药,并监测血压每天 3 次,如血压平稳,则等待手术。如入院前未发现高血压,或有治疗而血压未受控制的,则首先请内科医师会诊。

3. 常用的围术期静脉降压药及用药原则

(1) 尼卡地平:是第二代二氢吡啶类钙通道阻滞剂,主要用于高血压危象或急性脑血管疾病时的高血压急症。30mg 尼卡地平加入 150ml 的生理盐水或 5% 葡萄糖注射液,配成浓度为 0.01%~0.02%(1ml 中含盐酸尼卡地平 0.1~0.2mg)后使用。开始时以 $0.5\mu g/(kg\cdot min)$ 静脉滴注,逐步增加可至 $6\sim10\mu g/(kg\cdot min)$。

(2) 硝酸甘油:硝酸甘油是一种有效的静脉扩张剂,需要大剂量才有扩张小动脉作用。起始剂量为 $5\mu g/min$,每 3~5 分钟增加 $5\mu g/min$。例如:10mg 硝酸甘油加入 10%GS 250ml 中,即以 7.5ml/h 起,根据血压调整滴速。以剂量高于 $200\mu g/min$ 时,低血压风险会增加。起效时间为 2~5 分钟,维持时间为 3~5 分钟,长时间输注可能产生耐药性,适合短时间内降压用,但不适宜长时间静滴。它的降压作用是通过降低前负荷和减少心输出量来实现的。因此不推荐用于容量不足的患者,容量不足会恶化硝酸甘油所致的低血压和反射性心动过速。急性冠脉综合征或者急性肺水肿患者推荐使用。

(3) 硝普钠:硝普钠同时扩张动静脉,降低前、后负荷。起效时间快,约数秒,停止滴注后作用仅持续 3~5 分钟。开始每分钟按体重 0.5μg/kg,根据治疗反应以每分钟 0.5μg/kg 递增,逐渐调整剂量,常用剂量为每分钟 3μg/kg。极量为每分钟 10μg/kg,总量为按体重 3.5mg/kg。硝普钠在体内细胞中代谢产生氰化物,长期后大剂量使用可能发生中毒。由于硝普钠潜在的中毒效应,只推荐用于肝肾功能正常者使用。如确实没有其他药物可用的情况,建议必须请内科医师会诊。

总而言之,围术期降压治疗目标是保护脏器功能,减少并发症。必须根据患者的危险因素和合并症、临床经验、医疗环境,进行个体化治疗。对高危患者提防高血压危象和严重并发症的发生非常重要,必要时请相关专科会诊制订治疗方案。

三、接受抗凝药物治疗患者的围术期处理

随着我国医疗水平的进步和心血管疾病的发病率上升,越来越多的患者在接受妇科手术前,已由于各种原因使用并且需要长期服用抗凝或抗血小板药物,如阿司匹林、氯吡格雷、华法林、肝素等。此类患者是否需要停药,什么时候停,术前是否需要更换药物,都是临床工作中经常遇到的问题。

临床常用的术前出凝血功能检查包括凝血酶原时间(PT)、部分活化凝血激酶时间(aPTT)、血小板计数和出血时间。PT 主要检测Ⅶ因子、外源性凝血通路和共同通路中凝血因子的功能,应用华法林治疗或维生素 K 缺乏表现为 PT 时间延长。aPTT 反映的是内源性凝血途径,抗凝药肝素通常阻断内源性凝血通路,会显著延长 aPTT 而不影响 PT。血小板计数反映的是血小板数量;出血时间反映的是血小板的功能,如有异常,可作进一步的检验如血小板聚集实验。凝血酶时间主要检测纤维蛋白原的异常、过度纤溶和肝素样物质的存在。

(一)长期使用抗凝药患者的处理原则

1. 术前口服维生素 K 阻断剂的患者,若要求凝血功能正常,需提前 5 天停药,同时监测 INR,最好在 INR<1.5 后手术。术后 12~24 小时后可重新开始服用。

2. 术前有房颤、人工机械性心脏瓣膜、人工生物瓣置换术或 3 个月内曾行二尖瓣成形术或具静脉血栓病史的高危患者,在维生素 K 阻断剂停药期间推荐给予治疗剂量(以

伊诺肝素为例,1mg/kg,每天2次,或1.5mg/kg,每天3次)的皮下注射低分子肝素作为过渡性治疗。中危患者建议给予治疗剂量的皮下注射低分子肝素或静脉注射普通肝素或小剂量低分子肝素。低危患者则仅给予皮下小剂量低分子肝素或无过渡性治疗。血栓形成风险的分类见表18-1,抗凝药选择见表18-2。

表 18-1 高、中、低危患者分类

	心脏机械瓣膜	心房纤颤	深静脉血栓(VTE)
高危患者	• 二尖瓣置换 • 笼球瓣或斜碟形主动脉瓣置换术	CHADS2 评分5或6分;3个月内卒中或短暂性脑缺血发作	• 3个月内 VTE 史 • 严重的血栓形成倾向(蛋白 S、蛋白 C、抗凝血酶缺乏;抗磷脂抗体等)
中危患者	• 6个月内卒中或短暂性脑缺血发作 • 双叶状主动脉瓣膜置换和下列因素中的1个或多个:房颤、既往有卒中或短暂性脑缺血发作、高血压、糖尿病、充血性心力衰竭、年龄 >75 岁	风湿性心脏瓣膜疾病 CHADS2 评分3或4分	既往 3~12 个月内 VTE 史
低危患者	双叶状主动脉瓣置换,且无心房纤颤和其他卒中的危险因素	CHADS2 评分≤2 分	• 不严重的血栓形成倾向(凝血因子 leiden 杂合子、凝血酶原基因突变) • VTE 复发 • 肿瘤活跃(治疗 6 个月内或姑息性治疗)

续表

	心脏机械瓣膜	心房纤颤	深静脉血栓（VTE）
			• 既往 VTE 史 >12 个月,且无其他危险因素

注:CHADS2 评分:充血性心力衰竭 1 分,高血压 1 分,年龄 >75 岁 1 分,糖尿病 1 分,脑卒中或短暂性脑缺血发作 2 分

表 18-2　低分子肝素的剂量

	达肝素	伊诺肝素	肝素
治疗剂量	100U/kg, 每天 2 次, 或 200U/kg, 每天 3 次	1 mg/kg, 每天 2 次, 或 1.5mg/kg, 每天 3 次	将 aPTT 延长至正常值的 1.5~2.0 倍
预防剂量	5 000U,每天 1 次	30mg,每天 2 次或 40mg,每天 1 次	肝素:5 000U,每天 2 次

* 使用普通肝素必须 4~6 小时测凝血功能,根据结果去调整剂量,调整也很复杂。而低分子肝素使用经验已经十分成熟,抗凝效果也很稳定,因此,临床已经很少将普通肝素作为一线用药

3. 接受治疗剂量低分子肝素的患者,术前最后一次注射应仅给予半量,且在术前 24 小时进行;接受治疗剂量普通肝素的患者,最后一次注射应在术前 4 小时进行。术后继续应用治疗剂量的低分子肝素或普通肝素 1~2 天。

4. 对于接受过渡性治疗的患者,中小手术后 12~24 小时即可恢复应用华法林;对手术创伤大、出血风险高的患者,术后给予低分子肝素时间可推迟至 72 小时或患者凝血状态稳定时。

5. 总之,对于术前使用抗凝药物的妇科患者,我们必须掌握的原则是在术前评估和权衡缺血和手术出血的风险,如果基础情况不允许停,比如换瓣术后,妇科手术又能择期,就用 LMWH 过渡治疗后择期手术;如果不能停药,妇

科情况又拖不了(例如恶性肿瘤手术),甚至急诊手术,那么只能备好新鲜冰冻血浆凝血因子等情况下手术;如果妇科手术不大(例如LEEP),判断对止血要求不高,可以不停抗凝药如期手术;如果妇科手术出血风险很高,抗凝药又不能停,那么可能只能与患者和家属充分沟通,仔细权衡利弊,个体化治疗。

(二)长期服用抗血小板药物治疗患者的处理原则

1. 一般情况下,对于择期手术的患者,术前如果使用阿司匹林的患者,建议停药3天,最好停药5天后再手术;术前使用氯吡格雷者,建议停药5天,最好7天后再手术。必要时监测血栓弹力图,根据数值决定手术时间。如患者术后无明显出血征象,24小时后可恢复服用。

2. 对于血栓事件中高危患者,继续应用阿司匹林至手术;服用氯吡格雷者则至少停药5天,尽可能停药10天。

3. 冠状动脉放置金属裸支架的患者,建议择期手术安排在支架术后6周后进行,同时继续服用阿司匹林。若冠脉支架为药物洗脱支架,建议择期手术安排在支架术后3~6个月后进行,继续服用阿司匹林。如必须在药物洗脱支架术后6个月内行手术,则围术期继续服用阿司匹林和氯吡格雷;发生严重出血者,可输注单采血小板或其他止血药物。

(三)使用了抗凝药物患者急诊手术时的紧急处理

1. 术前检查凝血功能,一般INR(国际标准化比值)<1.5,大部分手术均可安全进行,而无需特殊处理。

2. 术前口服氯吡格雷等药物的患者,如术中大量出血可输注单采血小板或其他止血药物。

3. 术前口服华法林等药物的患者,INR明显延长的,可予输注新鲜冰冻血浆(5~8ml/kg)或凝血酶原复合物。

4. 仔细询问病史和查体,皮下是否有瘀斑或抽血时是否容易止血。

（四）长期使用抗凝药物患者的诊疗

对这类患者的处理,需要详细询问病史查体,并与血液科或血管外科联合制订诊疗方案。

四、红斑狼疮患者的围术期处理

系统性红斑狼疮(systemic lupus erythematosus,SLE)是一种表现为多系统损害的慢性系统性自身免疫病,经常继发心、肺、肾等多脏器功能障碍,不能耐受围术期应激及手术创伤,导致病情进展,甚至出现严重围术期并发症。SLE患者的妇科围术期管理是临床一个复杂但是时常会遇到的问题。

（一）术前评估与处理

术前需要细致的评估,了解SLE的活动情况:包括患者一般状态、心肺肾血供与消化系统等重要脏器功能及合并症严重程度的评估。此外还应评估疾病活动度的免疫指标及每个患者特有的临床表现及用药情况。相对复杂并且SLE表现为多器官功能的可能损害,术前必须慎重评估,并请风湿免疫科医师一同制订评估方案,下文将列举一些较常见和重要的观点,但是风湿免疫科医师的参与是不应该被忽略的。

1. **一般风险评估**　术前病史及体格检查需详尽且全面,包括心脏、内分泌、肾脏、血液系统、胃肠道及肝脏、神经系统等。多数治疗高血压的药物术前都不应停用。合并慢性肾衰的SLE患者,围术期血流动力学的不稳定可能造成急性肾衰,需避免使用肾毒性药物,要定期监测尿量、出量、适当的输液量。吸收不良、肠道蠕动障碍、肝功能异常可能严重影响围术期药物治疗的药物动力学。

血凝状态及血栓形成高危因素的评估:SLE患者内皮细胞损伤、免疫炎性物质的生成使SLE患者静脉血栓栓塞症(venous thrombus embolism,VTE)较正常人群发生率高。

故术前可常规行下肢静脉彩超除外下肢静脉血栓。SLE 合并有抗磷脂综合征的患者,VTE 风险更高,需更细致的术前计划及抗凝物质的监测。

2. 免疫状态评估　判断疾病活动度的依据:①各种 SLE 的临床症状,尤其是新近出现的症状,如口腔溃疡、新发红斑及关节痛均可提示疾病的活动;②是否有活动性炎症损伤的表现:中枢神经系统受累、肾脏受累、发热、皮肤黏膜表现、心包炎等;③实验室检查若血清抗双链 DNA 抗体滴度升高、血常规三系减少、红细胞沉降率增快、低补体血症(补体 C_3、C_4 下降),均提示病情活动可能。手术时机以 SLE 缓解期,并且维持治疗的泼尼松用量小于 10mg/d 为宜。尽量避免狼疮活动期手术。术前尽量协同风湿免疫科医师进行免疫系统的评估与治疗。

3. 用药评估及策略　SLE 的主要治疗包括长时间的应用糖皮质激素、免疫抑制剂和非甾体类抗炎药。

(1) 糖皮质激素的使用:长期服用糖皮质激素的 SLE 患者,内源性糖皮质激素分泌减退,常导致肾上腺萎缩,手术容易发生急性肾上腺皮质功能不全的症状,例如:头昏、无力、恶心、呕吐、低血压、低血糖,甚至发生休克或昏迷。围术期停用激素后,术后可能早期出现顽固性低血压,导致肾上腺皮质危象,从而病情恶化迅速死亡。肾上腺皮质功能受抑制程度与皮质激素使用的量和时间有关。妇科手术,尤其是妇科肿瘤手术,属于中大型手术,临床上一般建议围术期使用甲泼尼龙 20~40mg,每日 1 次,应用三天(术前,手术当天,术后一天),然后改回原剂量。临床上常用 20mg,每日 1 次,但如果考虑手术很复杂,手术时间长,应激的程度大,也会用到 40mg,每日 1 次。此处给出的是临床上的常用方案,但是 SLE 患者病情复杂,不是一般的妇科医师能够完全把握,强烈建议用药方案需要在术前请风湿免疫科及麻醉科共同协商后制定。

（2）免疫抑制剂：任何方式的手术，术前免疫抑制剂的应用，都可能导致骨髓的抑制及肝肾功的损伤，其应用是否具有安全性尚有争议。此类药物的使用需在风湿科的建议下评估风险后使用或停药。

（3）非甾体类抗炎药：非甾体类抗炎药（NSAIDs）具有解热镇痛作用，可控制 SLE 患者肌肉关节疼痛等症状。传统的 NSAIDs 药物，有延长出血时间、诱发消化道溃疡及肾脏损伤等副作用。除了阿司匹林外，一般 NSAIDs 在术前大部分 2~5 天停用即可。但是阿司匹林有不可逆地损伤环氧化酶 -1 及抑制血小板功能的作用，故需术前 7~10 天停用。

术前相关科室包括麻醉科、风湿免疫会诊十分必要，目的讨论围术期注意事项，详细制订用药和监测方案。

（二）术后管理

术后可能出现的临床症状包括术后 SLE 病情的进展、感染、心肺功能异常、肾功能恶化、伤口愈合不佳等。

1. 术后感染的预防　术前评估感染风险，SLE 常合并皮炎、口腔溃疡等，且患者多长期服用激素，若合并糖尿病等合并症，对感染的抵抗力降低，术后出现切口皮肤、皮下组织脂肪液化及局部血肿、发热，留置尿管也会增加术后感染的概率。术后发热要考虑：伤口、静脉输液部位、导管、肺、泌尿生殖系统及上消化系统（包括胆道系统）感染和非细菌性发热，例如药物性发热、化学性肝炎、静脉血栓及肺栓塞及 SLE 本身疾病导致的发热。

2. 预防下肢深静脉血栓及肺栓塞　妇科恶性肿瘤、手术、SLE 均为下肢静脉血栓的高危因素，故建议进行下肢深静脉血栓的预防，采取低分子肝素、抗血栓梯度压力带或间歇性充气压力泵等预防术后静脉血栓形成。

妇科合并 SLE 患者围术期需要全面评估患者的各个重要脏器功能及合并症，判断疾病活动度。与风湿免疫科及麻醉科多学科协作进行围术期的用药及术中、术后的处理非常必要,因为妇科肿瘤医师始终不是此疾病的专科医师,难免在经验和知识更新方面有所欠缺。

五、甲状腺功能异常患者的围术期处理

一般常见的甲状腺异常主要包括甲状腺功能亢进和甲状腺功能减退。

(一)甲状腺功能亢进

甲亢病因包括弥漫性毒性甲状腺肿(也称 Graves 病)、药物致甲亢(左甲状腺素钠和碘致甲亢)、hCG 相关性甲亢(妊娠呕吐性暂时性甲亢)和垂体 TSH 瘤。具体病因在此不做详述。

1. **症状** 甲状腺激素是促进新陈代谢,促进机体氧化还原反应,代谢亢进需要机体增加进食;胃肠活动增强,出现便次增多;虽然进食增多,但氧化反应增强,机体能量消耗增多,患者表现体重减轻;产热增多表现怕热多汗,个别患者出现低热;甲状腺激素增多可刺激交感神经兴奋,临床表现心悸、心动过速,失眠,情绪易激动甚至焦虑。

2. **诊断** 甲亢最常见的病因为 Graves 病,诊断要点为血清 T_3 和 T_4 升高,TSH 下降,甲状腺呈弥漫性肿大,甲状腺相关性抗体 TPO-Ab,TG-Ab 和 TR-Ab 阳性可作为 Graves 病的辅助诊断。药物性和 hCG 相关性甲亢患者的药物使用情况及妊娠状态是诊断的关键要素。垂体 TSH 瘤除了甲状腺毒症表现外,甲状腺功能检查示血清 T_3、T_4 和 TSH 水平均升高。

3. **围术期处理**

(1) 对于有病史和有症状体征的患者必须进行血清甲状腺功能的检查。

(2) 手术时机的选择及用药:择期手术尽量待甲状腺功能亢进症控制平稳后方行手术,则围术期比较安全。如患

者急需短期内手术的,而由于甲亢的控制一般需要 2~3 周,则尽快使用丙基硫氧嘧啶(PTU),300mg/d,口服,每天分 3 次给药。或者可考虑在围术期加用激素补充治疗。具体方案提供一个参考:术中及术后使用氢化可的松 100mg 进行补充治疗,必要时可适当使用护胃药(但并无指南推荐,实际上也没有专门的指南讲述甲亢患者围术期处理)。

(3) 围术期监测:密切监测患者的心率、体温和甲状腺功能。原因是手术应激有可能诱发甲状腺危象,特别是对于甲亢未控制而受到手术应激的患者。

(4) 甲状腺危象:又称甲亢危象,是甲状腺毒症急性加重的一个综合征,发生原因可能与循环中的甲状腺激素水平增高有关。多发生于较重甲亢未予治疗或治疗不充分的患者。常见诱因有感染、手术、精神刺激等,临床表现为高热、大汗、心动过速、烦躁、焦虑不安、谵妄、恶心、呕吐、腹泻,严重患者可有心衰、休克和昏迷等。其诊断主要靠临床表现综合判断。临床高度疑似本症及有危象前兆者应按本症处理,其病死率在 20% 以上。甲状腺危象的处理方法:①快速抑制 TT_3、TT_4 合成:因 PTU 兼有抑制 T_4 向 T_3 转化,故首选 PTU,首剂 600mg,口服或由胃灌入,以后给予 250mg,待危象消除后改用常规剂量。②阻止 TH 释放:服用抗甲状腺药 1 小时后,用复方碘口服溶液 5 滴,每 8 小时一次。视病情好转后逐渐减量,危象消除即可停用。③应用肾上腺素能阻滞药普萘洛尔:若无心功能不全,40~80mg,每 6~8 小时口服 1 次。或 2~3mg 加于 5% 葡萄糖盐水 250ml 中缓慢静脉滴注。同时密切注意心率、血压变化。一旦危象解除改用常规剂量。④氢化可的松 100mg 静脉滴注,每天可用 2~3 次。危象解除后可停用或改用泼尼松(强的松)小剂量口服,维持数天。⑤抗感染、监护各重要器官功能和防治各种并发症。⑥支持和对症治疗。

（5）甲状腺功能亢进心脏病：手术应激对并发心脏病患者是危险程度较高的。如确实急需短期内手术，必须完善心脏功能检查，甲状腺毒性病情控制并且心率控制后方可考虑进行手术。

（二）甲状腺功能减退

甲状腺功能减退症（简称甲减），是由于甲状腺激素合成及分泌减少，或其生理效应不足所致机体代谢降低的一种疾病。按其病因分为原发性甲减、继发性甲减及周围性甲减（即甲状腺激素抵抗综合征）三类。具体病因在此不做详述。

1. 症状

（1）面色苍白，眼睑和颊部虚肿，表情淡漠，全身皮肤干燥、增厚、粗糙多脱屑，非凹陷性水肿，毛发脱落，手脚掌呈萎黄色，体重增加，少数患者指甲厚而脆裂。

（2）神经精神系统：记忆力减退，智力低下，嗜睡，反应迟钝，多虑，头晕，头痛，耳鸣，耳聋，眼球震颤，共济失调，腱反射迟钝，跟腱反射松弛期时间延长，重者可出现痴呆、木僵甚至昏睡。

（3）心血管系统：心动过缓，心输出量减少，血压低，心音低钝，心脏扩大，可并发冠心病，但一般不发生心绞痛与心衰，有时可伴有心包积液和胸腔积液。重症者发生黏液性水肿性心肌病。

（4）消化系统：厌食、腹胀、便秘。重者可出现麻痹性肠梗阻。胆囊收缩减弱而胀大，半数患者有胃酸缺乏，导致恶性贫血与缺铁性贫血。

（5）运动系统：肌肉软弱无力、疼痛、强直，可伴有关节病变如慢性关节炎。

（6）内分泌系统：女性月经过多，久病闭经，不孕。少数患者出现泌乳，继发性垂体增大。

（7）病情严重时，由于受寒冷、感染、手术、麻醉或镇静剂应用不当等应激可诱发黏液性水肿昏迷或称"甲减危象"。表现为低体温(T<35℃),呼吸减慢,心动过缓,血压下降,四肢肌力松弛,反射减弱或消失,甚至发生昏迷、休克、心肾衰竭。

2. **诊断**　血清 FT_4 和 FT_3 下降,TSH 升高。

3. **围术期处理**

(1)诊断:对于有病史和有症状体征的患者必须进行血清甲状腺功能的检查。

(2)手术时机的选择及用药:择期手术尽量待甲状腺功能减退症控制平稳后方行手术,则围术期比较安全。如患者急需短期内手术的,可尽量快开始使用左甲状腺素25~50μg/d,然后逐渐增加。或者可考虑在围术期加用激素补充治疗。具体方案提供一个参考:术中及术后使用氢化可的松 100mg 进行补充治疗,必要时可适当使用护胃药(但并无指南推荐,实际上也没有专门的指南讲述甲减患者围术期处理)。

4. **围术期监测**　和处理甲亢患者相似,需密切监测患者的心率、体温和甲状腺功能。由于手术应激有可能诱发黏液性水肿昏迷。特别是对于疾病未控制而受到手术应激的患者。

黏液性水肿昏迷是甲减病情加重的严重状态,多为感染及使用镇静剂等诱发。黏液性水肿昏迷是甲状腺功能减退症未能及时诊治,病情发展的晚期阶段。其特点除有严重的甲状腺功能减退表现外,尚有低体温、昏迷,有时发生休克。本症常发生于老年女性患者,虽然发生率不高,但有较高的病死率,其危险性不亚于糖尿病昏迷。主要临床表现为嗜睡、低体温(T<35℃)、呼吸徐缓、心动过缓、血压下降、四肢肌肉松弛、反射减弱或消失,甚至昏迷、休克、肾功能不全危及生命。

黏液性水肿的处理方法:补充甲状腺激素,首选左甲状腺素静脉注射,每 4 小时 $10\mu g$,直至患者症状改善,清醒后改口服;保温、供氧、保持呼吸道通常;氢化可的松 $200\sim300mg/d$ 持续静滴,患者清醒后逐渐减量;补液,支持,控制感染。

当患者有甲状腺功能异常病史或者有疑似症状时建议临床医师进行甲状腺功能检查。甲亢与甲减在尚未控制好即接受麻醉和手术刺激的时候有可能出现甲亢危象和黏液性水肿昏迷,病死率高,妇科肿瘤医师需在围术期监测患者的心率、体温和甲状腺功能,如有疑似病情出现需迅速反应并处理。妇科肿瘤医师非专科内分泌医师,围术期的麻醉科和内分泌科共同商议制定详细的监测、用药方案十分必要。

(刘畅浩　林茂欢　鄞国书　陈劢)

第十九章

妇科手术常见并发症的预防和处理

第一节　泌尿系损伤的预防和处理

女性泌尿—生殖器官解剖关系密切,泌尿系统损伤是妇科肿瘤手术中比较严重的并发症,生殖器官主要的毗邻器官是输尿管、膀胱,常见的手术副损伤也多见于此。尽管强调手术时小心注意,仍不可能完全避免。

一、输尿管损伤的预防和处理

(一) 输尿管损伤的易发部位

1. **膀胱宫颈韧带输尿管段**　此段输尿管血运差,如果下推膀胱不理想,膀胱宫颈韧带处理不好,因出血而盲目钳夹、止血、缝扎该段时易造成输尿管损伤。

2. **宫颈旁的输尿管段**　特别是输尿管与子宫动脉交叉处。此处是手术出血的危险区,也是输尿管损伤的危险区,其损伤多系操作不当造成。

3. **输尿管膀胱连接部**　ⅡA 期宫颈癌,肿瘤侵犯阴道前穹窿,手术分离阴道膀胱间隙时,分离过多达膀胱三角区,使输尿管进入膀胱处被剥离损伤,或损伤末段鞘膜。

4. **骶骨韧带外侧输尿管段**　多见于没有很好暴露直肠侧间隙,或在钳夹骶韧带深层时没有保护好输尿管。

5. 骨盆漏斗韧带与输尿管交叉处　此处一般不会损伤,但高位结扎时骨盆漏斗韧带时,如果有粘连,暴露不清时易损伤。

6. 中上段输尿管　一般不会损伤,在切除腹主动脉旁淋巴结,暴露左右两侧后腹膜时,应注意上段输尿管的走行,预防损伤。

(二)输尿管损伤的常见原因

1. 术者经验不足或术中疏忽,未能准确辨认输尿管。

2. 严重的盆腔粘连　既往有盆腔手术史,或者合并有子宫内膜异位症患者,盆腔严重粘连,可致输尿管位置改变,易造成输尿管损伤。

3. 肿瘤占位或侵犯　盆腔肿瘤占位、推移导致输尿管变位、肿瘤侵犯或炎症导致解剖关系不清,易造成损伤。

4. 手术瘢痕　既往行子宫切除或次全切除,宫颈残端癌和阴道残端癌患者前次手术瘢痕导致输尿管移位,分离过程中更易造成损伤。

5. 血供减少　妇科恶性肿瘤手术,术中需大段裸化输尿管,引起输尿管缺血,而形成尿瘘。

6. 器械损伤　手术中电凝,电切割,热能或机械能传导可引起输尿管局部组织缺血、坏死,导致输尿管损伤。

7. 放疗　恶性肿瘤(如宫颈癌)患者术前放疗后,导致局部组织纤维化,分离处理膀胱宫颈韧带、输尿管隧道时致输尿管损伤。

8. 输尿管畸形　少见,偶有输尿管异形,单侧双输尿管,易误认为血管或其他结构,手术中误伤。

(三)输尿管损伤的预防

1. 准确辨认输尿管是预防损伤的关键

(1)处理骨盆漏斗韧带:一般在阔韧带后叶下方疏松组织中可看到输尿管,但为了安全,在观察到输尿管蠕动的前提下,还要看清髂外动脉和髂外静脉,看清这三个结构,特别是年轻人的髂外动脉较细,需区别其与输尿管的形态,再钳夹处理骨盆漏斗韧带。在钳夹时,注意再次确认没有钳夹到输尿管。

(2) 确认脐侧韧带和输尿管的形态:在打开输尿管隧道入口时,一定确认脐侧韧带、输尿管、子宫动脉这三个结构,在看清输尿管走向的前提下,确认分离输尿管隧道入口才会安全。

(3) I型子宫切除时,处理子宫动静脉及主韧带及宫骶韧带时,紧贴宫颈,是预防输尿管损伤的有效方法。

2. **预防不恰当的电凝、钳夹、缝扎损伤输尿管** 电凝、钳夹、缝扎致输尿管损伤,往往是在术后才被发现,如果术后又需补充放疗,更是增加了输尿管瘘的发生率。因此一定要加以重视。输尿管周围有丰富的血管,在根治性子宫切除术中不恰当的游离输尿管易引起渗血,渗血部位常见于处理输尿管隧道、膀胱宫颈韧带输尿管段,广泛性子宫切除术后输尿管入膀胱段。输尿管周围小血管的渗血,可先采用纱球压迫,待其形成血痂即可止血。如果压迫不能有效止血,可以用血管镊提起出血点,小直角钳夹,1 号丝线结扎。而腹腔镜手术时,要充分了解各种电器械凝闭血管管径的大小,如 ligasure 只能凝闭 7mm 以下的血管,超声刀只能凝闭 5mm 以下的血管,超出范围要先用双极电凝后再切断。此外还要了解每种器械热传导的范围,如超出了安全范围,尽量选择可吸收线缝扎,缝扎时进针切忌过深,以免导致误扎其他组织。另外,电器械工作之后,切忌直接去触碰输尿管,以免余温导致输尿管热损伤。

3. **重视保护输尿管的血运**

(1) 避免损伤输尿管的鞘膜:损伤输尿管鞘膜营养血管是造成输尿管阴道瘘的主要原因。在根治性子宫切除术打输尿管隧道及处理膀胱宫颈韧带时,由于手术操作不当最易损伤输尿管鞘膜的营养血管,形成输尿管阴道瘘。

（2）保留子宫动脉输尿管支的血运：输尿管在根治性子宫切除术中易发生血运差，主要在输尿管下段，特别是输尿管隧道段。因此保留该段输尿管子宫动脉输尿管支的血运有重要临床价值。

（3）保留输尿管外侧疏松组织：膀胱宫颈韧带是固定输尿管入膀胱的韧带，膀胱宫颈韧带的外下侧，即输尿管的外侧有盆腔神经丛分布到膀胱的部分，有营养输尿管的动、静脉。宫颈癌根治术中，输尿管进入膀胱处最易形成输尿管瘘，造成瘘的原因主要是该处的血供差及支配输尿管的神经被切断，导致输尿管蠕动减少。另外，该段完全游离后易形成夹角，造成不全梗阻。因此手术中重视膀胱宫颈阴道韧带外侧疏松组织的保留，可能预防输尿管瘘的发生。

4. **预防过度游离牵拉输尿管** 因为输尿管游离过度，牵拉时间过长，易使输尿管缺血坏死。宫颈癌根治术应倡导"适当暴露，适度切除"的观念，输尿管中上段一般不做游离，下段也只需游离内侧和上方，外侧和底部不需游离。

5. **预防合并盆腔粘连所致输尿管损伤** 对于合并有泌尿系异常的患者，或合并有子宫内膜异位症，以及介入治疗后，全宫切除术后意外发现宫颈癌需行广泛手术的患者，应作充分的术前评估。可以通过超声、静脉尿路造影来判断有无尿路的梗阻，必要时术前先放置输尿管支架。另外，对输尿管的活性应进行评估，输尿管失活的特征为输尿管周围纤维瘢痕、组织变脆及末端缺血。对输尿管的活力有质疑，术后可能需要补充放疗的患者，建议视输尿管病变范围的情况，选择放入支架或者彻底消除无活力的输尿管，以防止因放疗进一步诱发输尿管坏死。

（四）输尿管损伤的处理

1. **术中发现输尿管损伤的处理**

（1）术中发现输尿管损伤，处理的时机是术中即时修补。因其损伤的组织处于新鲜状态，修补的成功机会最大。

因此,如术中发现切断组织的断端有输尿管样组织,或部分切断的管道中有水液溢出,应考虑是否有输尿管损伤。应即时诊断,即时处理。可游离远端输尿管,进一步确定损伤的部位及程度,做相应的修补。

分离输尿管隧道时,如果钳夹损伤,这种损伤的严重程度取决于钳夹范围的大小、受损时间的长短及钳夹组织的多少。如果未见破口,血运好,可以观察。如果是损伤长度仅几毫米,可植入双J型输尿管导管,用6号吸收线缝合一针,输尿管导管放置2周。如果损伤输尿管进入膀胱段的外膜,术后可能需要补充放疗者,建议放入双J管,防止迟发性输尿管阴道瘘的发生。

(2) 损伤输尿管不同部位及程度的处理:宫颈癌根治术输尿管损伤部位多数在输尿管入膀胱段,该段输尿管暴露受限难于直接吻合,最好作膀胱输尿管植入术。而中、上段输尿管在宫颈癌根治术中损伤的可能性不大,如损伤可直接吻合。

(3) 输尿管吻合的指征及技巧:两侧输尿管管腔完全显露出来才可以吻合,尤其是远端要游离出来,保证输尿管吻合无张力,以减少术后输尿管瘘的发生。输尿管吻合的技巧:吻合口径宜尽量大,以防狭窄,缝合要严密、适当,保证吻合口无张力。

(4) 内外引流的放置:输尿管吻合后应在适当的区域放置外引流。当输尿管血供受影响,活性可疑,吻合后有张力,应放置内支架管。支架的留取时间:术后多长时间拔出输尿管支架,文献报道不一,输尿管黏膜的愈合时间是6天,肌肉的愈合时间是6周,因此输尿管吻合后一般内支架管放置4~6周,并根据临床判断作出恰当的选择。

2. 术后发现输尿管损伤的处理

(1) 临床表现和诊断:主要的临床表现有:①阴道中出现尿液。②腹腔或阴道引流液量增多而尿量减少。③腰胀痛或剧痛;尿液可分流于腹膜后形成尿性囊肿,引起剧烈腰痛。也可引起尿性腹膜炎,引起腹痛。④不明原因低热。

　　诊断时首先要鉴别是否是尿液。然后再鉴别膀胱阴道瘘和输尿管瘘。①留取血液、引流液和尿液查肌酐水平进行比较。尿液中的肌酐水平为血液中的 100 倍左右,若引流液与尿液肌酐水平接近而与血液肌酐水平相差很远,则高度提示存在尿瘘。②膀胱亚甲蓝实验或靛胭脂实验:用干纱布填充阴道,通过导尿管在膀胱内灌注亚甲蓝或靛胭脂,观察阴道干纱有无蓝染或染成粉红色,见有蓝染或粉红色为膀胱阴道瘘。纱布不染色则有可能为输尿管瘘。然后静脉注入靛胭脂,若阴道内纱布染成粉红色则提示为输尿管阴道瘘。如果经过膀胱注亚甲蓝和静脉注射靛胭脂,阴道纱布均没有蓝染或红染,基本可以排除尿瘘。③静脉肾盂造影:诊断尿瘘的重要检查,可区分膀胱或输尿管瘘。④膀胱造影:可明确是否存在膀胱瘘。⑤膀胱镜、输尿管镜检查:可直视下发现瘘口,并可放置内支架。

　　(2) 输尿管损伤的处理:

　　1) 输尿管吻合或输尿管膀胱再植:手术成功的关键,取决于组织状态。组织状态越好,修补成功机会越大。因此一定要把握手术时机,据发现尿瘘的时间长短来进行修补。术后发现输尿管阴道瘘的修补时间:若术后 2 周内发现且无明显不适,可以立即探查修补。术后 2~6 周发现输尿管阴道瘘应在 3 个月后修补。输尿管血液循环状况、局部的炎症水肿情况 3 个月后可得到改善,从而提高修补的成功率,且瘘可能自行愈合。也有学者主张一经确诊应及时修复。主张立即修复的观点认为:延迟手术存在输尿管梗阻极易导致输尿管狭窄,并进一步导致肾功能丧失的危险,且易继发感染;患者在等待手术期间存在心理和经济负担,同时增加医患纠纷;早期修复与延迟修复的手术成功率相等。如果是由于根治性子宫切除术后,放疗引发输尿管阴道瘘,则应延迟至放疗后 12 个月修补。由于妇科手术引起的输尿管损伤多发生于输尿管膀胱入口处,同时由于局部缺血严重,通常不主张输尿管吻合术,更加明智的方法是将这段输尿管切除,并且将其种植于膀胱,这样更加有利于愈合。

2) 放置内支架和引流管:如果术后 1 周后出现尿瘘,而术中未放置内支架,应即放置内支架。膀胱镜下逆行插入输尿管导管,能诊断损伤的部位和尿瘘的大小,如果膀胱镜下能成功逆行插管放置双 J 管,则瘘孔可能自行愈合,多数不需再行修补术。插管后应摄腹部平片观察双 J 管位置,防止导管从损伤处进入腹膜后间隙。如果膀胱镜下不能逆行插入内支架,就应顺行放置,必要时经皮放置引流管,促使输尿管水肿消退,应用输尿管镜也可以提高输尿管逆行插管的成功率。输尿管支架一般 3 个月以后拔除。

3) 保持尿路远端通畅:输尿管远端梗阻会影响尿瘘的愈合。长时间梗阻可导致肾功能损害。据报道,一个月以上的梗阻,90% 发生肾功能损伤。因此保持尿路远端通畅非常重要。B 超属于无创检查,可以判断梗阻的情况。

二、膀胱损伤的预防和处理

(一) 膀胱损伤的常见原因

1. 有腹部手术史、盆腔炎性疾病病史,膀胱底与腹壁粘连,开腹时损伤膀胱,有时导尿管不通或不通畅,造成膀胱过度充盈,使膀胱底上移,开腹时不慎将膀胱损伤。

2. 行宫旁广泛切除手术时,膀胱和阴道过度粘连,膀胱壁组织糟脆,在分离膀胱宫颈、阴道间隙时分离层次不清而损伤膀胱。

3. 在处理膀胱宫颈韧带时,过度分离输尿管进入膀胱处,由于膀胱输尿管内口处组织薄弱,手术损伤膀胱动静脉及支配膀胱支的腹下神经,如果术后又补充放疗,易造成膀胱阴道瘘。

4. 晚期妇科恶性肿瘤如侵犯膀胱区域腹膜的卵巢癌，因肿瘤浸润，在切除病灶或分离子宫膀胱间隙时易损伤膀胱顶部及底部。

5. 放疗导致盆腔结缔组织增生，致密粘连，处理时易出血，进而容易导致膀胱损伤。

6. 行腹腔镜手术电器械使用不当，电损伤也可以导致膀胱灼伤。

7. 导尿管引流不畅；大出血时慌乱钳夹和缝合止血；缝合阴道残端，针边距太宽与膀胱接近时，缝针刺破膀胱或缝扎膀胱壁等也是膀胱损伤的常见原因。

(二) 膀胱损伤的预防

1. **避免开腹损伤膀胱**　开腹时应对盆腔粘连与否进行评估，考虑盆腔内有粘连无法切开腹膜时，可将腹壁切口向上腹延长，在无粘连处将腹膜切开，进入腹腔再向下紧靠腹壁分离粘连。分离粘连时，可用手指进入腹腔探查，在确认无膀胱、肠管后再分离，切勿盲目分离，造成损伤。

2. **分离膀胱宫颈阴道间隙**　正常情况下，膀胱宫颈间隙较疏松，容易分离。但在子宫切除术后不久，再行宫旁广泛切除手术时，分离膀胱阴道间隙就是手术的难点。分离膀胱阴道间隙时，如果原来手术造成的粘连严重，分离困难时，应考虑寻找第二入路，从膀胱侧方无粘连的地方进行分离找到突破口，再分离顺次粘连的地方，由易至难，从而避免反复在原来瘢痕处操作，造成膀胱损伤。

3. **保护支配膀胱的神经和血供**

(1) 保护膀胱三角区的血供和神经支配：在切除阴道旁组织时，要注意保护输尿管入膀胱处的膀胱壁。应适度分离，过分分离钳夹将使膀胱动静脉损伤，使膀胱三角区的血运受阻，又因损伤腹下神经膀胱支，膀胱三角区逼尿肌功能受影响。术后如果补充放疗，易造成膀胱阴道瘘。

（2）避免过度电凝损伤膀胱组织：在分离膀胱阴道间隙时，要注意保护膀胱壁，提拉膀胱壁时既要轻柔又要保持一定的张力，分离过程注意要找对间隙，找到白色疏松组织电凝切断可避免不必要的出血。如出现膀胱壁出血，小出血点可以电凝止血，如电凝止血效果不佳或看到明显的血管出血，可用血管镊提起，小直角钳钳夹，1号丝线结扎。避免过度电凝损伤膀胱组织，发生缺血坏死。

（三）膀胱损伤的处理

发生膀胱损伤后，若术中已发现，即在术中修补，若术中没有发现，术后才出现漏尿，则术后择期修补。

1. 术中发现膀胱损伤的处理

（1）在手术操作中，一旦术野持续有清亮液体渗出，就要警惕有膀胱或输尿管损伤的可能性。可将原置于膀胱内的导尿管水囊向上拉起，在贴近膀胱底的部位移动，检查膀胱壁的完整性。如有疑问，则可通过导尿管向膀胱内注入亚甲蓝稀释液 200~300ml，观察有无蓝色液体外渗。一旦确认损伤，应及时修补。术后需停留导尿管 7~10 天，保持尿管通畅。一般盆腔条件好，损伤部位无水肿、炎症，术中正确修补，术后多数可以一期愈合。如果在分离过程中只是损伤膀胱的浆肌层，且损伤范围 <1cm，用 0/3 可吸收线 8 字缝合即可。如果穿透膀胱，则须分层缝合，先用 0/3 可吸收线连续缝合全层，再用 0/3 间断缝合浆肌层加固。缝合之后可以通过导尿管向膀胱内注入亚甲蓝稀释液 200~300ml，检查缝合的效果。

（2）膀胱三角区损伤的修补：宫颈癌根治术中膀胱损伤有时发生在膀胱三角区。修补前需先了解输尿管入膀胱的位置，避免缝合后影响了输尿管膀胱的开口。若膀胱损伤处紧靠输尿管入膀胱处，可先放入输尿管支架作指引，缝合后将支架取出或停留一个月后再取出。术后停留导尿管10 天，同时腹腔内留置引流管。

2. 术后发现膀胱阴道瘘诊断及处理

（1）诊断：同输尿管损伤的诊断。

（2）处理：诊断明确后可根据患者的不同情况，确定即时修补或先积极抗炎及等待局部组织经炎症、坏死及水肿过程后恢复 3 个月后再择期修补。根据瘘孔的部位考虑行经腹手术修补或者经阴道手术修补。膀胱阴道瘘处理的处理要点：

1）直径 <0.5cm 的膀胱阴道瘘的瘘口，留置导尿管并保持引流通畅 4~6 周，少数可以自愈。

2）较大的膀胱阴道瘘，或者是术后 3 周以后出现的瘘，自愈的可能性很小，绝大多数需要手术修补。修补时机可以在发现瘘后即时修补，也可以在损伤后 3 个月后再行修补。推荐术后 3 个月后再行修补术。因为 3 个月后局部组织无炎性渗出、无充血水肿、无肉芽组织形成、瘘孔周围的瘢痕组织变软，此时修补的成功率较高。在等待修补术期间，应不停留导尿管。因长期停留导尿管，易致尿路感染。尿道长期有异物压迫刺激，导致组织水肿，将降低修补的成功率。

3）修补前需要进行全面评估：通过病史了解有无接受放射治疗，确定瘘管的部位、瘘孔周围组织的厚薄等。术前行膀胱镜等检查进一步确诊。

4）修补手术难点和技巧：决定修补术成功的难点和关键步骤有四个：一是要有良好的暴露；二是分层要准确；三是游离要充分；四是无张力缝合。

第二节　胃肠道并发症的预防和处理

由于女性生殖系统在盆腔与直肠的毗邻关系，妇科肿瘤的播散常累及胃肠道。妇科肿瘤手术中，胃肠道的并发症虽不常见，然而一旦发生可能造成严重的后果。妇科肿瘤手术中的胃肠道并发症主要包括手术所致胃肠道损伤和术后肠梗阻两方面。

一、胃肠道损伤的预防和处理

(一)胃肠道损伤的原因

妇科恶性肿瘤手术中胃肠道损伤的总体发生率为2.9%,其中晚期卵巢肿瘤细胞减灭术及广泛子宫切除术胃肠道损伤的发生率最高。此外,腹腔镜手术操作也可引起胃肠道损伤。

1. 广泛子宫切除术中肠道损伤的常见原因

(1)合并炎症、子宫内膜异位症时,直肠阴道间隙有粘连,解剖不清,分离直肠阴道间隙时将直肠损伤。

(2)宫旁广泛手术,分离直肠阴道间隙困难:子宫切除术时会造成直肠阴道间隙粘连,特别是第一次手术如果切除少许骶韧带,更易造成直肠阴道间隙粘连。

(3)宫颈癌侵犯阴道:肿瘤侵犯阴道后壁,直肠阴道间隙粘连,分离直肠阴道间隙不充分,直肠没有从骶韧带内侧彻底分离,在钳夹骶韧带时将直肠损伤,或在切除阴道时,直肠和阴道后壁没有充分分离,钳夹损伤。

(4)钳夹骶、主韧带损伤直肠:在处理骶韧带深层时,由于直肠侧腹膜没有打开,或者打开但下推直肠不充分,钳夹时血管钳没有注意与直肠平行,钳尖偏下,钳夹了部分直肠造成直肠损伤。同样在钳夹主韧带时,没有从主韧带后方充分分离下推直肠,造成直肠损伤。

2. 卵巢癌减瘤术中肠道损伤的常见原因

(1)晚期卵巢癌常累及肠管,病变广泛,使盆腔严重粘连,在分解粘连过程中直接发生的损伤,在术中发现肠壁穿破,肠液流出,这类损伤诊断比较容易。

(2)由于大面积剥离肿瘤组织使肠管浆肌层缺损,血运障碍,术后发生组织坏死肠穿孔,这类损伤往往在术后延迟诊断,可造成严重后果。

（3）手术中由于切除肿瘤的需要,有时会损伤肠道的肌层甚至是全层。或术中行部分肠管切除并吻合,术后吻合口感染,发生肠瘘。

3. 腹腔镜手术肠道损伤的常见原因

（1）多在 Veress 穿刺针及第一 Trocar 穿刺时发生。损伤可发生于肠管的不同部位,在极罕见情况下 Veress 穿刺针或 Trocar 可致胃部损伤的发生,既往有腹部手术史增加了肠道损伤发生的危险。

（2）电器械热传导引起的胃肠道热损伤也是腹腔镜手术中常见并发症之一,约 1/3~1/2 的病例在术中未被发现,在术后由于局部组织坏死造成肠道穿孔,可造成严重不良后果,甚至患者死亡。

（二）胃肠道损伤的预防

针对胃肠道易发生损伤的原因,对有高危因素的患者采取充分的预防措施是必要的。

1. 对于有腹部手术史、晚期卵巢肿瘤及盆腔粘连的患者,在术前应进行充分的肠道准备,进腹及腹腔镜穿刺时需非常小心。腹腔镜术中发现粘连严重可能导致胃肠道损伤等情况应立即停止腹腔镜下操作,中转开腹手术。

2. 无论是开腹手术还是腹腔镜手术,都应在手术结束前对胃肠道进行仔细全面的检查,确保没有损伤发生。对于高度怀疑有直肠损伤的患者可行直肠指检、气泡实验,甚至必要时可以行肠镜检查,便于早期发现。

3. 在广泛子宫切除术中,分离直肠阴道间隙,分离直肠侧间隙,切开直肠侧腹膜,处理骶韧带深层,充分分离暴露主韧带下缘等各个步骤均应主要保护直肠损伤。

4. 妇科肿瘤手术,特别是卵巢癌手术,涉及困难的肠粘连分离,或部分肠管切除,应由经验丰富的医师或专科医师进行操作,尽量避免更严重的后果发生。

(三) 胃肠道损伤的处理

1. 术中发现胃肠道肠损伤的处理

(1) 如果是小范围的浆膜损伤,直径在 1cm 之内,用 4 号线间断缝合浆膜层即可。如果术中没有发现,术后没有及时处理,没有保持肠道通畅,有可能发生严重的并发症。

(2) 无合并症的穿透性损伤:如果发生穿透性损伤,但肠道条件好,无感染存在,组织血运好,且损伤的范围不大,术中修补即可,不必常规行结肠造瘘。缝合前应用高效碘和大量抗生素溶液冲洗,将破损的肠管解剖缝合,肌层用 3/0 可吸收线,浆膜层用 4 号丝线间断缝合。缝合过程中保证缝合处无张力,不造成梗阻。术后坚持全身应用针对需氧菌和厌氧菌的广谱抗生素治疗,并且保持大便通畅。

(3) 有合并症的穿透性损伤:对于盆腔内有感染灶、术前患者有放射性治疗史、肠管血运不佳、手术前无清洁灌肠而污染严重者,发生肠损伤应慎重处理,必要时行结肠造瘘。特别是对于低位直肠损伤,合并盆腔感染存在,更应考虑结肠造瘘。视损伤程度选用缝合修补、切除损伤部位肠管人工缝合吻合或吻合器吻合。术后控制不排便 4~5 天,给予无渣半流饮食,适当补液及静脉营养。术后计划排便用大便软化剂,保持肠道通畅。

2. 术后发现肠道损伤的处理

(1) 症状:肠道内容物进入腹腔中,引起腹膜炎,患者出现腹痛、发热。腹腔或阴道引流液出现肠液或肠内容物。有明显的腹膜炎体征,压痛、反跳痛、肌紧张。

(2) 辅助检查:血常规、感染系列。引流液培养,或细菌学检查。腹部立卧位平片,必要时钡餐或钡剂灌肠造影。

(3) 处理:①保守治疗:如果瘘口不大,可以顺利引流,并且不伴有发热和局部感染,可以腹腔引流灌洗,禁食、静脉营养并观察,如果 3 个月还未愈合则需手术治疗。②如果肠瘘已经局限,并且引流通畅,甚至可以试进食,如果病情不进一步加重或进食后不发生发热、腹痛,可以正常进食。但 3 个月后仍未愈合需要手术治疗。③手术治疗:如果伴有很严重的发热和腹部体征,应该及时手术,通常采用造瘘的方法,一般 3 个月后再次修补。④针对直肠阴道瘘:部分小的瘘口经过保守治疗可以治愈。瘘孔小未能自愈者不必常规行结肠造瘘。可等待 3 个月后再行修补。大的直肠阴道瘘需分期进行。先行结肠造瘘以控制局部炎症和感染,可考虑肠道内放置支架引流以保证瘘口清洁。

二、术后肠梗阻的预防和处理

妇科恶性肿瘤手术范围较大,常涉及盆腹腔多部位多脏器组织,且肿瘤常常侵犯肠道组织,盆腹腔手术创面广泛,出现不同程度的肠梗阻症状,是妇科肿瘤手术后常见的并发症之一。

(一)高度重视预防术后肠梗阻的发生

1. 术后肠梗阻的原因

(1)手术造成的肠粘连、吻合口水肿等可影响术后肠道蠕动的恢复。

(2)麻醉方式和止痛药物:手术应用全身吸入性麻醉以及术后应用类阿片受体止痛药(如吗啡)可明显抑制胃肠道蠕动,全身麻醉时间过长或术后频繁使用止痛药,则更容易发生术后肠梗阻。

(3)术后低钾造成严重的腹胀,肠管蠕动受抑制。

(4)肠道准备不好,术后又未及时通便。

(5)过早进食,肠道功能尚未恢复。

2. 术后肠梗阻的预防

(1)准确把握妇科恶性肿瘤患者的肿瘤细胞减灭术适应证。对于妇科恶性肿瘤晚期患者,估计盆腹腔广泛转移并肠道受累严重,暂不强行实施肿瘤细胞减灭术,可先行微创活检确定诊断,考虑应用 3~4 个新辅助化疗或腹腔热灌注化疗,待肿瘤病灶控制并缩减后再行二次肿瘤分期及细胞减灭术,可明显减少手术创伤及肠道损伤。

(2) 慎重选择肠道手术方式:妇科恶性肿瘤细胞减灭术术中常常需要切除与肠道关系密切的病灶,因此术前患者需要做好严格的肠道准备,术中根据肿瘤侵犯肠道的范围以及程度,可联合胃肠外科医师决定肠道肿瘤病灶的具体手术方式,切忌盲目切除过多肠管和不恰当的肠管吻合,必要时暂行肠道造瘘,以后再行二次肠道手术。恰当的肠道手术方式也可减少术后肠梗阻的发生。

(3) 术后严格的治疗管理:妇科恶性肿瘤手术患者术后尽量要求早翻身、早活动、早下床,无肠道手术者可在麻醉清醒后 6~8 小时鼓励早进流质饮食,可加服液状石蜡等促进肠道功能的恢复,患者可耐受前提下尽量少用类阿片受体止痛药,同时加强抗感染、营养支持以及维持水电解质平衡等相关治疗,待肠道排气排便后循序渐进恢复正常饮食。

(二) 术后肠梗阻的诊断

1. **症状**　典型肠道梗阻症状,如腹痛、腹胀、恶心、呕吐、停止排气排便、不能耐受固体食物等,严重者可导致患者死亡。

2. **体征**　腹部膨隆,腹胀,听诊时肠鸣音减弱,或有高调的肠鸣音,有气过水声。

3. **辅助检查**　腹部立卧位片(KUB)。立位片主要看有无气液平面,卧位片主要看扩张肠管的形状。CT 检查提示腹水、肠系膜血管充血、肠系膜水肿及肠管壁明显增厚。

(三) 术后肠梗阻的处理原则

1. 禁食,补液,胃肠外营养。

2. 置胃管,胃肠减压。

3. 抑制胃酸或消化液分泌,保护胃黏膜。

4. 加强营养,可适当使用血浆或白蛋白,减轻肠道水肿。

5. 使用广谱抗生素,抑制肠道产气杆菌。

6. 若积极保守治疗1周仍不缓解,则需手术解除梗阻。

第三节　血管损伤的预防与处理

妇科肿瘤手术范围大,常涉及较大范围的子宫旁组织切除,腹膜后淋巴结切除,盆腹腔肿瘤或大网膜以及肿瘤受累器官的切除。这些脏器和组织与血管关系密切,术中操作有损伤血管的风险。因此术中血管损伤的预防和处理,术后出血的观察和及时纠正是手术成功的关键。

一、手术中血管损伤的预防与处理

(一) 血管损伤的原因

1. 手术医师的技术不熟练,对盆腹腔解剖不熟悉。妇科肿瘤医师必须熟练掌握盆腹腔、腹膜后间隙的解剖,特别是腹膜后大血管的走行及其分支(属支)以及各个解剖间隙,与膀胱、直肠、输尿管等的毗邻关系。

2. 盆腔炎症、组织充血、水肿、纤维化(如放疗、化疗后)或癌肿浸润可能改变重要脏器、血管解剖位置的关系。癌肿组织血供丰富,也易出血。

3. 特殊时期如月经期、妊娠期组织充血、血管充盈;绝经后,尤其老年患者血管弹性减退,也成为大出血的诱因。

4. 麻醉效果不佳、肥胖患者术野暴露困难时,更容易损伤血管。

(二) 手术中血管损伤的预防及处理

1. 切除腹膜后淋巴结时出血的预防和处理

(1) 行腹膜后淋巴结切除的医师应具有高超的外科技术和控制血管出血的能力。预防出血比止血更重要。熟悉解剖精细操作是预防出血的关键。术中发生出血时,术者要保持冷静,处事不惊,迅速分析判断出血的原因并做出适当的处理,切忌惊慌失措,盲目止血,以免造成更严重的损伤。

(2)盆腔静脉损伤:因静脉血流缓慢,细小静脉的损伤一般经较长时间的压迫止血大多数能够止血。较大的破口则需结扎或缝合止血。由于盆腔静脉可形成侧支循环,在盆腔静脉中,除了髂总静脉和髂外静脉主干外,其他静脉损伤均可结扎或电凝止血。如果髂总静脉和髂外静脉主干有明显的破口,应予缝合。可用 0/4~0/5 无创伤血管缝线 8 字缝合或连续扣锁缝合。

(3)下腔静脉损伤:立即用纱布填塞压迫,同时用手将下腔静脉向椎体方向按压止血,并迅速建立可靠的血管通道,在输血补液、血管外科医生到位的前提下,缓慢取出填塞纱布,换用小纱球局部压迫止血,寻找下腔静脉破口,视损伤的大小程度选择处理方式。如果小的点状出血,压迫可以止血。如果发现破口,用心耳钳将下腔静脉破裂处的侧壁夹住,用血管吻合器修补破口。

(4)动脉损伤:腹主动脉管壁厚,一般不易损伤,一旦损伤,血管压力大,常需阻断血流,再行修补。阻断血流的方法易行,有效,止血迅速,具体方法是:手指或者海绵钳压迫止血,应在肾动脉以下压迫腹主动脉近心端,但压迫 1~2 小时就有可能对下肢造成影响,中间需短时间放松以恢复血运。将橡胶手套或橡皮管套套过血管一周后上提,用手捏紧或用血管钳夹紧,在控制出血后,寻找血管破裂口,稍加分离,于动脉侧壁夹住破口,以 0/4 无创伤缝线间断缝合,离裂口 0.5~1mm 处进针,针距 0.5~1mm。如果破口较大,可游离断端缝合,必要时血管移植。以上操作应由血管外科医师来完成。

2. **根治性子宫切除术术中出血的预防和处理** 按手术步骤顺序,根治性子宫切除术时容易出血的手术步骤有 5 个:分离直肠阴道间隙和膀胱阴道间隙时;打开输尿管隧道时;切断主韧带时;切除阴道旁组织时。

（1）切断宫骶韧带时出血的预防和处理：①分离直肠侧间隙：沿输尿管内侧紧贴阔韧带后叶腹膜分离可以减少出血。方法是直视输尿管下紧贴腹膜，用电刀找直肠侧间隙，压肠板将输尿管外推，继续向底部分离。见到下腹下神经丛即停止继续向下分离。②分离直肠阴道间隙：在子宫直肠反折腹膜之上切开阴道后穹窿表面的腹膜，容易损伤阴道后壁造成出血。在子宫直肠反折腹膜之下切开则会引起直肠损伤。正确的方法是在疏松的反折腹膜表面切开，从正常的解剖间隙分离阴道后壁和直肠壁，找准间隙，用示指向阴道方向向下推，其作用力在阴道壁，不向直肠阴道间用力。另外，下推的深度视需切除阴道的长短来决定，不宜过深。③宫骶韧带深层的钳夹和缝合：宫骶韧带浅层无大的血管，一般用电凝切断；深层有大的血管，且紧贴骶骨，需钳夹和缝扎。正确的钳夹方法是直角钳平行肠管，钳尖上翘，将宫骶韧带深层一次钳夹，并留足断端防止缝扎滑脱出血。

（2）分离膀胱阴道间隙时出血的预防和处理：分离膀胱阴道间隙时注意要掌握以下要点，以避免出血，①切开膀胱反折腹膜的位置选择在反折下方约 0.5~1cm 位置，能更好地找到膀胱和阴道的分界，避免切入子宫下段肌层，造成出血。②切开腹膜后将其提起，保持一定的张力，找到白色疏松的结蹄组织切开即可很好的分离此间隙，切开的方向稍微贴膀胱，宁高勿低。③巨块型宫颈癌患者此间隙通常会布满营养病灶的小血管，有时候出血不可避免，如出现出血，电凝无效时可使用 3-0 可吸收缝线在出血处做 8 字缝合止血。

（3）打开输尿管隧道时出血的预防和处理：输尿管隧道周围有子宫动静脉及丰富的静脉丛，子宫浅静脉位于输尿管隧道上方。打开输尿管隧道容易造成出血，出血的原因主要是静脉损伤。损伤的原因有三：一是选择隧道入口不在输尿管的内上方，而选择在输尿管前面或外侧，这里正是子宫静脉穿过的地方,容易损伤出血;二是打隧道时没有找准隧道间隙,担心损伤输尿管,血管钳远离输尿管操作而误入静脉丛引起出血;三是分离隧道的直角钳撑开过度,撕裂静脉出血。

在处理输尿管隧道时要掌握技巧,避免静脉损伤。正确的处理方法是先找输尿管隧道出口,在宫颈韧带起始部,再找输尿管入口,用直角钳紧贴输尿管表面向内上方打通至隧道出口,撑开血管钳的时机不是在进钳的时候撑开,而是在退钳的时候撑开。隧道两侧贯通后,清楚地看到直角钳的下方是输尿管,上方是子宫血管,确认输尿管与隧道前壁完全分离后,再一次钳夹,切断,结扎隧道前壁组织,其内包含子宫动静脉。打开输尿管隧道的关键步骤:一是分离膀胱要充分;二是紧贴输尿管表面寻找解剖间隙;三是隧道出口的方向是内上。这样操作既可保证子宫动脉输尿管支不受损伤,又能避免损伤隧道外子宫静脉丛而引起出血。

(4)切断主韧带时出血的预防和处理:①避免损伤主韧带表面的静脉:主韧带是由含结缔组织、脂肪组织、血管及围绕血管的淋巴和神经组织构成,起于宫颈两端,止于坐骨大切迹的筋膜上。主韧带有浅层的血管部和深层索状部组成,其中血管部主要有子宫浅静脉、子宫动脉、子宫深静脉和子宫动脉分支组成。手术分离主韧带时要避免损伤主韧带浅层的血管层,特别是子宫浅静脉。子宫浅静脉位于主韧带表面,向宫颈方向行于输尿管上面,静脉壁薄,外推输尿管时可损伤子宫浅静脉而引起大出血。②适度分离膀胱侧间隙:膀胱侧间隙底部有丰富的阴道静脉丛,是广泛子宫切除术易出血的部位。若分离膀胱侧间隙太深,损伤了盆底的阴道静脉丛,就会引起出血。因该处渗血不易暴露,止血的方法是使用 2-0 可吸收线进行缝扎,如无效可考虑用湿纱卷填塞压迫止血,填塞时间需达 24~48 小时以上,术后从腹壁慢慢取出。开腹分离膀胱侧间隙的手术技巧:将输尿管隧道完全打开后,用压肠板将输尿管外推,同时用手指贴着主韧带表面钝性分离至足够切除主韧带的深度即可。腹腔镜则用分离钳提起膀胱,找准白色疏松的间隙,用超声刀切断,同时要注意这个间隙有膀胱中静脉、膀胱下静脉,汇入于子宫深静脉,在分离的过程中可以采用轻柔推刮的方法,暴露血管之后先用双极电凝凝闭,再用超声刀切断。③一次钳夹主韧带:在膀胱侧间隙和直肠侧间隙之间钳夹、切断主韧带。因主韧带含丰富血管,最好一次钳夹主韧带,避免分次钳夹造成血管分层引起出血。④主韧带缝合技巧:若主韧带残端缝扎不牢,血管收缩,不易再次钳夹,出血难以控制。因此切断主韧带时要保留足够的断端,打结牢固,防止滑脱。

(5) 切除阴道旁出血预防和处理:主韧带切断后继续切除阴道旁组织。此时需继续下推膀胱和输尿管,暴露阴道旁组织。切除阴道旁组织的关键是"及时转向、端端相接",直角钳平行于耻骨联合,钳尖朝向阴道侧壁,一次钳夹,切断后用小 8 字缝合,外侧进针点与主韧带断端相接。避免主韧带断端和阴道旁断端之间遗漏组织而出现渗血。

二、手术后出血的观察和处理

妇科肿瘤手术因其手术难度大,术后出血的机会较多,严密的术后观察,及早发现出血是手术最终成功的重要组成部分。

(一) 术后出血的常见原因

1. **早期术后出血(术后 24 小时内)**　手术中结扎不牢,止血不彻底或创面结痂脱落;患者血小板减少或其他凝血功能障碍;手术创伤诱发 DIC 等。

2. **晚期术后出血(术后 24 小时 ~5 天或更晚)**　多由于术后感染,或并发症等。

(二) 术后出血的观察

1. **注意观察患者的生命体征** 包括体温、脉搏、呼吸和血压。术后 6~8 小时持续监测。主要注意血压和脉搏,脉搏最为重要。

2. **观察引流** 注意引流液的量和性质。若引流液为浓稠血性,量 >100ml/h,提示有活跃的腹腔内出血,提示有开腹止血或血管栓塞止血指征。如果开始引流很多,突然减少或比预料的要少,患者生命体征不稳定,应想到是否引流管堵塞。

3. **观察尿量** 术后出血并休克,肾小球灌注不足,尿量减少,术后尿量保持在 100ml/h,若尿量减少,应注意补液量,如果补液充足,尿量仍少,且颜色变深,应注意腹腔内出血可能。

4. **观察局部体征** 如引流管口是否渗血,腹部或会阴伤口又无渗血,腹围有无进行性增大等。

5. **观察血常规的变化** 对术后怀疑有出血者,每 1~2 小时可查一次血常规,根据血红蛋白、血细胞比容以及血小板的变化判断出血量,以及是否合并 DIC。并作出相应处理。

6. **影像学观察或腹腔穿刺** 对高度怀疑有腹腔内出血者,可行床旁 B 超检查,明确盆腹腔和肠间隙有无积血。若腹部膨隆,叩诊呈浊音或移动性浊音阳性,情况紧急,可行腹腔穿刺,若顺利抽出不凝血,则可诊断有腹腔内出血。

(三) 术后出血的处理

术后出血的处理取决于出血的量,是否活动性,是否休克及合并 DIC。对于出血量少(<400ml),出血速度缓慢,患者生命体征平稳者,密切观察出血情况,予以止血药物及补液支持治疗。出血量大导致出血性休克患者的处理原则有:

1. 建立通畅的静脉通道,用于补充血容量及药物输注。

2. 保证气道通畅,中流量给氧或面罩给氧。

3. 建立心电、血压、血氧监测,必要时建立中心静脉置管监测中心静脉压和桡动脉测压。

4. 补充血容量 补充晶体和胶体(晶胶比 2 ∶ 1),根据监测的结果实时调整补液的速度和补液量。

5. 纠正贫血 输注红细胞悬液或浓缩红细胞,当 HGB<70g/L 时,需要输血。每输注 1U 红细胞悬液,HGB 可升高 5~10g/L。可以根据血常规监测决定输血的量。

6. 纠正凝血功能障碍 若出血量大,可能出现失血性凝血功能障碍,需给予血浆输注,补充凝血因子,必要时根据结果决定是否需要补充血小板。

7. 使用升压药物 若单纯扩容不能维持正常血压,需要适当给予血管活性药物,血压应保证重要器官灌注的同时,维持较低水平,以减少出血。

8. 维持电解质平衡及酸碱平衡。

9. 监测尿量及出血量。

10. 对烦躁患者适当镇静。

11. 注意合并其他脏器功能障碍,给予对症处理。

若以上处理仍无效,应该考虑外科处理:

1. 动脉栓塞 若生命体征尚平稳,有数字血管造影条件,可行血管造影,栓塞髂内动脉或出血动脉。

2. 开腹止血 若情况紧急,无栓塞条件或患者生命体征不稳定,休克难以纠正,必须立刻开腹探查。迅速清理积血,寻找出血点,彻底止血。若出血广泛,且无明确出血点,可行髂内动脉结扎。若上述措施仍无效,可用宫纱填塞盆腹腔。血止后取出。

3. 外科处理后,仍需按上述内容监测出血情况。

第四节 淋巴回流障碍的预防和处理

手术是妇科恶性肿瘤治疗的最主要手段之一,区域淋巴结切除是手术的重要组成部分,手术后由于区域淋巴回流障碍可出现淋巴囊肿或淋巴水肿,淋巴回流障碍所引起的淋巴囊肿或淋巴水肿可影响患者的生活质量,为此有效地预防和处理是淋巴切除术的重要组成部分。

一、淋巴回流障碍形成的原因

(一)盆腔引流不畅

盆腔淋巴切除术后,腹膜后留有无效腔,淋巴回流受阻,盆腔引流不畅可导致淋巴囊肿的形成。常见于髂总、髂外、闭孔及深腹股沟等淋巴组织切除后,淋巴管残端未结扎或结扎不彻底,回流的淋巴液潴留于腹膜后,形成大小不等、边界清楚的包块。

(二)淋巴管通路受阻

淋巴囊肿的成因可能是淋巴管通路被阻断,引起局部淋巴管内淋巴液集聚,淋巴管被动扩张所致。淋巴结切除是妇科恶性肿瘤手术后出现淋巴回流障碍的独立危险因素。外阴癌等妇科恶性肿瘤手术治疗时,若行腹股沟淋巴结切除,术后局部淋巴回流受阻,加之一般手术时大隐静脉同时被切断,导致局部组织液渗出增多、淋巴液生成增加,而回吸收因淋巴回流和血液回流障碍反减少,致使局部组织液生成和重吸收的动态平衡被破坏,可出现下肢淋巴回流障碍性水肿。

(三)淋巴管残端处理不彻底

在盆腔淋巴结切除术中,如采用推剪、剔脱、撕脱等方式切除淋巴结和周围脂肪组织后未结扎或未电凝闭合相应淋巴管残端,或结扎及电凝闭合淋巴管残端不彻底,导致淋巴液流出或渗出,即淋巴囊肿的发生可能与盆腔淋巴结切除术中断端的处理方式存在密切相关性。

(四)妇科肿瘤术后补充放疗

对妇科肿瘤行盆腔淋巴结切除或者腹股沟淋巴结切除

术后,病理提示复发高位因素者,术后常需补充放疗,新生的淋巴管对放疗敏感,使术后淋巴管的重构受到影响而产生淋巴液回流障碍。导致淋巴囊肿或下肢淋巴回流障碍性水肿,后者多见于盆腔外照射者。

二、术后淋巴回流障碍的诊断

(一) 病史及危险因素

有近期盆腔淋巴结或腹股沟淋巴结切除病史。年龄较长、术前临床分期晚、术中淋巴结清扫个数多是子宫颈癌术后出现盆腔淋巴囊肿的独立危险因素。合并糖尿病、囊肿直径大(>5cm)是术后辅助治疗期间囊肿并发感染的独立危险因素。

(二) 出现时间

盆腔淋巴囊肿大部分形成于术后第 5~8 天,最晚发生于术后第 2 个月。

(三) 症状

1. 可发生于一侧或双侧,大小不等,边界清。根据其存在的位置、大小不同,会引起相应的临床症状,囊肿直径 <5cm 时,患者没有明显的临床症状和体征。

2. 直径 >5cm 时,可产生局部压迫症状,如压迫肠管,可能出现肠梗阻症状,腹痛、腹胀、肛门不排气等。

3. 若发生感染,临床可表现为发热、下腹痛、囊肿压痛、囊肿短期内迅速增大等。

4. 若囊肿压迫输尿管,可继发输尿管梗阻、肾积水,严重时可引起肾功能不全,甚至肾衰竭。

5. 若压迫髂血管,可出现血流动力学改变,导致血栓形成,甚至出现栓子脱落而出现肺栓塞等严重后果。

(四) 体征

1. 腹部触诊或双合诊时,在下腹部可触及张力较大且固定、大小不一的包块,可伴有不同程度的压痛。

2. 下肢淋巴回流障碍性淋巴肿,临床上表现为下肢凹陷性水肿、肢体周径或体积增粗增大,外观上皮肤粗糙、质地变硬,形成象皮肿,进一步发展可导致下肢关节活动受限。

(五)辅助检查

1. B型超声检查 盆腔淋巴囊肿的主要辅助检查手段,超声检查能较清晰地显示盆腔淋巴囊肿的形态学特点,主要影像学特征表现为盆腔或腹股沟区无回声或液性暗区,内部光点均匀或不均匀,边界清楚,形态规则或不规则,部分可表现为边缘回声增厚。

2. CT或磁共振成像(MRI)检查 对盆腔淋巴囊肿诊断率高,但费用贵,不作为常规诊断手段;淋巴造影术复杂且有创,目前已少应用。

三、淋巴回流障碍的预防

对于盆腔淋巴囊肿,预防胜于治疗。目前尚没有可靠的预防淋巴囊肿的方法,效果相对肯定的主要有以下几种:

(一)结扎五处淋巴管,预防淋巴囊肿的形成

盆腔淋巴结切除术切除髂外和闭孔淋巴时,可结扎腹股沟上部髂外区和闭孔神经出闭孔上缘的闭孔脂肪淋巴组织,减少淋巴液的渗出。笔者科室通过前瞻性随机对照试验证实,在盆腔淋巴结切除术中结扎腹股沟深淋巴管、闭孔近端淋巴管、闭孔远端淋巴管、髂总淋巴管、髂内外静脉交叉处淋巴管共5处,能很好地预防术后短期内淋巴囊肿的形成,且不增加手术并发症。切除髂外和闭孔区淋巴结时,可用丝线彻底结扎腹股沟上部髂外区和闭孔神经上缘闭孔区的脂肪淋巴组织,可减少淋巴漏的发生,用电刀烧灼不能有效地凝固淋巴管腔,易致淋巴漏。宫颈癌根治术中充分结扎淋巴管断端,能够明显降低淋巴囊肿发生率。特别是锐性剪剥后,淋巴管残端未结扎或结扎不彻底,回流的淋巴

液潴留于腹膜后,汇同组织液、创面渗液容易形成盆腔淋巴囊肿。

(二) 术后放置引流管

选择引流管放置的部位、引流的方法、引流的时间、引流管是否通畅对预防淋巴囊肿的形成至关重要。文献报道经阴道较经腹部置盆腔引流管能明显降低淋巴囊肿的发生率,盆腔后腹膜两侧各置 T 型引流管一根,由阴道残端引出,彻底引流、减少渗液聚集,术后保持引流管通畅,根据术后引流量情况而定拔管时间,一般于术后 3~5 天拔除引流管,预防淋巴囊肿的发生。

(三) 腹膜和阴道不关闭

传统观点认为,腹膜完整是减少腹盆腔感染,避免肠粘连和腹壁切口疝等的重要因素。因为阴道与外界相通,不关闭盆底腹膜和阴道残端可能造成细菌逆行感染至盆腔,不利于术后恢复。然而,现在有观点认为,腹膜和阴道不关闭不仅不会增加术后并发症,反而有利于盆底积液的引流,减少术后并发症的发生。淋巴结切除术后开放后腹膜有助于降低淋巴囊肿的形成。

(四) 其他

近期有报道淋巴结切除术后应用生长抑素(如奥曲肽)有助于减少淋巴渗出,从而降低淋巴囊肿形成率。还有报道使用生物蛋白胶和网膜成形术及网膜固定术预防盆腔淋巴囊肿的方法。

四、盆腔淋巴囊肿及下肢淋巴肿的治疗

(一) 盆腔淋巴囊肿的治疗

术后密切观察病情,如患者有一侧或双侧肢体肿痛、胀,腹股沟部触及有包块形成,说明已有淋巴囊肿形成,伴感染时体温可升高到 38℃以上,应及时采取措施。

应根据患者症状及囊肿大小采用不同的处理。体积较

小的囊肿可在囊肿区局部理疗或中药布袋外敷治疗。囊肿体积较大、患者症状明显、有下腹痛并伴有下肢水肿及腰腿疼时,应在超声引导下穿刺引流出囊液。已有感染者及时给予足量抗生素治疗,必要时切开引流、注射硬化剂等。近期也有采取腹腔镜下淋巴囊肿开窗引流以及淋巴管栓塞介入栓塞术的报道。

(二)下肢淋巴肿的治疗

下肢淋巴水肿的治疗主要包括内科治疗和外科治疗两大类方法。

1. 内科治疗

(1)皮肤养护:主要是对患肢皮肤局部保持清洁,若发生感染,则及时给予抗生素治疗。按摩:依据淋巴回流的途径,徒手施加一定压力,对患肢进行向心性或离心性淋巴管按摩,刺激正常的淋巴管道,促进患肢水肿的消退。

(2)压迫法:间断性穿着弹性衣袜,压迫患肢淋巴水肿,控制患肢周径;依靠运动过程中弹性衣袜所产生的按摩效果,产生治疗效应。

(3)其他:低频激光仪治疗,热动力理疗,中医外敷治疗等。

2. 外科治疗

(1)生理方法:包括皮瓣移植、淋巴结移植、淋巴旁路引流等手术方式,主要目的是恢复淋巴引流以减轻淋巴水肿。

(2)还原技术法:包括皮肤或皮下组织切除和吸脂等手术,皮肤或皮下组织切除是最早治疗肢体淋巴水肿的手术方式,目的是去除造成持续淋巴液淤积的纤维脂肪组织。

第五节　深静脉栓塞的预防和处理

妇科恶性肿瘤手术,因患者本身特点,加之手术范围大,术后恢复时间长,术后静脉血栓特别是下肢深静脉血栓的发生率有增高趋势,是术后患者猝死的主要原因之一,为此预防和处理深静脉血栓的发生,是关系妇科肿瘤手术安全的重要措施。

一、静脉血栓形成的原因

静脉血栓形成是一种多因素性疾病。19世纪中期,Virchow首先指出血栓形成的原因包括:影响血流的因素(如血液淤滞);影响血液成分的因素(如高凝状态);影响血管壁的因素(如动脉粥样硬化)。至今这个理论仍受到普遍的公认,高危因素表现在多个方面。

(一)盆腔解剖特点术后易形成静脉血栓

盆腔静脉密集,相互吻合成丛,血容量大,静脉管壁薄,无静脉瓣,无筋膜外鞘,缺乏有力的支持组织,血流缓慢,膀胱、生殖器官、直肠静脉丛彼此相通。麻醉时静脉壁平滑肌松弛使内皮细胞受牵拉而胶原暴露,术中及术后盆腔静脉回流障碍,从而容易发生血栓栓塞。

(二)恶性肿瘤释放凝血活酶样物质

恶性肿瘤释放凝血活酶样物质是深静脉血栓形成的危险因素。恶性肿瘤释放凝血活酶样物质,增加了血液凝血因子的活性及血小板的黏附性和聚集性,加之肿瘤浸润压迫周围组织和血管使血流缓慢,肿瘤细胞本身还可以表达和分泌一些与纤溶抑制有关的蛋白,如组织型纤溶酶原激活物和尿激酶型纤溶酶原激活物等,使血液处于高凝状态,促进了血栓形成。

(三)合并有高危因素

1. 年龄　妇科肿瘤尤其是恶性肿瘤患者多为中老年女性。老年人血液黏稠度高、高血压、高血脂、高血糖发病率高,均为血栓形成的危险因素。

2. 术前术后禁食、肠道准备等使血液进一步浓缩,增加了血栓形成的风险。老年人术后禁食时间久,有继发栓塞的危险。

3. 血管损伤及压迫　术中或术后下肢静脉穿刺损伤静脉壁,术中因清扫淋巴结对血管的牵拉。造成的血管内皮损伤可激活外源性凝血系统。手术时间较长,极易导致下肢及盆腔深静脉血栓。

4. 全身麻醉及制动　可引起周围静脉扩张、肌肉松弛,导致下肢静脉血液淤积,血流速度减慢。

5. 输血　库存血所含的细胞碎片较多,黏稠度高,有利于血栓形成。有学者报道,术后输血尤其是输新鲜冰冻血浆会增加深静脉血栓和肺栓塞的发病风险。

6. 术后止血剂的应用　也是导致血栓形成的一种因素。

7. 术后恢复　卧床时间长,下肢活动减少,下肢肌肉松弛,使下肢肌肉失去原有的"泵"的作用,从而引起下肢静脉淤血。

二、深静脉血栓的诊断

(一) 妇科肿瘤术后深静脉血栓的特点

1. 深静脉血栓形成可发生于下肢、肝脏、盆腔及阴道旁等部位的静脉,发生于下肢及盆腔静脉的约占90%,尤以下肢多见。

2. 下肢深静脉血栓形成可发生在下肢深静脉的任何部位,但常见的栓部位为小腿肌间静脉、腓静脉或胫后静脉。血栓栓子脱落可造成致死性的肺栓塞。

3. 左侧多于右侧,由于左髂总静脉回流到下腔静脉的流入角大,同时受髂总动脉和乙状结肠的压迫,左侧下肢静脉血栓的发病率是右侧的2.5倍。

(二) 临床表现

主要临床表现有肢体疼痛、肢体肿胀、充血、皮肤湿疹、局部压痛和功能障碍,有患者可有术后不明原因低热。但是有症状患者的比例仅仅占 30%。

1. 深静脉血栓形成最常见的临床表现为一侧肢体的突然肿胀疼痛。如果手术后一周出现下肢水肿,多数是下肢深静脉血栓。术后 3~5 天是血栓早期筛查的最佳时期。

2. 肺栓塞是指血栓堵塞肺动脉或分支引起肺循环障碍的临床和病理综合征。肺动脉栓塞的临床表现复杂,从无症状到猝死,程度变化很大,无特异性。因此临床容易漏诊、误诊。肺栓塞表现为突然出现呼吸困难、胸痛、发绀、休克、昏厥等症状,以及动脉氧分压低,临床上术后患者遇此情况,应考虑到本病的可能。

(三)辅助检查

1. **B 超检查** 基本可以确诊,对疑深静脉血栓形成患者可采用多普勒血管超声或血管造影检查。应与有放疗史的或淋巴结肿大压迫所致的静脉回流受阻鉴别。目前用的加压超声检查(CDFI)先行双下肢静脉超声检查显示静脉管腔内无血流信号,然后将超声探头压迫患处扩张的静脉,检查其可压缩性,不能压瘪或仅部分压瘪者提示血栓存在。急性 DVT 超声诊断标准:管腔增宽,加压后管腔不能压瘪或者不能完全压瘪;管腔内实性回声;无血流信号或血流充盈缺损,且挤压远端肢体时血流无增强、消失或减弱。CDFI 诊断 DVT 的敏感性为 100%,特异性为 97%,准确性为 97%。

2. **凝血功能、D-二聚体检查** D-二聚体升高不具有特异性,但 D-二聚体的阴性预测值可达 100%。也就是说,D-二聚体阴性时血栓形成的危险性很低。

3. **静脉造影(VG)** VG 是诊断 DVT 的金标准。但为入侵性检查、价格昂贵,可引起静脉炎、感染、出血、血栓脱落和 DVT,造影剂有过敏现象。近来有被加压超声检查(CDFI)替代的趋势。

4. **肺动脉 CTA** 利用 CT 扫描下的肺动脉造影,基本无创性检查,所需时间短,能很好地显示中央及周围肺动脉血管分支情况。肺动脉CTA是诊断肺动脉栓塞的重要方法。

三、深静脉血栓的预防

应从解决血液淤滞、高凝状态、减少下肢静脉血管壁的损伤三个方面采取预防措施。

(一) 综合评估血栓形成的危险因素

对妇科肿瘤患者术前综合评估血栓形成的危险因素,如恶性肿瘤、下肢静脉曲张和血栓史;老年、肥胖、高血压、糖尿病、动脉硬化;外源性雌孕激素应用史;盆腔巨大肿物等。对存在多种危险因素的高危人群及恶性肿瘤患者术前应全面查体,及时补充血容量,纠正因禁食、灌肠等引起的脱水,检测血凝状态,异常者术前可用低分子肝素预防性抗凝。减少血栓形成并发症的方法是预防性给予低剂量肝素,如患者以往有血栓性静脉炎或肺梗死病史,术后第一天晨即应开始抗凝治疗,在住院期间需坚持每天少量注射肝素。患者术后常规给予低分子肝素约 5 000U。国外对于肥胖患者给予少许抗凝剂预防血栓的形成。近期研究认为:围术期应用低分子肝素预防妇科术后深静脉血栓形成比较安全,不增加术后输血率,以改善术后高凝状态。

(二) 术中预防血栓形成

手术时间长,下肢静脉长时间阻滞,手术中静脉壁创伤、凝血机制加速等导致下肢静脉血栓的形成。因此,术中操作要轻柔,减少不必要的血管损伤及机械性刺激,手术精准快速,减少出血,尽量避免输血,缩短手术和麻醉时间。妇科肿瘤患者手术常用硬膜外麻醉,该麻醉使麻醉平面以下静脉血管扩张,血流速度减慢,增加了下肢静脉血栓形成的风险。另有研究表明,全身麻醉的手术患者下肢血流显著减少,凝血因子Ⅷ等的激活显著高于硬膜外麻醉者,因此发生血栓的风险高于脊髓或硬膜外麻醉者。另外,麻醉时间超过 3.5 小时,也是术后发生静脉栓塞和肺栓塞的一个危险因素。因此,对全身麻醉下行妇科恶性肿瘤广泛性手术的患者更应注意血栓形成的风险。

(三) 加强术后活动、按摩等治疗

围术期使用肝素有增加手术中出血的风险,并发生术后出血,所以有学者对以往无血栓性疾病病史的患者,认为围术期不宜应用肝素,而是在手术后尽早下床活动,定时、间断压迫患者下肢,有良好效果。应用下列方法预防血栓性疾病发生,即术中术后均应防止静脉受压,术后患者通常取头低脚高位以利于静脉充分回流。采用硬膜外麻醉也可减少术后血栓性静脉炎的发生,因其可增加手术期间下肢循环血量。术后患者应于术后第 1 天开始早期锻炼,可鼓励他们在麻醉清醒后经常作屈腿运动,但术后 3~4 周内不主张患者屈腿支撑位置坐起。术后气压仪治疗,五行音乐操等措施对预防术后深静脉血栓形成也是较好方法。鼓励患者多食新鲜蔬菜和水果,保持大便通畅,避免大便干结,因排便用力致腹压增高,影响下肢静脉回流。

四、深静脉血栓的治疗

深静脉血栓诊断明确后,预防栓子脱落诱发严重并发症,以及抗凝防止新的血栓形成是主要原则。

1. **制动**　至少制动一周,禁止患者屈曲患侧肢体,防止已经形成的血栓脱落。

2. **抗凝**　使用抗凝剂,防止新的血栓形成,有推荐:使用低分子肝素,7 天后加用华法林,用华法林 3 天后停用低分子肝素。长期服华法林,并血管外科随诊,决定停药。利伐沙班治疗,10 mg/ 次,1 次 /d。长期服用,并血管外科随诊,决定停药。目前认为:利伐沙班治疗下肢深静脉血栓形成的疗效及安全性优于华法林。

3. **溶栓及手术取栓**　目前一般不用。常需请血管外

科协助处理。

4. 减轻下肢水肿　抬高患肢,减轻下肢水肿的发生。术后加强锻炼,配合弹力袜,可有利于下肢静脉侧支循环的建立,减轻下肢水肿。

第六节　盆腹腔感染的预防和处理

妇科恶性肿瘤手术,因涉及女性生殖器官,而且术野常与开放性的脏器相通,如阴道及肠道,术后盆腹腔感染较为常见。

一、盆腹腔感染的原因

妇科恶性肿瘤术后盆腹腔感染的原因有很多,主要可分为以下两个方面:

(一) 患者相关的危险因素

肿瘤患者,特别是晚期肿瘤患者,存在免疫抑制、营养不良、严重慢性消耗。以及合并:糖尿病、肥胖、心血管疾病、其他癌症、前次手术史、放化疗等。此外,还包括术前存在潜在性感染,如细菌性阴道病等。

(二) 手术相关危险因素

1. 围术期没有使用预防性抗生素。

2. 术前及术中的无菌操作不当。

3. 感染组织沾染或肠内容物的溢出导致手术野的污染。术中空腔脏器破裂后粪便或尿液污染,肠吻合术后吻合口瘘也可能导致盆腹腔感染。

4. 手术时间过长,手术范围大,失血过多会导致感染的概率增加。如果术中止血不佳、残留无效腔,术后血肿形成或液体潴留,容易引起盆腹腔感染。

5. 术后留置腹腔引流或阴道引流管,也可能会导致上行感染。

二、盆腹腔感染的诊断

妇科肿瘤术后盆腹腔感染的诊断有时会很困难,因为术后诱发的感染多样,包括上呼吸道感染,肺部感染,泌尿系感染及其他并发症如血栓手术反应热、血肿形成、输血或输液反应热、药物热等引起的发热等。在诊断盆腹腔感染同时,应与这些疾病进行鉴别诊断。

(一)临床症状及体征

1. **发热** 是盆腹腔感染最常见的症状。但同时也是许多术后并发症的最早表现,应加以重视,注意鉴别。

2. **疼痛及压痛** 盆腹腔感染的患者可表现为感染部位及相邻部位疼痛及压痛,感染灶位于腹腔深部时压痛可能不明显,但可表现为叩击痛,如肝区、脾区叩击痛;腹膜受累后表现为腹肌紧张,反跳痛;部分患者出现肠鸣音减弱或消失。

3. **盆腔双合诊及三合诊检查** 当感染发展为盆腔蜂窝织炎后,在盆腔检查时可发现盆底明显增厚、变硬、有触痛,盆腔检查有时还能发现阴道残端上方的血肿和脓肿。

4. **盆腹腔引流** 腹腔或阴道引流管引流液出现增多,伴有分泌物为脓性。

(二)辅助检查

1. 血常规 根据白细胞总数和中性粒细胞比例判断是否有细菌感染。

2. 感染系列检查 如 C 反应蛋白(CRP)、血沉、降钙素原等。

3. 有条件应行病原学检查 包括血培养,痰、尿液、粪便、引流液或伤口分泌物的细菌学检查及培养。

4. X 线检查 胸部平片,排除肺部感染。腹部平片,排除肠梗阻及肠道损伤。

5. 盆腹腔超声检查、CT 或 MRI 检查对于盆腹腔脓肿、血肿的定位常能有所帮助。

6. 超声引导下盆腔囊肿、血肿或积液穿刺,行细菌学检查或培养。

(三) 盆腹腔感染的鉴别要点

1. **早期发热(术后 48 小时之内)** 感染部位应首先考虑肺部,尤其是术前有上呼吸道感染者,并注意除外输液反应。

2. **中期发热(术后 48 小时~5 天)** 原因较多:泌尿系统感染、盆腹腔感染、膈下脓肿、伤口感染、阴道残端感染。

3. **晚期发热(术后 5 天之后)** 感染部位除了中期发热中提到者外,需要警惕妇科肿瘤术后的特殊并发症(尿瘘、肠瘘、深静脉血栓形成等),尤其是原因不明的发热者。

三、盆腹腔感染的预防

虽然感染是一个难以避免的手术并发症,但感染的发生率能够通过合理的运用简单的预防措施而有效减低。主要措施应针对盆腔感染的危险因素进行,包括:

(一) 充分的术前准备

1. 诊断并治疗各种阴道感染性疾病,减少阴道上行性感染。

2. **控制内科疾病** 如合并糖尿病者进行血糖控制,有肺部感染、尿路感染等控制感染后再手术,免疫抑制剂使用患者,在停药稳定后再手术。

3. **手术范围皮肤的处理** 如清洁脐部,有必要时,最好在手术当天使用电动发剪去阴毛。有皮肤感染或疾病者,治疗后再手术。

4. **胃肠道准备** 术前估计肿瘤肠道转移需要切除部分肠管的可能,术前进行机械性肠道准备,可减少胃肠内容物,从而使盆腔腹腔有更多的操作空间。肠道准备可消除成形的粪便并且减少细菌感染的危险。此外,肠道准备同时使用非吸收性口服抗生素对预防术后感染有益处。

5. 预防性使用抗生素　抗生素的预防性使用能有效降低术后感染的发生率。多项研究表明,预防性使用抗生素充分降低了子宫切除术后感染率,减少了术后住院时间。

(二) 规范的术中操作

1. 手术中应当严格遵循无菌操作原则。当切开阴道或肠道时,应当尽量避免阴道分泌物或肠内容物流入盆腹腔,可以采用碘伏液消毒肠道断端,采用稀释消毒液浸湿纱布填塞消毒阴道。当阴道关闭之后还应及时利用稀释碘伏液对盆腔冲洗。

2. 术中应当确切止血,避免形成血肿,冲洗后仍有明显出血渗出,需要放置引流管。

3. 预防淋巴囊肿形成(见本章第四节)。

(三) 细心的术后管理

1. 预防性抗生素的使用　妇科肿瘤手术多为Ⅱ类手术,术后应用广谱抗生素或需氧菌联合厌氧菌抗生素。

2. 早期发现感染征象　对手术中后期发热的患者,注意有无腹部压痛、反跳痛。注意引流液的性状,量的改变。

3. 术后补液营养支持治疗,促进患者胃肠功能早恢复,以及减少卧床时间,有利于减少术后盆腹腔感染。

4. 术后盆腔引流管,或阴道引流管的护理,注意管道脱落,及更换时无菌操作,避免上行感染。

四、盆腹腔感染的治疗

手术后盆腹腔感染治疗原则除对症支持治疗外,主要是抗生素治疗与清除感染灶。

1. 抗生素的使用　在获得病原体及药敏试验结果之前,需进行经验性抗感染治疗,由于厌氧菌感染占盆腔感染的70%,抗厌氧菌感染非常重要,选择的抗生素必须对厌氧菌和需氧菌都有效。可选用第三代头孢菌素单一或联合抗厌氧菌药物。当获得病原学诊断及药敏结果后,根据治疗效果针对性选择用药。

2. 补液支持治疗 适当补充液体和电解质。体温升高 1℃,应补液 1 000ml。适当补充免疫球蛋白,增强免疫。

3. 如果发现盆腹腔内脓肿,需考虑清除潴留的液体,可以通过阴道、直肠和腹壁等途径进行引流。如果盆腔脓肿位置很高或腹腔深部脓肿,可考虑在超声或 CT 引导下行穿刺引流,必要时仍需行剖腹探查清除脓肿和引流脓液。

4. 对严重感染,出现感染性休克者,应按感染性休克进行治疗,其治疗原则为:早期发现并积极抗休克治疗(补液、输血、纠正血容量不足);选用强有力针对性抗生素治疗;明确并去除感染源;积极对症支持治疗等。

(谢庆生 张三元 卢淮武)

第二十章

妇科恶性肿瘤病理学

　　妇科肿瘤医师不仅需要掌握各种妇科肿瘤的诊疗常规和手术技巧,熟知妇科肿瘤病理学的相关知识也非常重要,在 FIGO 妇癌指南中,也包括了妇科肿瘤病理学内容。我们在翻译撰写《FIGO 2018 妇癌报告》——病理及分子病理学指南解读的过程中,发现对于妇科肿瘤医师来说,熟知这一章节的内容基本上可满足临床诊治需要,故把该解读附录于此。以下是发表于《中国实用妇科与产科杂志》中的"《FIGO 2018 妇癌报告》——病理及分子病理学指南解读"内容,按照本书的编写格式进行了整理。

　　病理报告的内容除了组织病理学诊断,还应包括与治疗及预后有关的特定信息。因此,病理医师必须充分了解和熟悉妇科肿瘤的临床或手术分期及治疗方案,从而确保病理报告中包含临床所需要的相关信息。同样,妇科肿瘤医师必须熟知妇科病理学所使用的术语,以便充分理解病理学报告。指南主要总结了几种最常见的妇科恶性肿瘤的病理学特征及主要分子病理改变。因为篇幅所限且本文主要针对妇瘤科医师,我们主要保留了原文中的病理信息,删减了临床相关内容,临床部分可参阅本刊各个具体肿瘤的解读。

一、外阴恶性肿瘤及癌前病变

（一）鳞状细胞癌

外阴癌最常见的类型是鳞状细胞癌（占 86%）。鳞状细胞癌分为两大类：一类是与人乳头瘤病毒（HPV）感染无关的角化型鳞状细胞癌（>70%）；另一类是与高危型 HPV感染相关湿疣样癌和基底样鳞状细胞癌（<25%），主要是HPV16 型感染。

病因及癌前病变：角化型鳞状细胞癌常发生于高龄女性（平均年龄 76 岁），有时发生于长期硬化性苔藓病变的基础之上，其癌前病变为分化型 VIN（dVIN），曾被称为"单纯型外阴上皮内瘤变（VIN）"。分化型 VIN 进展为癌的危险性较高。与之不同的是，HPV 感染相关性湿疣样癌和基底鳞状细胞样癌的癌前病变是鳞状上皮内病变（SIL），曾被称为"VIN"，包括 LSIL（曾被称为 VIN1）和 HSIL（曾被称为 VIN2-3）。近年来，国际外阴阴道疾病研究协会（ISVVD）和美国病理学家协会（CAP）/美国阴道镜和宫颈病理协会（ASCCP）推荐使用二级分类法替代旧的三级分类法。除了老年和免疫抑制的患者，HPV 相关性 VIN（目前一律称为SIL）进展为浸润癌的概率较低（约为 6%）。这些病变多见于较年轻的女性。

病理学：外阴的 SIL 可以是单发或多发，表现为斑点状、丘疹状或斑片状病灶。组织学分级分为外阴 LSIL（旧称 VIN1），对应最早分类中的轻度非典型增生；外阴 HSIL（旧称 VIN2-3），对应于最早期分类中的中度和重度不典型增生。在临床上，外阴 HSIL（旧称 VIN3 级，其中包括鳞状细胞原位癌，CIS）远多于其他级别，该病变需要广泛切除。

大多数外阴鳞癌为外生型，少数呈溃疡型。显微镜下，该型肿瘤由浸润性鳞状上皮癌巢构成，癌巢中央可见角化珠。此类肿瘤生长较缓慢，向周围皮肤、阴道和直肠浸润。

典型的角化型鳞状细胞癌最先转移至腹股沟浅淋巴结,接着可转移至腹股沟深淋巴结和股深淋巴结及盆腔淋巴结。

(二) 疣状癌

疣状癌(verrucous carcinoma)是鳞状细胞癌的一种特殊亚型,主要表现为类似巨大尖锐湿疣的体积大的蕈样肿物,通常可检出 HPV 6 型和 11 型。该肿瘤基底部呈宽大舌状浸润方式,极少转移,应首选局部广泛切除术。

(三) 基底细胞癌

与其他皮肤基底细胞癌一样,发病与 HPV 感染无关,罕见转移,手术切除通常可治愈。

(四) 恶性黑色素瘤

是外阴第二常见的恶性肿瘤(5%),主要发生在 50~70 岁的老年女性中,偶可见于较为年轻的女性。肿瘤侵袭力强、预后差。治疗需参考恶性黑色素瘤治疗的专门指南。

(五) 外阴 Paget 病

主要发生于老年女性大阴唇,病灶直径较大、红色、湿润且边界清楚。目前对该疾病诊断性细胞(Paget 细胞)的来源尚有争议:这些细胞可能来源于表皮本身或表皮衍生的附属器结构。表皮内的 Paget 病可能已经存在数年,累及表皮的实际范围常常远大于术前活检标本所示。少见情况下,外阴 Paget 病可合并皮肤附属器癌(约 20%~30%)。Paget 病罕见转移。治疗主要采取局部广泛切除术或外阴单纯切除术。

二、阴道恶性肿瘤

原发性阴道恶性肿瘤较为罕见,仅占女性生殖道肿瘤的 2% 左右。大多数(80%)阴道恶性肿瘤是其他部位恶性肿瘤转移播散的结果。90% 以上的阴道原发性恶性肿瘤是鳞状细胞癌。阴道胚胎性横纹肌肉瘤几乎全部发生于 4 岁以下女童。肿瘤起源于阴道固有层,由原始纺锤形横纹肌母细胞构成,有些细胞可见横纹。最大径 <3cm 的肿瘤多呈限局性生长,广泛切除及化疗可治愈。肿瘤较大时,往往可扩散到邻近结构或(和)伴有局部淋巴结或(和)远处转移。即使是在较晚期患者中,经根治性手术及化疗半数患者可存活。

三、子宫颈癌前病变与恶性肿瘤

(一)宫颈鳞状上皮内病变(SIL)

SIL 几乎全部是发生于转化区化生的鳞状上皮、正常宫颈鳞状上皮的成熟过程由此发生紊乱,从而细胞的形态、分化、极向和细胞核特征以及分裂活性出现了一系列改变。大约有 50% 的 CIN1 可以自行消退,10% 进展为 CIN3,只有不到 2% 的病例进展为浸润癌。所有级别的不典型增生进展为 HSIL(CIN3)平均需要 10 年左右,至少有 20%的 CIN3 会进展为浸润癌,所需时间也大约为 10 年。LSIL(CIN1)的患者可以密切随访,HSIL 则需要治疗。可采取宫颈环形电切术(LEEP)、宫颈冷刀锥切术、激光消融、电热凝固术或冷冻手术,极少数可行全子宫切除术。

(二)鳞状细胞癌

1. **宫颈微小浸润性鳞状细胞癌**　微小浸润癌的分期根据浸润病灶的宽度和深度,规定如下:

(1)基底膜下浸润灶深度 <3mm(ⅠA1 期)或 5mm(ⅠA2 期)。

(2)浸润灶水平延伸 <7mm(FIGO 2018 年宫颈癌指南删除了该标准)。

显微镜下,极早期浸润[早期间质浸润(early stromal invasion,ESI)]表现为:CIN3 病变突破基底膜、向外生长形成小而不规则的上皮芽,如此微小(<1mm)舌状浸润的肿瘤细胞并不影响 CIN3 患者的预后。因此,在 2009 版 FIGO分期中,ESI 并未被归入ⅠA1 期。有些妇科肿瘤专家进一步

将微小浸润性癌限定为不伴有脉管间隙浸润（LVSI）的肿瘤，但由于 LVSI 的判读经常受到切片内组织收缩假象的干扰，LVSI 对于淋巴结转移风险度的预测意义目前尚存在很大争议。大约 8% 的 IA2 期患者同时伴有淋巴结转移，而浸润深度≤3mm（IA1 期）的患者仅有 1%~2% 的淋巴结转移风险。宫颈锥切术或全子宫切除通常可以治愈浸润深度<3mm 的肿瘤。

2. **宫颈浸润性鳞状细胞癌**　所谓"早期宫颈癌"是一类很难给出精确定义的病变或结节状外生性肿块。若肿瘤组织位于宫颈管内，可呈现内生型肿物，浸润间质并引起宫颈的弥漫性肿大。大多数宫颈浸润性鳞状细胞癌为非角化性癌，可见大量癌细胞聚集形成的实性癌巢，仅见个别细胞角化。其次为角化性鳞状细胞癌，伴中心角化（即角化珠）形成。

3. **宫颈腺癌**　约占 70% 的 HPV 相关性宫颈内膜型腺癌常可见宫颈原位腺癌；非 HPV 相关型（胃型和透明细胞癌）较少见，但生物学行为更具有侵袭性。AIS 大多起源于宫颈鳞柱交界处，并逐渐向宫颈管内蔓延。病灶常不连续，发现晚。宫颈腺癌总体生存率较宫颈鳞状细胞癌低。

（三）宫颈锥切活检 / 切除以及子宫颈切除术

宫颈锥切活检是诊断高级别 CIN 和腺细胞病变的标准方法。传统锥切推荐冷刀锥切，但目前常用于治疗腺细胞病变。宫颈外口病变最好用 LEEP 或者激光切除。宫颈切除是一种更大的宫颈锥切术，连同或不连同阴道穹窿，切除整个宫颈，也可用于早期宫颈浸润癌（IA 期）的治疗。手术医师应该用黑色缝线标注 12 点位置。对于宫颈切除标本，必须仔细检查有无阴道穹窿组织，进行测量和记录。切片前组织固定 3 小时，后进行连续切片。要求自 1 点位置开始顺时针逐张阅片，同时评估、报告宫颈内外切缘有无累及。

四、子宫体癌前病变和恶性肿瘤

(一)子宫内膜增生

包括子宫内膜从局部腺体拥挤或单纯性增生到高分化腺癌的一系列形态学改变。2014 年世界卫生组织(WHO)将子宫内膜增生症分为两类:①不伴细胞非典型增生的子宫内膜增生:与增殖期相比,腺体出现过度增殖,表现为腺体体积和形态出现不规则性、腺体 - 间质成比例增高,但缺乏细胞异型性。高危因素包括肥胖、多囊卵巢疾病和糖尿病。不伴细胞非典型增生的子宫内膜增生是无拮抗雌激素刺激的结果。这类患者患子宫内膜癌的风险高 3~4 倍,10 年之后高 10 倍。1%~3% 的患者最终发展为子宫内膜癌。②子宫内膜不典型增生 / 子宫内膜上皮内瘤变(EIN):病变具有明显的腺体拥挤现象,常常呈背靠背,并伴有间质稀少和细胞异型性。细胞核大、深染、核仁明显。在全子宫切除术或第一年之内的随访当中,1/4~1/3 患者被确诊为子宫内膜样腺癌。Trimble 等证实,该类病变有高达 42.6% (123/289)的癌变风险。EIN 源于遗传学已经发生改变细胞的单克隆性增生,进展为子宫内膜样腺癌风险很高。主要诊断标准是根据腺体组织所占面积明显的超过间质(间质体积百分比 <55%)。在发展为子宫内膜样腺癌的患者中发现了多种基因突变,例如微卫星不稳定和 PTEN、KRAS 和 CTNNB1(β-catenin)突变。

(二)子宫内膜腺癌

分为两型:Ⅰ型为内膜样癌,约占 80%,常常由子宫内膜增生或 EIN 发展而来,与雌激素刺激有关,多见于绝经前或围绝经期女性,与肥胖、高脂血症、无排卵、不孕及晚绝经有关,大多数肿瘤局限于子宫,预后较好;Ⅱ型为非内膜样腺癌,约占 10%,大多数为浆液性癌,有时由子宫内膜息肉或萎缩性子宫内膜癌前病变(子宫内膜上皮内癌)发展而来。

Ⅱ型与雌激素或子宫内膜增生症无关，容易发生子宫肌层及血管浸润，病死率较高。子宫内膜癌是遗传性非息肉型结肠癌综合征（也称 Lynch 综合征）患者最常见的肠外肿瘤，主要是由于 DNA 的错配修复缺陷所导致，同时与卵巢癌、尿路上皮癌和乳腺癌发病相关。

分子病因学机制：有人提出二元论模型。在此模型中，正常子宫内膜细胞转化为内膜样腺癌要经历错配修复缺陷（即所谓的"微卫星不稳定性（microsatellite instability，MSI）"以及随后发生的癌基因和抑癌基因突变的累积等过程。非内膜样腺癌因是 *P53* 基因的突变以及某些特定染色体的杂合性缺失所导致。

导致Ⅰ型内膜样腺癌的 6 种主要分子机制包括：微卫星不稳定性（25%~30%），PTEN 突变（30%~60%），PIK3CA 突变（26%~39%），ARID1A（20%），k-RAS 突变（10%~30%）和伴随核蛋白聚集的 CTNNB1（β-catenin）突变（25%~38%）。而Ⅱ型非内膜样腺癌的分子机制主要包括 *TP53* 突变、Her-2/neu 扩增和多条染色体的杂合性缺失。非子宫内膜样腺癌还可以由内膜样腺癌在发展过程中出现微卫星不稳定以及随后出现 *TP53* 突变而来。

癌症基因组图集（The Cancer Genome Atlas，TGGA）对子宫内膜癌进行了至今最为全面的遗传学分析。TGGA 将子宫内膜癌的二元分类（Ⅰ型和Ⅱ型）拓展为四种截然不同的分子亚型：① POLE 超突变型；②高突变性微卫星不稳定型；③低拷贝/微卫星稳定型；④高拷贝/浆液样型。POLE 突变提示预后良好，特别是在高级别肿瘤中。另外，分子分型为浆液样亚型的子宫内膜样肿瘤患者，可能可以从浆液性癌的治疗方法中获益。高级别（G3）内膜样腺癌分子分型提示这些肿瘤是多种分子类型混合的子宫内膜癌，而非单一分子类型。分子标记可提示不同肿瘤亚型预后及治疗措施。

内膜样腺癌:完全由腺体细胞组成,是最常见的组织学亚型(80%~85%)。FIGO 指南将此类肿瘤根据组织中腺体成分占实性成分的百分比分为 3 级,后者所占比例越高分化越差。少见的组织学亚型有:内膜样腺癌伴鳞状细胞分化以及黏液腺癌和分泌型内膜样癌,两者预后均较好。

非内膜样子宫内膜癌(特殊类型):此类肿瘤侵袭性强,组织学分级临床意义不大,所有肿瘤都被认为高级别肿瘤。①浆液性癌:无论在组织形态学或生物学行为上均与卵巢高级别浆液性癌相似,常常沿输卵管转移至腹膜,其原位癌称为"浆液性子宫内膜上皮内癌(serous EIC)",不要与前面提到的 EIN 混淆。此类患者的分期和治疗方案应与卵巢癌相同。②透明细胞腺癌:主要见于老年女性,由胞质内具有丰富糖原的大细胞(透明细胞)或突向腔内的"鞋钉细胞"组成,预后差。③癌肉瘤(恶性中胚叶混合瘤):表现为多形性上皮细胞与间叶分化区域混杂。这种混合性肿瘤实际上是由上皮来源单细胞克隆发展而来。总体 5 年生存率为25% 左右。

(三) 子宫内膜肉瘤

包括:①低级别子宫内膜间质肉瘤(low-grade endometrial stromal sarcoma,LG-ESS);②高级别子宫内膜间质肉瘤(high-grade endometrial stromal sarcoma,HG-ESS);③未分化子宫内膜肉瘤(undifferentiated endometrial sarcoma,UES)。LG-ESS 占所有子宫肿瘤不足 2%,可呈息肉样或弥漫浸润子宫肌层。肿瘤细胞形态类似于增生期的子宫内膜间质细胞,细胞核异型轻~重度,核分裂象较少。CD10、雌激素受体及孕激素受体表达有助于诊断该肿瘤。LG-ESS 最常见的基因异常是 7 和 17t(7;17)(p15;q21)的染色体易位,导致 JAZF1 和 SUZ12 的基因融合(原来定义为 JJAZ1)。LG-ESS 预后良好。HG-ESS 特征介乎 LG-ESS 和 UES 之间。可能表现为宫腔内息肉样或宫壁肿块。显微镜下,它主要由高级别圆形细胞组成,有时还包含主要为恶性纤维黏液的低级别纺锤样细胞成分。核分裂象多见,通常 >10 个/10HPFs,坏死常见。典型的 HG-ESS 为 t(10;17)(q22;p13)易位所致的 YWHAE-FAM22 基因融合。起源于子宫内膜的高级别分化差的肉瘤归类于未分化子宫内膜肉瘤。

(四)子宫腺肉瘤

又称为 Müllerian 腺肉瘤,是一种包括了良性腺上皮和恶性间质的特殊类型低级别肿瘤。与癌肉瘤不同的是癌肉瘤中腺上皮及间质均是恶性的,进展很快。1/4 的腺肉瘤患者,尤其是伴有子宫肌层浸润及肉瘤成分过度生长的患者终将死于局部复发及远处转移。

(五)平滑肌肉瘤

是起源于平滑肌细胞的恶性肿瘤,发病率仅为平滑肌瘤的 1/1 000,占子宫恶性肿瘤的 2%。发病机制不清。平均发病年龄(50 岁以上),较平滑肌瘤患者大 10 岁以上。此外,平滑肌肉瘤的直径较大(10~15cm)。

如果平滑肌性肿瘤出现肿瘤质地较软、大体检视标本发现坏死区域或边界不清(向周围肌层浸润)的现象,应高度怀疑平滑肌肉瘤。平滑肌肉瘤的诊断标准是:核分裂活跃(核分裂象≥10 个/10HPFs)、核异型性和地图状凝固性肿瘤细胞坏死。黏液型和上皮样型平滑肌肉瘤核分裂象仅为 5 个/10HPFs。肿瘤大小是重要的预后因素,直径 <5cm 的平滑肌肉瘤基本上不会复发。

大多数平滑肌肉瘤在发现时肿瘤直径已较大且处于晚期,即使采用手术、放疗和化疗的联合治疗,5 年生存率仅约 25%。几乎所有的平滑肌肉瘤都是高级别肿瘤。有一部分子宫平滑肌性肿瘤的组织学特征具有不典型性、不足以诊断恶性、其临床生物学行为难以预测,从而被命名为恶性潜能未定的平滑肌肿瘤(smooth muscle tumors of uncertain malignant potential,STUMP)。2014 版 WHO 肿瘤分类将其称为"非典型平滑肌肿瘤",旨在强调其生物学行为总体还是比较良善的。使用"非典型性"这个术语的目的是:强调该类肿瘤仅仅是在形态学上具有"不典型"的特点,从而避免使用"未定"和"恶性"给患者造成不必要的心理担忧。正如已经证实的那样,将核分裂象、肌层浸润、核异型性、肿瘤细胞坏死、肿瘤大小和患者年龄纳入考量,能更确切地将肿瘤按良恶性分类,从而在多数情况下避免使用"恶性未定"。

五、输卵管肿瘤

输卵管肿瘤罕见,大多数原发恶性肿瘤是腺癌,50~60岁是发病高峰。一些高级别卵巢浆液性癌可能来源于输卵管伞端。输卵管癌的临床表现与卵巢癌相似,常常表现为增粗输卵管壁上的实性肿物,但有时仅在镜下可见。25%的病例可累及双侧。由于发现时几乎均为晚期,所以预后差。治疗原则同卵巢癌。预防性输卵管切除的指征有:携带 BRCA1/2 基因突变者、本人有乳腺癌病史或强烈的乳腺癌和/或输卵管卵巢癌家族史。通常大体标本的肉眼病变可能并不明显,但是输卵管及同侧卵巢必须同时送检,并进行详细的组织学检查。子宫切除术同时行预防性输卵管切除已成为标准,越来越多的数据证实输卵管切除可有效降低卵巢癌发生的风险。采用 SEE-FIM 法对预防性输卵管卵巢切除标本进行取材,对输卵管伞端进行切片和全面检查。整条输卵管最少固定 4 小时,以防止黏膜表皮细胞剥脱。需要自输卵管近端至输卵管伞端纵行切成多个(最少 4 个)切面,对整条输卵管进行组织学检查。

六、卵巢肿瘤

(一)卵巢肿瘤

上皮性卵巢肿瘤约占 60%,生殖细胞肿瘤占 30%、性索/间质肿瘤及卵巢转移性肿瘤占8%。90%的卵巢恶性肿瘤为上皮来源,高级别浆液性癌最常见(70%)。有些高级别浆液性癌可能来源于输卵管。

(二)上皮性肿瘤

上皮性卵巢肿瘤可根据细胞增殖、细胞核异型性大小和间质浸润情况分为:①良性;②交界性(低度恶性潜能);③恶性。

上皮性肿瘤好发于未育女性,少见于排卵抑制的女性(例如妊娠期及口服避孕药)。人群患卵巢癌的终生风险为1.6%,卵巢癌患者的一级血缘亲属发生卵巢癌的风险为5%,有卵巢癌家族史的女性发生乳腺癌的风险增高,反之亦然。遗传性乳腺癌和家族性卵巢癌与涉及BRCA1和BRCA2的基因修复缺陷明显相关。遗传性非息肉性结肠癌综合征(HNPCC)的患者,罹患卵巢癌的风险增高。上皮性卵巢肿瘤细胞类型主要分为浆液性、黏液性、内膜样、透明细胞、移行细胞以及鳞状细胞癌。正常卵巢组织中并不存在着这些细胞,长久以来,人们认为这可能是卵巢表面上皮(间皮)向米勒管方向出现新化生(neo metaplasia)的结果。最近,关于细胞角蛋白7(CK7)阳性的胚胎/干细胞能够分化为免疫表型不同的肿瘤性衍生物假说支持了"米勒管新生化生"概念。除了间皮细胞来源的学说,有证据证明一部分以往认为是原发于卵巢的癌实际上是来源于其他盆腔脏器的肿瘤继发累及卵巢的结果。已有学者证实高级别浆液性肿瘤可来源于输卵管伞端癌,而内膜样腺癌和透明细胞癌来源于卵巢的子宫内膜异位症。

(三)交界性肿瘤

与良性肿瘤相比,交界性肿瘤的上皮细胞增生更活跃,细胞核的异型性更明显;但与恶性肿瘤相比,交界性肿瘤没有间质浸润,预后也较好。浆液性交界性肿瘤34%为双侧性,较黏液性交界性(6%)及其他类型肿瘤更为常见。肿瘤大小各异。黏液性交界性肿瘤可以相当巨大。浆液性交界性肿瘤可以有一个或多个囊腔组成,囊腔大小不等,可以呈乳头状突起,乳头可以非常纤细状似成簇的葡萄。这些结构表现为:①上皮层次增加;②中度细胞核异型性;③有丝分裂活性。根据定义,若浸润灶的体积已超出局灶性微小浸润(是指浸润卵巢间质的散在上皮细胞癌巢最大径 <3mm)的范畴,应诊断为低级别浆液性癌(low-grade serous carcinoma,LGSC)。浆液性交界性肿瘤(尤其是其外生型)容易种植到腹膜表面,进展为 LGSC 者罕见(约 10%)。腹膜浸润性种植灶和 LGSC 在组织病理学上是完全相同的,只能通过发病时间和肿瘤体积加以区分。腹膜浸润性种植表现为镜下早期浅层浸润灶,且肿瘤体积较小(≤1~2cm),而 LGSC 常常表现为较大的肿块(腹膜转移癌)。大约 7% 的局限于卵巢的浆液性交界性肿瘤可晚期发展为低级别浆液性癌。保留生育功能手术后,对侧卵巢可能新发卵巢癌。

(四) 恶性上皮性肿瘤(卵巢癌)

根据镜下所见及分子遗传学表型分为 5 种主要类型:高级别浆液性癌(>70%)、内膜样癌(10%)、透明细胞癌(10%)、黏液性癌(3%~4%) 及低级别浆液性癌(<5%) (表20-1)。这 5 种组织学类型包括了 98% 的卵巢癌。由于目前已经开始根据亚型对卵巢癌实施特异性治疗,因此精确分型愈发重要。

1. **浆液性癌**　卵巢低级别和高级别浆液性癌是两种完全不同的肿瘤。低级别浆液性癌大多数由浆液性交界性肿瘤发展而来,有 KRAS 或 BRAF 基因突变;而高级别浆液性癌无明确的癌前病变,常常有 TP53 基因突变,无 KRAS 或 BRAF 基因突变。家族性 BRCA1 或 BRCA2 基因突变的女性发生卵巢癌时(遗传性卵巢癌)无一例外为高级别浆液性癌,常常伴有 TP53 基因突变。一部分 BRCA1 或 BRCA2相关肿瘤来源于输卵管伞端表皮,提示有部分散在的高级

表 20-1　卵巢癌的主要类型

	高级别浆液性癌	低级别浆液性癌	黏液性癌	内膜样癌	透明细胞癌
确诊时肿瘤期别	晚期	早期或晚期	早期	早期	早期
可能的癌前病变/组织来源	输卵管上皮化生,包括卵巢表面上皮/输卵管	浆液性交界性肿瘤	腺瘤-交界性肿瘤-癌;畸胎瘤	子宫内膜异位症,纤维瘤	子宫内膜异位症,腺纤维瘤
遗传易感性	BRCA1/2	不详	不详	HNPCC	不详
分子学异常	P53和BRCA通路	BRAF或K-ras	K-ras HER2	PTEN,β-catenin,ARID1A,PIK3CA,K-ras,MI	HNF-1β,ARID1A,PIC3CA
增殖指数	高	低	中	低	低
化疗敏感性	80%	26%~28%	15%	不详	15%
预后	差	较好	较好	较好	中等

别卵巢癌、"原发性"腹膜浆液性癌可能源于远端输卵管"播散"至邻近组织。高级别浆液性癌是最常见的卵巢上皮性癌,肿瘤主要为实性肿物、伴坏死和出血及明显的间质浸润。大多数肿瘤细胞核分裂活跃,细胞呈乳头状或实性排列。核分指数高,常见砂粒体。曾被称为移行细胞癌的肿瘤,目前被认为是高级别浆液性癌的组织学变异型,伴有 *TP53* 基因突变。低级别浆液性癌存在不规则的间质浸润,表现为间质组织中存在小的、紧密巢状的肿瘤细胞。细胞核的一致性是区别低级别与高级别浆液性癌的主要标准。低级别浆液性癌很少进展为高级别浆液性癌。

2. **黏液性癌** 大多为多种成分混杂而成,良性、交界性、非浸润性和浸润性成分可以同时存在于同一肿瘤中,这种形态学上的连续性提示黏液性腺癌是从囊腺瘤—交界性肿瘤—非浸润性癌—微浸润性癌—浸润性癌逐步进展而来。KRAS 基因在黏液性肿瘤中的突变率支持这一假设:56% 的黏液性囊腺瘤、85% 的黏液性腺癌存在 KRAS 基因突变,交界性肿瘤 KRAS 基因突变的情况介于两者之间。

黏液性腺癌通常为体积较大的单侧多囊性包块,囊腔内含黏液样物质,通常表现为乳头样结构。由于良性和恶性成分可以同时存在于同一肿瘤中,因此对于黏液性肿瘤的标本取材需要足够广泛。仅有 5% 的病例为双侧性,因此对于双侧或单侧直径 <10cm 的黏液性肿瘤,应怀疑是否为其他器官的黏液性癌转移而来(例如胃肠道)。黏液性交界性肿瘤伴上皮内癌变是指局灶区域腺体明确被覆恶性细胞,但缺乏浸润性癌的结构特点,该病变复发率极低。黏液性腺癌呈扩张性或膨胀性生长者的预后好于毁损性在间质浸润性生长者。I期肿瘤若有明显的间质浸润、核分裂多及肿瘤破裂等情况,复发的可能性大。

腹膜假黏液瘤的临床特征包括腹腔内有大量胶冻样或黏液样腹水,纤维粘连及常见的黏液性肿瘤累及卵巢。

60% 患者可见阑尾有累及。大多数卵巢黏液性肿瘤可能是阑尾黏液性肿瘤转移到卵巢所致。

3. 内膜样癌　组织学形态类似于子宫体的内膜样腺癌，可出现鳞状细胞分化，发病率仅次于浆液性腺癌，常见于绝经后女性。1/2 以上的病例为双侧性，大多数肿瘤诊断时局限于卵巢或盆腔内。卵巢内膜样腺癌可能是由子宫内膜异位症恶变转化引起而非来源于卵巢表面上皮。ARID1A、β-catenin（CTNNB1）和 PTEN 基因突变及微卫星不稳定性是散发性卵巢内膜样腺癌中最常见的基因遗传学异常。内膜样交界性肿瘤中也有 CYNNB1（β-catenin）基因突变。大多数卵巢内膜样腺癌以实性成分为主，伴有坏死，其分级标准与子宫体的子宫内膜样腺癌相同。15%~20%的卵巢子宫内膜样腺癌合并子宫体的子宫内膜样腺癌，尽管肿瘤可相互转移，但大量数据显示，多数卵巢和子宫的子宫内膜样腺癌是独立发生的。

4. 透明细胞癌　与内膜样腺癌密切相关，也常与子宫内膜异位症相关。常见于绝经后女性，约占所有卵巢癌的5%~10%。ARID1A、PTEN 和 PIK3CA 基因突变是透明细胞腺癌中最常见的基因异常。虽然大多为临床Ⅰ期或Ⅱ期，但其预后较其他低期别卵巢癌差。卵巢透明细胞癌的组织形态学类似于阴道、宫颈及宫体的透明细胞腺癌，表现为片状或腺管状结构，细胞胞质透明。确诊时，大多已转移（即种植）至盆腔、腹腔脏器或膀胱表面。肿瘤具有种植至膈下、结肠旁沟和大网膜的倾向。淋巴结转移方面，肿瘤更容易转移至接近肾动脉起点的主动脉旁淋巴结，而相对较少发生髂外（盆腔淋巴结）或腹股沟淋巴结。

（五）生殖细胞肿瘤

生殖细胞来源的肿瘤占所有卵巢肿瘤的 1/4。成年女性生殖细胞肿瘤大多为良性（成熟囊性畸胎瘤及皮样囊肿），40 岁以上女性的恶性生殖细胞肿瘤大多由良性囊性畸胎瘤中某种成分恶性转化而来。儿童及年轻女性生殖细胞肿瘤大多为恶性。恶性生殖细胞瘤进展极快,但经化疗多数生存率超过 80%。

生殖细胞肿瘤是儿童最常见的卵巢恶性肿瘤(60%),罕见于绝经期女性。罕见情况下,生殖细胞肿瘤可以从女性生殖道原有体细胞肿瘤的基础上发展而来。在这种情况下,畸胎瘤最可能来源于体细胞肿瘤的多能干细胞。生殖细胞可向多个方向分化而形成以下类型肿瘤:①无性细胞瘤:由原始生殖细胞构成,形态类似于胎儿卵巢的卵原细胞;②畸胎瘤:细胞有向(胚胎性或成年型)体细胞分化的趋势;③卵黄囊瘤:形成胚外内胚层和间叶组织,更为少见的是,形成胚胎内胚层的衍生物(小肠和肝脏);④原发性卵巢绒癌:肿瘤细胞类似于胎盘绒毛被覆细胞。

近来干细胞研究提供了几个高度特异的诊断性干细胞标志物,包括在恶性生殖细胞肿瘤不同分化阶段相继表达的翻译因子(SALL4、LIN28、OCT3/4 和 SOX2)和胞膜 / 膜蛋白(磷酸酰肌醇聚糖 -3)。

1. **无性细胞瘤**　由原始生殖细胞构成,占所有女性卵巢恶性肿瘤不足 2%,多数患者年龄为 10~30 岁,双侧性占 15%。肿物通常体积较大、质硬,并向表面突起。切面质软、鱼肉样。肿瘤细胞单一,细胞质淡染、富含糖原,形成大的巢状结构,细胞核位于细胞中央,不规则排列。纤维间隔含有淋巴细胞浸润穿插于瘤体。肿瘤细胞核弥漫性表达干细胞 / 原始生殖细胞核转录因子 OCT3/4、NANOG 和 SALL4。大多数无性细胞瘤 12p 染色体为等臂染色体。约 25%~50% 有 c-Kit 突变,通常在 17 号外显子,而不是 11 号外显子,这种突变对伊马替尼治疗敏感。

2. **畸胎瘤**　是向体细胞结构分化的生殖细胞肿瘤。大多数畸胎瘤由至少 2 个,通常为 3 个胚层的组织构成。未成熟性畸胎瘤含有来自 3 个胚层的组织,含有胚胎性组织。未成熟性畸胎瘤占 20 岁以下女性卵巢恶性肿瘤的 20%,镜下可见由多种成分构成,比如未成熟神经组织(神经上皮菊形团和神经胶质)、腺体以及其他在成熟型囊性畸胎瘤中也可见到的组织。根据未成熟神经组织的数量进行分级,级别高低与预后密切相关。

3. **卵黄囊瘤** 卵黄囊瘤是发生于 30 岁以下女性的高度恶性肿瘤,其组织形态学类似于原始卵黄囊(胚外)的内胚层和间质细胞以及胚胎体细胞组织(小肠和肝脏)。典型的肿瘤很大,伴广泛坏死和出血。最常见的组织学结构为网状结构。最具特征的是 Schiller-Duval 小体,由突起的表面被覆肿瘤细胞的纤维血管乳头状结构组成,类似于肾小球。乳头状结构外包裹胚胎细胞,可见微管核心及中央血管。卵黄囊瘤可分泌甲胎蛋白,检测血液中甲胎蛋白水平有助于进行诊断和判断疗效。

4. **卵巢绒毛膜细胞癌** 卵巢绒毛膜细胞癌是卵巢罕见的生殖细胞肿瘤,其形态类似于胎盘绒毛上皮中的细胞滋养细胞和合体滋养细胞。妊娠试验为阳性,高 hCG 血症可使年轻女性表现为性早熟或年龄较大患者表现为月经紊乱。育龄女性的卵巢绒癌也可由子宫内妊娠相关肿瘤转移而来。常为单侧、实性肿物,伴广泛出血。虽高度恶性但对化疗敏感。

(六) 性索 / 间质肿瘤

占卵巢肿瘤的 10%,良性至低度恶性,可向女性特征结构细胞(颗粒细胞、卵泡膜细胞)或男性特征结构细胞(支持细胞、间质细胞)分化。

1. **颗粒细胞瘤** 是典型的可以分泌雌激素的功能性肿瘤。因其具有局部播散和罕见的远处转移特性,应考虑为低度恶性肿瘤。多见于绝经后女性(成年型),青春期前少见。幼年型粒层细胞瘤发生于儿童和年轻女性,具有独特的临床病理特征(雌激素过多与性早熟)。成年型颗粒细胞瘤体积大、为囊性或实性。切面可见由富含脂肪的黄素化的颗粒细胞组成的黄色区域、由间质成分组成的白色区域和局灶出血。可见特征性的 Call-Exner 小体。肿瘤细胞可分泌 α- 抑制素,抑制垂体释放促卵泡激素(FSH)。除了 α-抑制素之外,钙结合蛋白和 FOXL2 也是其分泌最重要的蛋白。最常见的染色体异常有:12 号染色体三体,14 号染色体三体,16 号染色体单体,16q 缺失,22 号染色体单体。超过 90% 的成人型颗粒细胞瘤存在 *FOXL2* 基因(402 C to G)的错义点突变。

2. **支持 - 间质细胞瘤**　是罕见的分泌雄激素的间质细胞肿瘤,为低度恶性肿瘤,其组织形态学类似于胚胎睾丸。此类肿瘤的典型表现是具有较弱的分泌雄激素(脱氢表雄酮)的能力。支持 - 间质细胞瘤可见于所有年龄的女性,但多见于育龄期的年轻女性。分化程度各异,有些可见异源性成分(如黏液腺,甚至可见到骨骼肌和软骨组织等罕见成分)。约 60% 存在 *DICER1* 基因突变——一个编码 RNA 酶Ⅲ内切核糖核酸酶的基因。该基因的体系突变常见于多结节甲状腺肿合并支持 - 间质细胞瘤患者,该基因的肿瘤易感性包括儿童胸膜肺母细胞瘤。有报道 4 例支持 - 间质细胞瘤合并宫颈胚胎横纹肌肉瘤。近半数患者有男性化表现。最初症状为女性特征消失,表现为乳房萎缩、闭经和臀部脂肪减少。一旦肿瘤切除,这些症状就会消失或起码有所缓解。高分化肿瘤通过手术治疗可治愈,而低分化肿瘤可发生转移。

3. **类固醇细胞瘤**　又名脂质细胞瘤,主要由类似黄体细胞、Leydig 细胞与肾上腺皮质细胞的肿瘤细胞组成,大多数可分泌激素,常伴有雄激素过多表现。

(七)卵巢转移性肿瘤

大约 3% 的卵巢肿瘤由其他器官转移而来,根据发生概率由高到低排序依次为:大肠、乳腺、子宫内膜和胃。转移瘤大小从仅镜下可见到巨大包块不等。病灶大到足以引起症状的转移性肿瘤大多数来自结肠,由于刺激卵巢间质,可能有雌激素活性。Krukenberg 瘤由富含黏液的"印戒细胞"转移至卵巢间质所构成,75% 原发于胃,其次是结肠。双侧卵巢受累并呈多结节状的卵巢肿瘤常提示为转移性,转移性肿瘤中约 75% 为双侧。

七、总结

相对于 2015 版 FIGO 妇癌报告,新版指南有较多内容的更新:

1. 增加了多种肿瘤的分子病理内容 ①子宫内膜癌的癌症基因组图集(the cancer genome atlas,TGGA)分类中,POLE 突变提示预后良好,尤其是在高级别肿瘤中。分子标记可提示不同肿瘤亚型预后及治疗措施。②无性细胞瘤,肿瘤细胞核弥漫性表达干细胞 / 原始生殖细胞核转录因子 OCT3/4、NANOG 和 SALL4。大多数无性细胞瘤 12p 染色体为等臂染色体。约 25%~50% 有 c-Kit 突变,通常在 17 号外显子,而非 11 号外显子,该突变对伊玛替尼治疗的敏感。提示靶向治疗的分子遗传病理学基础。③超过 90% 的成人型颗粒细胞瘤存在 *FOXL2* 基因(402 C to G)的错义点突变。基因的点突变可助于成人型颗粒细胞瘤的诊断。④卵巢支持 - 间质细胞瘤的 *DICER1* 基因突变,该基因的胚系突变常见于多结节甲状腺肿合并支持 - 间质细胞瘤患者,肿瘤易感性包括儿童胸膜肺母细胞瘤和宫颈胚胎横纹肌肉瘤。基因检测可提高其他肿瘤的易感性。

2. 外阴鳞状上皮的前驱病变分为非 HPV 感染相关性的 dVIN 和 HPV 感染相关性的 SIL,后者推荐用二级分类法(LSIL 和 HSIL)替代旧的三级分类法(原 VIN1-3 级)。

3. 增加卵巢癌、腹膜癌和输卵管癌来源的分子遗传学证据。推荐子宫切除术同时行预防性输卵管切除作为标准术式。

4. 删除了"外阴病变的大体描述及标本处理;宫颈活检宫颈管搔刮,恶性肿瘤的子宫切除术;子宫体病变的大体描述及标本处理;卵巢肿瘤病变的大体描述及标本处理;妊娠滋养细胞疾病"内容,新版指南更侧重于疾病的临床病理特征和分子病理特点。

(谢庆生　刘从容　谢晓飞　林仲秋)

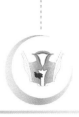

参考文献

1. Siegel RL, Miller KD, Jemal A. Cancer statistics, 2018. CA Cancer J Clin, 2018, 68:7-30.
2. Chen W, Zheng R, Baade PD, et al. Cancer statistics in China, 2015. CA Cancer J Clin, 2016, 66(2):115-132.
3. Cervical cancer, version 3.2019, NCCN guideline clinical practice guidelines in oncology.
4. Uterine neoplasms, version 2.2018, NCCN guideline clinical practice guidelines in oncology.
5. Vulvar cancer, version 2.2019, NCCN guideline clinical practice guidelines in oncology.
6. Ovarian cancer, version 2.2018, NCCN guideline clinical practice guidelines in oncology.
7. FIGO CANCER REPORT 2018, cancer of the ovary, fallopian tube, and peritoneum.
8. FIGO CANCER REPORT 2018, Cancer of the cervix uteri.
9. FIGO CANCER REPORT 2018, Cancer of the cervix: Early detection and cost-effective solutions.
10. FIGO CANCER REPORT 2018, Cancer of the corpus uteri.
11. FIGO CANCER REPORT 2018, Update on the diagnosis and management of gestational trophoblastic disease.
12. FIGO CANCER REPORT 2018, Cancer of the vulva.
13. FIGO CANCER REPORT 2018, Cancer of the vagina.

14. FIGO CANCER REPORT 2018, Uterine sarcomas.

15. FIGO CANCER REPORT 2018, Principles of chemotherapy.

16. FIGO CANCER REPORT 2018, Principles of radiation therapy in low-resource and well-developed settings, with particular reference to cervical cancer.

17. FIGO CANCER REPORT 2018, Pathology of cancers of the female genital tract including molecular pathology.

18. FIGO CANCER REPORT 2018, Targeted therapy for gynecologic cancers: Toward the era of precision medicine.

19. Lee JY, Kim K, Lee TS, et al. Controversies in the management of endometrial cancer: a survey of the Korean Gynecologic Oncology Group. J Gynecol Oncol, 2015, 26: 277-283.

20. Sinha B, Stehman F, Schilder J, et al. Indiana University experience in the management of vaginal cancer. International journal of gynecological cancer : official journal of the International Gynecological Cancer Society, 2009, 19: 686-693.

21. Yao F, Zhao W, Chen G, et al. Comparison of laparoscopic peritoneal vaginoplasty and sigmoid colon vaginoplasty performed during radical surgery for primary vaginal carcinoma. World journal of surgical oncology, 2014, 12: 302.

22. Hiniker SM, Roux A, Murphy JD, et al. Primary squamous cell carcinoma of the vagina: prognostic factors, treatment patterns, and outcomes. Gynecologic oncology, 2013, 131: 380-385.

23. Greenwalt JC, Amdur RJ, Morris CG, et al. Outcomes of Definitive Radiation Therapy for Primary Vaginal Carcinoma. American journal of clinical oncology, 2015, 38: 583-587.

24. Creasman WT. Vaginal cancers. Current opinion in obstetrics & gynecology, 2005, 17: 71-76.

25. Nonaka T, Nakayama Y, Mizoguchi N, et al. Definitive radiation therapy for invasive carcinoma of the vagina: impact of high-dose rate intracavitary brachytherapy. International journal of clinical oncology, 2013, 18: 314-320.

26. Beriwal S, Demanes DJ, Erickson B, et al. American Brachytherapy Society consensus guidelines for interstitial

brachytherapy for vaginal cancer. Brachytherapy,2012,11:68-75.

27. Damast S,Takiar V,McCarthy S,et al. Treatment of early stage vaginal cancer with EBRT and MRI-based intracavitary brachytherapy:A retrospective case review. Gynecologic oncology reports,2016,17:89-92.

28. Miles T,Johnson N. Vaginal dilator therapy for women receiving pelvic radiotherapy. The Cochrane database of systematic reviews, 2014:Cd007291.

29. Friedlander M,Hancock KC,Rischin D,et al. A Phase Ⅱ,open-label study evaluating pazopanib in patients with recurrent ovarian cancer. Gynecol Oncol,2010,119(1):32-37.

30. Pujade-Lauraine E,Ledermann JA,Selle F,et al. Olaparib tablets as maintenance therapy in patients with platinum-sensitive, relapsed ovarian cancer and a BRCA1/2 mutation (SOLO2/ ENGOT-Ov21):a double-blind,randomised,placebo-controlled, phase 3 trial. Lancet Oncol,2017,18(9):1274-1284.

31. Swisher EM,Lin KK,Oza AM,et al. Rucaparib in relapsed, platinum-sensitive high-grade ovarian carcinoma (ARIEL2 Part 1):an international,multicentre,open-label,phase 2 trial. Lancet Oncol,2017,18(1):75-87.

32. Horowitz NS,Olawaiye AB,Borger DR,et al. Phase Ⅱ trial of erlotinib in women with squamous cell carcinoma of the vulva. Gynecol Oncol,2012,127(1):141-146.

33. Tap WD,Jones RL,Van Tine BA,et al. Olaratumab and doxorubicin versus doxorubicin alone for treatment of soft-tissue sarcoma:an open-label phase 1b and randomised phase 2 trial. Lancet,2016,388(10043):488-497.

34. Oza AM,Elit L,Tsao MS,et al. Phase Ⅱ study of temsirolimus in women with recurrent or metastatic endometrial cancer:a trial of the NCIC Clinical Trials Group. J Clin Oncol,2011,29(24): 3278-3285.

35. Slomovitz BM,Jiang Y,Yates MS,et al. Phase Ⅱ study of everolimus and letrozole in patients with recurrent endometrial carcinoma. J Clin Oncol,2015,33(8):930-936.

36. Elattar A, Bryant A, Winter-Roach BA, et al. Optimal primary surgical treatment for advanced epithelial ovarian cancer. Cochrane Database Syst Rev, 2011: CD007565.

37. Kaur B, Short D, Fisher RA, et al. Atypical placental site nodule (APSN) and association with malignant gestational trophoblastic disease, a clinicopathologic study of 21 cases. Int J Gynecol Pathol, 2015, 34: 152-158.

38. Saccucci M, Franco EL, Ding L, et al. Non-vaccine-type human papillomavirus prevalence after vaccine introduction: No evidence for type replacement but evidence for cross-protection. Sex Transm Dis, 2018, 45: 260-265.

39. Cervical cancer (2018). Abstract S020.2. Presented at the FIGO XXII World Congress of Gynecology and Obstetrics. Rio de Janeiro, Brazil, October 14-19, 2018. Int J Gynecol Obstet, 2018, 143(Suppl.3): 263.

40. Landoni F, Colombo A, Milani R, et al. Randomized study between radical surgery and radiotherapy for the treatment of stage IB-IIA cervical cancer: 20-year update. J Gynecol Oncol, 2017, 28: e34.

41. Bentivegna E, Maulard A, Pautier P, et al. Fertility results and pregnancy outcomes after conservative treatment of cervical cancer: A systematic review of the literature. Fertil Steril, 2016, 106: 1195-1211.

42. Gemer O, Lavie O, Gdalevich M, et al. Evaluation of clinical and pathologic risk factors may reduce the rate of multimodality treatment of early cervical cancer. Am J Clin Oncol, 2016, 39: 37-42.

43. Ramirez PT, Frumovitz M, Pareja R, et al. Minimally Invasive versus Abdominal Radical Hysterectomy for Cervical Cancer. N Engl J Med, 2018, 379: 1895-1904.

44. Diver E, Hinchcliff E, Gockley A, et al. Minimally invasive radical hysterectomy for cervical cancer is associated with reduced morbidity and similar survival outcomes compared with laparotomy. J Minim Invasive Gynecol, 2017, 24: 402-406.

45. Tewari KS, Sill MW, Penson RT, et al. Bevacizumab for advanced

cervical cancer: Final overall survival and adverse event analysis of a randomised, controlled, open-label, phase 3 trial (Gynecologic Oncology Group 240). Lancet, 2017, 390: 1654-1663.

46. Sharma DN, Gandhi AK, Adhikari N. Definitive radiation therapy of locally advanced cervical cancer initially treated with palliative hypofractionated radiation therapy. Int J Radiat Oncol Biol Phys, 2016, 96 (2 Suppl): e306.

47. Gilks CB, Irving J, Köbel M, et al. Incidental nonuterine high-grade serous carcinomas arise in the fallopian tube in most cases: Further evidence for the tubal origin of high-grade serous carcinomas. Am J Surg Pathol, 2015, 39: 357-364.

48. Ryan NAJ, Bolton J, McVey RJ, et al. BRCA and lynch syndrome-associated ovarian cancers behave differently. Gynecol Oncol Rep, 2017, 22: 108-109.

49. Kehoe S, Hook J, Nankivell M, et al. Primary chemotherapy versus primary surgery for newly diagnosed advanced ovarian cancer (CHORUS): An open-label, randomised, controlled, non-inferiority trial. Lancet, 2015, 386: 249-257.

50. Chan JK, Brady MF, Penson RT, et al. Weekly vs. every-3-week paclitaxel and carboplatin for ovarian cancer. N Engl J Med, 2016, 374: 738-748.

51. Clamp AR, McNeish I, Dean A, et al. ICON8: A GCIG phase Ⅲ randomized trial evaluating weekly dose-dense chemotherapy integration in first-line epithelial ovarian/fallopian tube/primary peritoneal carcinoma (EOC) treatment: Results of primary progression-free survival (PFS) analysis. Annal Oncol, 2017, 28 (Suppl.5): 1229-1235.

52. Coleman RL, Oza AM, Lorusso D, et al. Rucaparib maintenance treatment for recurrent ovarian carcinoma after response to platinum therapy (ARIEL3): A randomised, double-blind, placebo-controlled, phase 3 trial. Lancet, 2017, 390: 1949-1961.

53. Basu P, Mukhopadhyay A, Konishi I. Targeted therapy for gynecologic cancers: Toward the era of precision medicine. Int J Gynecol, 2018, 143 (Suppl 2): 131-136.

54. Grabowski JP, Harter P, Heitz F, et al. Operability and chemotherapy responsiveness in advanced low-grade serous ovarian cancer. An analysis of the AGO Study Group metadatabase. Gynecol Oncol, 2016, 140: 457-462.

55. Fader AN, Bergstrom J, Jernigan A, et al. Primary cytoreductive surgery and adjuvant hormonal monotherapy in women with advanced low-grade serous ovarian carcinoma: Reducing overtreatment without compromising survival? Gynecol Oncol, 2017, 147: 85-91.

56. Talukdar S, Kumar S, Bhatla N, et al. Neo-adjuvant chemotherapy in the treatment of advanced malignant germ cell tumors of ovary. Gynecol Oncol, 2014, 132: 28-32.

57. Barlow EL, Kang YJ, Hacker NF, et al. Changing trends in vulvar cancer incidence and mortality rates in Australia Since 1982. Int J Gynecol Cancer, 2015, 25: 1683-1689.

58. Kang YJ, Smith M, Barlow E, et al. Vulvar cancer in high-income countries: Increasing burden of disease. Int J Cancer, 2017, 141: 2174-2186.

59. Xiao X, Meng YB, Bai P, et al. Vulvar cancer in China: Epidemiological features and risk analysis. J Cancer, 2017, 8: 2950-2958.

60. Faber MT, Sand FL, Albieri V, et al. Prevalence and type distribution of human papillomavirus in squamous cell carcinoma and intraepithelial neoplasia of the vulva. Int J Cancer, 2017, 141: 1161-1169.

61. Cobos GA, Pomeranz MK. A general approach to the evaluation and the management of vulvar disorders. Obstet Gynecol Clin North Am, 2017, 44: 321-327.

62. Hoang LN, Park KJ, Soslow RA, et al. Squamous precursor lesions of the vulva: Current classification and diagnostic challenges. Pathology, 2016, 48: 291-302.

63. Bornstein J, Bogliatto F, Haefner HK, et al. The 2015 International Society for the Study of Vulvovaginal Disease (ISSVD) terminology of vulvar squamous intraepithelial lesions. Obstet Gynecol, 2016,

127：264-268.

64. Rao YJ, Chin RI, Hui C, et al. Improved survival with definitive chemoradiation compared to definitive radiation alone in squamous cell carcinoma of the vulva：A review of the National Cancer Database. Gynecol Oncol, 2017, 146：572-579.

65. Dellinger TH, Hakim AA, Lee SJ, et al. Surgical management of vulvar cancer. J Natl Compr Canc Netw, 2017, 15：121-128.

66. Lin G, Chen CY, Liu FY, et al. Computed tomography, magnetic resonance imaging and FDG positron emission tomography in the management of vulvar malignancies. Eur Radiol, 2015, 25：1267-1278.

67. Mahner S, Jueckstock J, Hilpert F, et al. Adjuvant therapy in lymph node-positive vulvar cancer：The AGO-CaRE-1 study. J Natl Cancer Inst, 2015, 107：pii：dju426.

68. Gaffney DK, King B, Viswanathan AN, et al. Consensus recommendations for radiation therapy contouring and treatment of vulvar carcinoma. Int J Radiat Oncol Biol Phys, 2016, 95：1191-1200.

69. Iacoponi S, Rubio P, Garcia E, et al. Prognostic factors of recurrence and survival in vulvar melanoma：Subgroup analysis of the vulvar cancer study. Int J Gynecol Cancer, 2016, 26：1307-1312.

70. Karam A, Dorigo O. Treatment outcomes in a large cohort of patients with invasive Extramammary Paget's disease. Gynecol Oncol, 2012, 125：346-351.

71. Winer I, Ahmed QF, Mert I, et al. Significance of lymphovascular space invasion in uterine serous carcinoma：What matters more, extent or presence? Int J Gynecol Pathol, 2015, 34：47-56.

72. Epstein E, Blomqvist L. Imaging in endometrial cancer. Best Pract Res Clin Obstet Gynaecol, 2014, 28：721-739.

73. Janda M, Gebski V, Davies LC, et al. Effect of total laparoscopic hysterectomy vs total abdominal hysterectomy on disease-free survival among women with Stage I endometrial cancer：A randomized clinical trial. JAMA, 2017, 317：1224-1233.

74. Gonthier C, Trefoux-Bourdet A, Koskas M. Impact of conservative managements in young women with Grade 2 or 3 endometrial adenocarcinomam confined to the endometrium. Int J Gynecol Cancer, 2017, 27:493-499.

75. Phelippeau J, Koskas M. Impact of radical hysterectomy on survival in patients with Stage 2 Type1 endometrial carcinoma: A matched cohort study. Ann Surg Oncol, 2016, 23:4361-4367.

76. Nout RA, Putter H, Jurgenliemk-Schulz IM, et al. Quality of life after pelvic radiotherapy or vaginal brachytherapy for endometrial cancer: First results of the randomized PORTEC-2 trial. J Clin Oncol, 2009, 27:3547-3556.

77. Blake P, Swart AM, Orton J, et al. Adjuvant external beam radiotherapy in the treatment of endometrial cancer (MRC ASTEC and NCICCTG EN.5 randomised trials): Pooled trial results, systematic review, and meta-analysis. Lancet, 2009, 373: 137-146.

78. Nout RA, Smit VT, Putter H, et al. Vaginal brachytherapy versus pelvic external beam radiotherapy for patients with endometrial cancer of high-intermediate risk (PORTEC-2): An open-label, non-inferiority, randomised trial. Lancet, 2010, 375: 816-823.

79. Keys HM, Roberts JA, Brunetto VL, et al. A phase Ⅲ trial of surgery with or without adjunctive external pelvic radiation therapy in intermediate risk endometrial adenocarcinoma: A Gynecologic Oncology Group study. Gynecol Oncol, 2004, 92:744-751.

80. Kunneman M, Pieterse AH, Stiggelbout AM, et al. Treatment preferences and involvement in treatment decision making of patients with endometrial cancer and clinicians. Br J Cancer, 2014, 111:674-679.

81. Randall M, Filiaci V, McMeekin D, et al. A Phase 3 trial of pelvic radiation therapy versus vaginal cuff brachytherapy followed by paclitaxel/carboplatin chemotherapy in patients with high-risk, early-stage endometrial cancer: A Gynecology Oncology Group Study. Int J Rad Oncol Biol Phys, 2017, 99:1313.

82. Matei D, Filiaci VL, Randall M, et al. A randomized phase Ⅲ trial of cisplatin and tumor volume directed irradiation followed by carboplatin and paclitaxel vs. carboplatin and paclitaxel for optimally debulked, advanced endometrial carcinoma. J Clin Oncol, 2017, 35: 5505.

83. van der Steen-Banasik E, Christiaens M, Shash E, et al. Systemic review: Radiation therapy alone in medical non-operable endometrial carcinoma. Eur J Cancer, 2016, 65: 172-181.

84. Vargo JA, Boisen MM, Comerci JT, et al. Neoadjuvant radiotherapy with or without chemotherapy followed by extrafascial hysterectomy for locally advanced endometrial cancer clinically extending to the cervix or parametria. Gynecol Oncol, 2014, 135: 190-195.

85. Wiltink LM, Nout RA, Fiocco M, et al. No increased risk of second cancer after radiotherapy in patients treated for rectal or endometrial cancer in the randomized TME, PORTEC-1, and PORTEC-2 trials. J Clin Oncol, 2015, 33: 1640-1646.

86. Ramirez PT, Pareja R, Rendón GJ, et al. Management of low-risk early-stage cervical cancer: Should conization, simple trachelectomy, or simple hysterectomy replace radical surgery as the new standard of care? Gynecol Oncol, 2014, 132: 254-259.

87. Schmeler KM, Frumovitz M, Ramirez PT. Conservative management of early stage cervical cancer: Is there a role for less radical surgery? Gynecol Oncol, 2011, 120: 321-325.

88. Gemer O, Lavie O, Gdalevich M, et al. Evaluation of clinical and pathologic risk factors may reduce the rate of multimodality treatment of early cervical cancer. Am J Clin Oncol, 2016, 39: 37-42.

89. Klopp A, Yeung A, Deshmukh S, et al. A phase Ⅲ randomized trial comparing patient-reported toxicity and quality of life (QOL) during pelvic intensity modulated radiation therapy as compared to conventional radiation therapy. Int J Radiat Oncol Biol Phys, 2016, 96: S3.

90. Sharma DN，Rath GK，Gandhi AK，et al. Low-dose-rate versus high-dose-rate versus pulsed-dose-rate intracavitary brachytherapy in cervical carcinoma：A mono-institutional comparative study. Int J Radiat Oncol Biol Phys，2015，93（3 Suppl）：e278.

91. Basu P，Mittal S，Bhadra Vale D，et al. Secondary prevention of cervical cancer. Best Pract Res Clin Obstet Gynaecol，2018，47：73-85.

92. Kassem L，Abdel-Rahman O. Targeting mTOR pathway in gynecological malignancies：Biological rationale and systematic review of published data. Crit Rev Oncol Hematol，2016，108：1-12.

93. Ledermann JA，Harter P，Gourley C，et al. Overall survival in patients with platinum-sensitive recurrent serous ovarian cancer receiving olaparib maintenance monotherapy：An updated analysis from a randomised，placebo-controlled，double-blind，phase 2 trial. Lancet Oncol，2016，17：1579-1589.

94. Seddon B，Strauss SJ，Whelan J，et al. Gemcitabine and docetaxel versus doxorubicin as first-line treatment in previously untreated advanced unresectable or metastatic soft-tissue sarcomas（GeDDiS）：A randomized controlled phase 3 trial. Lancet Oncol，2017，18：1397-1410.

95. Tap WD，Jones RL，Van Tine BA，et al. Olaratumab and doxorubicin versus doxorubicin alone for treatment of soft-tissue sarcoma：An open-label phase 1b and randomised phase 2 trial. Lancet，2016，388：488-497.

96. Mutch DG. The new FIGO staging system for cancers of the vulva，cervix，endometrium and sarcomas. Gynecol Oncol，2009，115：325-328.

97. Uzan C，Nikpayam M，Ribassin-Majed L，et al. Influence of histological subtypes on the risk of an invasive recurrence in a large series of stage I borderline ovarian tumor including 191 conservative treatments. Ann Oncol，2014，25：1312-1319.

98. 李晶，林仲秋. 妇科恶性肿瘤腹腔热灌注化疗临床应用专家共识. 中国实用妇科与产科杂志，2019，2：194-201.

99. 卢淮武,谢玲玲,陆晓楣,等.分子靶向药物及其在妇科恶性肿瘤中的应用.临床药物治疗杂志,2014,6(12):18-24.

100. 赵娜,王永军,杨欣.妇科疾病合并系统性红斑狼疮的围手术期管理.中国妇产科临床杂志,2017,4:371-373.